彭荣琛 ◎ 著

彭荣琛

中医临证体悟十讲

中医名医名家讲坛系列

中国健康传媒集团·北京
中国医药科技出版社

内 容 提 要

本书是"中医名医名家讲坛系列"丛书中的一本佳作，由资深中医专家彭荣琛先生倾囊相授，分十讲深入浅出地阐述了中医临证的精髓和体悟。从中医理论到临床实践，从疾病诊断到治疗方案，彭荣琛先生都一一细致剖析，并结合自身多年经验，分享了诸多宝贵的医案和心得。

本书对于中医教师来说，可作为教学参考书；对于临床医生来说，可以视为临症知要；对于中医科研者来说，可用以纠偏研讨方向；对于医学爱好者来说，能够帮助读者知病索原，养生抗病，是一本难得的中医参考书。

图书在版编目（CIP）数据

彭荣琛中医临证体悟十讲/彭荣琛著.--北京：
中国医药科技出版社，2025.7.--（中医名医名家讲坛
系列）.--ISBN 978-7-5214-5258-7

Ⅰ.R249.7

中国国家版本馆CIP数据核字第20257L294M号

美术编辑　陈君杞
版式设计　友全图文

出版　**中国健康传媒集团**｜中国医药科技出版社
地址　北京市海淀区文慧园北路甲22号
邮编　100082
电话　发行：010-62227427　邮购：010-62236938
网址　www.cmstp.com
规格　710×1000 mm $^1/_{16}$
印张　19 $^1/_4$
字数　324千字
版次　2025年7月第1版
印次　2025年7月第1次印刷
印刷　北京顶佳世纪印刷有限公司
经销　全国各地新华书店
书号　ISBN 978-7-5214-5258-7
定价　**59.00元**

获取新书信息、投稿、
为图书纠错，请扫码
联系我们。

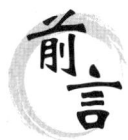

与其诊室搔首，不如临证读书——献给我的同行们

中医与西医论争由来日久，中、西医虽然是从不同角度解读人体和疾病之间的关系，但任何没有理论指导下的治疗都只会是无源之水、无本之木。事实上，从古至今每次绝佳的中医临床效果，无不是在中医理论的指导下获得的。

完整的中医理论体系源于春秋战国年代的《黄帝内经》，是从数千年"以人为本"的大数据基础上不断更新、提炼出来的，具有其他任何学科都很难达到的高度和厚度。由于历史的原因，中医理论以哲学和信息学为依托，从天人合一整体观的角度，结合当时的社会科学、人文科学、自然科学，对人体的生理、病理及其临床表现进行了宏观地研究和解释。其理论架构之恢宏、病机内涵之深刻、临床思路之灵动以及相互关联之契合，无不畅快流利又恰到好处。要将其融会贯通，还需要丰富的抽象力、理解力和想象力，所以历来有"医者意也"之说。

自古以来，想要成为一代有影响力的明医，只有坚持不懈地读经典、实理论、跟名师、做临床，才会有高瞻远瞩的目光，望闻问切的辨力，满屏快速的联想，力挽狂澜的底气。

在当今的中医院校培养中，基本理论、基本方法、基本技术的学习属于中医最基础的骨架结构，而不是中医理论的全貌。因此不论是在读或自学阶段，都必须在此基础上，继续学习中医经典，精研中医理论，厘清其中涵义，贯通相互关系，并将其融汇于临床实践中，才能让我们的知识骨架丰满壮实。我们的学习、研究才会具有中医的特色，才会具有中医内涵的设计，才会具有中医的创新力，才会具有中医理论发展的促进作用，才会取得中医所期盼的成果。

目前模仿西医模式培养的中医人才，难免存在理论空洞化、知识脸谱化和临床简单化的问题。在以往中医学术型研究生的培养中，轻视中医理论原理并缺少临床支持，已不少见。尤其是在实验研究设计中，重标准、重数据，却很少重视以中医理论和临床为基础的抽象力、理解力、想象力，与临床实际相去甚远，是值得商榷的。

作为中医耕耘者，在一辈子的临证与读书的过程里，也会常常有理论的疑点、临床的难点。在无数次困惑与思考中，尽管时常不乏闪光的顿悟，但深刻的领悟更多的是凭借万丈高楼从地起所沉淀的力量。故特此将多年纾困解惑之心得笔记倾心付梓，正如《内经》所云："非其人勿教，非其真勿授，是谓得道。"别说什么，那是你无法预知的世界，戴着你的水晶珠链，请跟我来。期盼学子们医海撷珠，能就近驶入中医的高速路，在冲刺中不断获得喜悦和欣慰。

造化钟神秀，阴阳割昏晓，会当凌绝顶，一览众山小。希望能以此为全人类提供高质量的中医，从而彰显中国人的文化底蕴和自信！

彭荣琛于北京花红楼

2024 年 11 月 9 日

目录

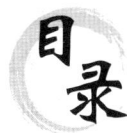

第一讲
理论新解

一、中医可归属于信息科学

中医和西医都是对抗人体疾病的有效方法。我认为西医主要是从实验科学出发，对人体生理、病理进行研究；而中医主要是从信息科学出发，对人体疾病进行研究，看似互不相关，实是各放异彩。若能在临床上互相配合、借鉴进行治疗；在研究上取长补短、互拓思路，是有利于医学发展的。

中医的信息科学内涵，可从如下几方面说明。

1.收集信息

中医是通过望（即观看面部、皮肤颜色，神采，精神状态等）、闻（鼻子闻、耳朵听）、问（如中医十问歌所说）、切（诊寸口脉、诊尺肤等）的方法将这些症候群信息收集起来。但不同的病情有不同的症状，即使同一病种也有很多不一样的症状。而各病情会有很多症状相似或雷同，这样就形成了庞大的症候群。

2.处理信息

这么庞大的症候群，哪些症状对我们有用？这就需要处理信息，也就是从众多的症状中选择有用信息。若在症状群中发现有恶寒发热，头项强痛，苔白舌淡，脉浮紧的症状组合；或者是处理后发现有发热恶风，咳嗽，苔白舌红，脉浮数的症状组合，那么这些症状有效组合的信息就是有用信息，说明是表证。之所以能分辨出这些有效组合，其依据就是从中医的基本理论而来。

3.解析信息

中医将这些组合信息依据经典著作或前人的治疗经验进行对照，就知道前者是外感风寒的表实证，后者是外感风热证。这样治疗就很明确了。前者用辛温解表，如麻黄汤；后者用辛凉解表，如银翘散。经典著作或前人经验多有现成的处方可以使用，这些经验本身就具有辨证论治的内容。如《伤寒论》的第一步辨六经病，其太阳证中若有"太阳病，头痛，发热，汗出，恶风，桂枝汤主之"，用桂枝汤就一定有效。

4.校正信息

但是患者除了有这些典型症状之外，还可能有其他独有的表现，比如身体有的强壮，有的虚弱；有的原有胃病，有的原有哮喘病等。这样就还得再进行一次辨证论治，对处方进行加减变化，以更切合病情。

总之，中医用望闻问切来收集信息，用经典著作内的理论来处理信息，用辨证论治来解析信息和校正信息。所以说中医诊疗依据属于信息科学。

二、太极图展示的阴阳变化

太极图在表示阴阳的时候，有常态、静态和动态3种形式。

1.常态

常态是指阴阳气机在不断变化中出现的特殊形态。犹如转动中的电扇或影片中汽车轮子转动，我们看到的影像一样。这种叶片或轮子好像也是呈现静止状态，但与没有旋转而静止的电扇叶片或轮子不是一回事，是动态中呈现的静态，是事物变化后的真实反映，因一切事物都在不断变化中，故可称常态，也可以说是阴阳气机的动静结合态。主要是表明阴阳气机聚集、分布状态。

其特点与九宫图（图1-1右）表现基本一致，即呈坐北朝南状。上为南方，下为北方，左为东方，右为西方；南方为阳，北方为阴；阳从东方左升，阴从西方右降。与我们在地球北半球所感受到的阴阳变化一样。所以我们称九宫图为古代的生物钟。

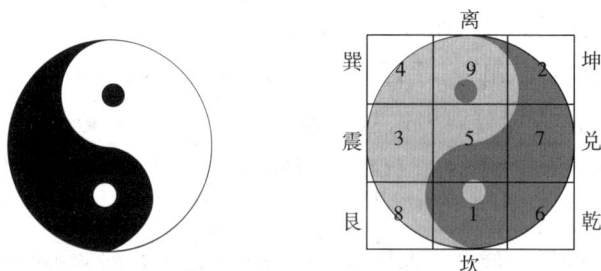

图1-1 太极与九宫图

2

2.非常态

但是，阴阳又是在不断变化中，而这种非常态，也有静态和动态2种表达方式。所以太极图又有先天、后天之分。

（1）静态：所谓静态，就是指用相对静止的眼光看阴阳的相互变化关系，是指我们日常经常可以见到的阴阳态。如天在上，地在下；阳在上，阴在下。从太极图看如图1-2。

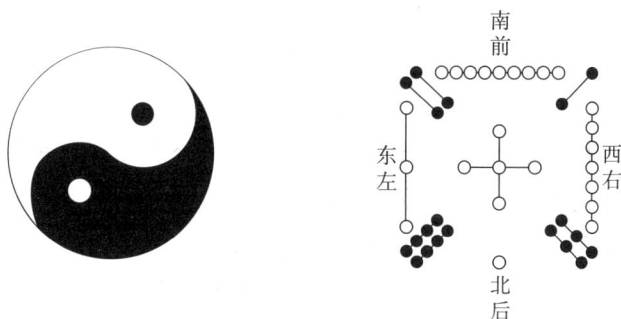

图1-2 太极与洛书

这种表达内容首先在洛书中（图1-2右）出现，所以说洛书代表先天，就是天地之间原始就有的关系。这种表达内容也就是地球与宇宙之间的关系，是从相对静态来看天地阴阳气机之间的相互关系。

（2）动态：所谓动态就是对阴阳在不断地交流、变化中所出现的相互如何转化的一种分析。是研究阴阳在互相不断交流、变化时的表现。其表现为左升右降。阴气从左往上升，逐渐变化为阳；阳气从右向下降，逐渐变化为阴的状态。从太极图看如图1-3。

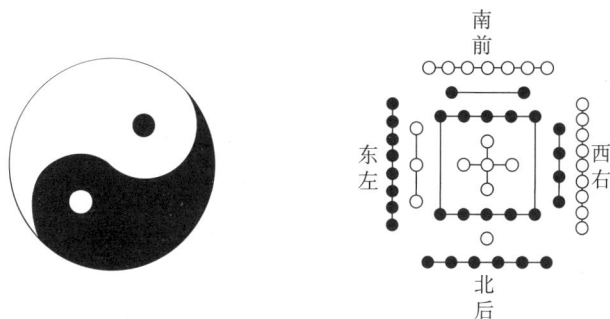

图1-3 太极与河图

这种表达内容在河图（图1-3右）中可以见到。河图代表后天，所谓后天就是在宇宙对地球影响之后，地球上本身气机变化的现实状态。在河图中出现双层叠加式的表现方式，就是为了说明在阴阳互相动态转化之中，阴阳气机在各时段之间的关系，及这些时段阴阳气机存量各有多少。①结合阴阳常态来看，气机转化中，由于左为阳，所以阴得阳之鼓舞而从左升；右为阴，故阳得阴之沉静而从右降。②上升之时阴气逐渐化为阳，故阴气逐渐减少；下降之时阳气逐渐化为阴，故阳气逐渐减少。

3.小结

（1）左阳右阴说明阴阳的位置关系，属于常态关系。

（2）阴升阳降说明阴阳气机互相的转化关系，属于动态关系。

（3）我称之为古代生物钟的九宫图来看升降关系，属于阴阳的静态关系。（九宫图是根据中国在地球上的实际位置来的，它表示了天、地、人与太阳变化的位置关系。中国位于北半球，为了采光和向阳，崇尚坐北朝南。与太阳的关系用九宫图表示就是：人居中，上南下北，左东右西。东西为纬线，东西纬线以上代表白天，以下为夜晚。）

三、关于阴升阳降

《素问·阴阳应象大论》说：地气上为云，天气下为雨。也就是说地气（阴气）向上走则变为阳（云），天气（阳气）往下走则变为阴（雨）。说的是自然界阴阳气机的转化规律。阴气主降，但降下的是阳，阳在降下的过程中逐渐变化为阴；而阳气主升，但升起的是阴，阴在升起的过程中逐渐变化为阳。只有阴阳在升降的过程中不断转变和互换，阴转换为阳，阳转换为阴，才属于正常状态。所以从动的观点上说，应该是说阴升阳降而不要说阳升阴降。

正因为左为阳，阳主升，才能将北方（太极图之下方）阴气从左边升起；右为阴，阴主降，才能将阳气（太极图之上方）从右边降下。从而达到阴阳气机互相转换的目的。可见，左为阳说的是左边具有阳气之升力；右为阴，说的是右边具有阴气之降力。而阴升阳降，说的阴阳（南北）气机如何互相转化的过程。

阴阳相关，互为根基。人体经脉（包括血脉）与自然界阴阳动态相合，呈阴升阳降的走势。人体中的气机也要阴升阳降，以顺应天地的变化。所以人的经络走向也是阴升阳降，这从经络的气血循行走向就可以明确此理。

四、关于至阴

中医古籍中多次提到关于"至阴"一词，为此，曾经有过不同的看法。为了明确其准确的含义，我们首先看看中医古籍中有关的论述。

（一）脏腑的阴阳分类中，有"至阴"一说

1.脾为"至阴"

如《素问·金匮真言论》说："阴中之至阴，脾也。"这里的"至阴"，曾有不同解读。

（1）认为"至阴"是指"阴分最多"，其理由是：①因为脾所属的经脉是足太阴经，有人说太阴就是阴最多的经脉，所以至阴就应该是指阴气最多的脏器。②脾为后天之本，化生水谷精微物质，人生下来之后，脾就是支撑人体的主要阴精，所以"至阴"就是阴气最多。

（2）认为"至阴"是指"到达阴分"，其理由是：①在六经的排列顺序中，三阳经进入阴分的时候，就是太阴经，阳刚刚转化为阴，应该是阴气刚生之时，所以这时的阴气不是最多的时候。那么"至阴"就应该是说到达阴分。②在六经中分太阴、少阴、厥阴，讲的是属阴经脉的功用和地位，不是用于区别他们的阴气多少。③脾为太阴，这里的"太"不是指最多，而是指脾精（后天之本）影响范围广、时间长；肾为少阴，这里的"少"（读音shào）是指年轻，不是指多少的"少"（读音shǎo），主要是说明肾精（先天之本）与生命衰老相关。而厥阴中的"厥"是"尽头"的意思，为阳尽返阴或阴尽返阳（所以有认为厥阴处于阴与阳之间，或处于阳与阴之间，故而产生了厥阴所在位置不同的争论）的意思。可见，太、少、厥都不是指阴气的多少。

所以我认为从脾的角度上说，"至阴"应解释为"到达阴分"为确。

2.多脏腑为"至阴"

如《素问·六节藏象论》："脾胃大肠小肠三焦膀胱者……此至阴之类，通于土气"。因为水谷进入体内，水化为津液和浊液；谷化为精微和糟粕，其分清泌浊和传道，都与以上脏器直接相关。这些物质都属阴，在人体内集聚，就属于至阴。与这些物质密切相关的脏器就可称之为至阴之类。

3.肾为"至阴"

如《素问·水热穴论》："肾者至阴也，至阴者盛水也。"句中"盛水"和"至阴"同用，可见是以阴（精、水）的多少而论。这里的"至阴"说的是阴精最多，和脾为"至阴"不是一个意思。

（二）气候中有"至阴"

如《素问·咳论》说："乘至阴则脾先受之。"《素问·痹论》："以至阴遇此者为肌痹。"《素问·至真要大论》："岁太阴在泉……至阴之交。"气候中所说的"至阴"多指阴阳转化过程中所出现的气候变化。如春夏之交，夏秋之交，秋冬之交，冬春之交。这时由于季节交替，冷热空气相撞，一般容易出现雨季，所以一年可以有四个至阴季节。但一般来说夏秋之交，气候变化最为剧烈，多出现明显雨季，故称此时为"长夏"，"长夏"即属至阴。所以这里所说的"至阴"，多指雨季。由于天气比较潮湿，体内水液代谢要求较高，而脾主运化水湿，所以往往将至阴和脾脏相关联。若水液代谢（尤其是排泄）出现较大问题，又多与肾脏相关，故脾、肾均与至阴相关。因此高士宗解释为"水土皆为至阴，黄反见黑，乃至阴之交"。

（三）穴位中有"至阴"穴

"至阴"穴是足太阳膀胱经最后一个穴位，足少阴肾经的起点，不仅是阴阳转换之处，而且一穴交两经，阴阳气血转换必然比较迅速，又因为此处为肾与膀胱交替，为人之根本，对调整阴阳又起到很重要的作用。《素问识》中说："少阴根起于涌泉。是泉在地之下。从至阴而涌出。故曰。肾者至阴也。"

在孕妇胎位不正的时候，一般认为是母亲与胎儿之间阴阳不协调，故针灸至阴穴有较明显的矫正胎位的作用。

（四）腹部为至阴

《素问·评热病论》说："水者阴也，目下亦阴也，腹者至阴之所居，故水在腹者，必使目下肿也。"这与《素问·金匮真言论》所说一致。

从以上内容来看，"至阴"包括了5个方面的内涵：①至阴指到达阴分。②至阴，指最阴。③至阴为穴位名称。④至阴指阴阳转化时多雨的季节，一般指夏秋之交的长夏。⑤腹部为至阴。这与脾、胃、大肠、小肠、三焦、膀胱在腹部有关。

五、关于体阴而用阳

我们常说的"体阴而用阳"这句话，在《内经》中并无此提法。这是后世医家在解释五脏功能时所提出的，其中又多在解释肝脏功能时提起。但实际上中医学家又不仅是说肝脏，还认为五脏均为"体阴而用阳"。

1.肝脏

如《金匮要略浅注》说："肝与胆同居，体阴而用阳，借胆火以为用。"故为"用阳"；而肝藏血，血属阴，肝脏为阴，故称肝脏为"体阴"。

（1）肝气升，全身之气则升，是全身阳气循环的动力。肝"用阳"，还需借胆火以为用，故《素问·六节藏象论》说："凡十一脏，取决于胆也。"胆属阳，属火，所以肝阳相对其他脏器来说，一是阳气比较旺，而且在气机上升中起主导作用；二是肝气不能压抑，压抑则出现"气有余便是火"的表现。因此肝火易旺，故有"肝无虚症"一说。

（2）《血证论》说："肝体阴而用阳。此以酸甘补肝体。以辛甘补肝用。"其中酸甘养阴，辛甘养阳，故以酸甘补肝体，以辛甘养肝用。养肝、柔肝、和血等养肝阴为主以调肝体；和肝、条肝等调肝阳以顺气而平肝用。在治疗肝脏病的时候，这是常用的方法。

（3）要注意的是，疏达肝气在一般肝脏病中常用，但不要持久使用。尤其是慢性肝脏疾病（包括西医所说肝病），更要注意这个问题。一般来说急性疏肝重"用阳"，慢性养肝重"体阴"，并强调从阴补阳，或从阴引阳。所以"体阴"在肝脏是很重要的，"柴胡劫肝阴"的告诫，就包含着这个意思，需要引起我们的重视。

（4）肝脏"用阳"，以气的变化为主，因为肝为将军之官，情绪影响较大，容易出现压抑，还容易引起神志变化，故容易出现抑郁症、梦游症等。这类抑郁症表现为火象较为明显，兴奋度很高，控制能力缺乏，伸欠次数较多。

2.心脏

如《高注金匮要略》说："心为君火之脏。体阴而用阳者也。"

（1）心有三大功能，即主血脉、主神明、主汗液，均与阴（精）液相关，所以心的"体阴"也包括脏体本身和其所主持的阴（精）液。而这些功用又受心火节制，所以心脏的"体阴而用阳"，实际内涵是"用阳而体阴"，也就是说，心与肝不一样，"用阳"是主，"体阴"是助。

（2）心火即君火，需要对全身进行温煦，上下各处无所不到，才能发挥主持作用。故有诸火皆升，而心火独降的说法。只有"用阳"到位，"体阴"才能恰到好处补充。

（3）治疗上调整心火，在急性病时以清心火为主，养心阴为辅；而在慢性病时以补心火为主，养心阴为辅。强调"用阳"的变化，辅以"体阴"的补充。补心本身之火，在于补气，以使其厚实充足而不要太过，所以《本草思辨录》说："心体阴而用阳，惟冲和煦育之参，能补之。"这与常用补肾火的方法不一样，需得注意。

（4）在心脏的慢性病中，寒邪伤心阳是其主要问题。正如《高注金匮要略》所说："中寒则阴邪剥阳。其一种阴沁克削之候。常有似疼非疼。似空非空。令人愦愦然无奈。而莫可名状者……若剧，则寒邪已中于心。因从心而痛彻于背。或寒邪先中于背。因从背而痛彻于心。此中寒之最重。"这时主要在于祛除寒邪以振复心阳，则多用温阳之法，以去寒邪为主。

（5）心火过旺，很容易引起神志变化，除了火象之外，神志朦胧，多有恍惚或幻觉是其主要表现。近年有些小儿抑郁症或多动症，有人使用安宫牛黄丸治疗，据说取得一定的效果。

3.脾脏

如《医源》说："夫或曰脾土属阴，何以为洛书之中五曰脾土体阴而用阳者也。其质虽阴，而其健运之机则阳也，非洛书之中五而何？"

（1）因为脾为后天之本，居中土而达四方，与五脏密不可分，所以洛书中五次说到脾土，"在人身则为脾，且水得之而不泛，火得之而不炎，木得之而畅茂，金得之而坚凝"。可见，脾的"体阴而用阳"范围比较宽。他主运化水谷精微，生血、统血，因此他的"体阴"包括了以脾为中心的五脏之阴，"用阳"也是包括了以脾为中的五脏之阳。

（2）《素问·玉机真脏论》："脾脉者土也，孤脏以灌四傍者也。"所谓孤脏，《针灸逢源》解释为："脾居中央。贯通肝心肺肾……脾无病，则灌溉周而四脏安，故善者不可见，恶者即病脉也。"可见孤脏，是指独此一家，影响四方。脾的"体阴而用阳"是孤脏的基础。

（3）喻嘉言曰："脾之土体阴而用阳，胃之土体阳而用阴，两者和同，不刚不柔，谷气营运，水道通调，灌注百脉，相得益大，其用斯美。"说明脾的"体阴而用阳"不仅与五脏相关，而且与胃相关，而终成孤脏。

（4）脾胃阴阳和同，他们的关系是"同一属性。三对矛盾"。即同属土，而在纳化、升降、润燥三对矛盾中相辅相成，以完成后天之本的升华。在治疗时，需要根据这三对矛盾中的主要矛盾方面进行，这样针对性更强。如针灸穴位中：上脘、上巨虚以升降为主；中脘、足三里以纳化为主；下脘、下巨虚以润燥为主。

（5）《脉诀汇辨》说："今弦钩毛石中有此一种和缓，即是灌溉四旁，即是土矣，亦即是脾脉矣。"说明无论何种病状、何种脉象，只要还有脾脉和缓之象，或胃脉未绝，即说明后天之本尚存，是有可救之象。严重者如呼吸停止，心跳停止（这时不一定是脾衰败），若趺阳脉仍在跳动，则还有抢救的机会，临床医生此时仍不可放弃。这也说明脾脏的"体阴而用阳"牵涉面广，影响巨大。

（6）《目经大成》说："夫脾体阴而用阳，动则消磨水谷，静则收摄血气，动静决于睑，凡人烦劳欲得食，倦逸则思睡，此其征也。"这是一个很有意思的表述，对判断后天之本的能力很有帮助。说明生理上"得食"和"思睡"，可以判断脾脏功能好坏。病理上"厌食"或"嗜食"，"少睡"或"嗜睡"，无论何种原因引起，都与脾脏有较为密切的关系。

4.肺脏

《医源》："大抵肺经本病之咳多属于寒，以肺为体阴而用阳，内外之寒邪相合以伤其用，所以必咳也。"

（1）肺在上焦，主气，外与大气交换；内主肃降，主宣散，作用主要是向外、向下。影响全身气的变化，牵涉的范围较广。气为阳，所以肺脏以"用阳"为主。而肺脏本身为阴，且肺为水之上源，是水液代谢的一个主要脏器，所以肺脏的"体阴"包含了以上2个方面。

（2）人身上与燥密切相关的脏腑中，五脏为肺，六腑为胃。因为肺为娇脏，胃为燥土，津液本身容易消耗，也容易受到燥邪的侵犯。易因阳热伤津耗液而出现脏躁。所以肺脏宜润不宜燥。

（3）调养肺脏，经常用的是"培土生金"法和"金水相生"法。前者以补肺阳（气）为主，后者以养肺阴（津液）为主。

（4）燥邪除了影响肺脏本身的功能之外（如咳嗽、津液匮乏等），还容易影响到肺所主神志，出现脏躁。如《张氏医通》所说："脏躁者，火盛烁津，肺失其润，心系了戾而然……戴人云：少阳相火，凌烁肺金，金受屈制，无所投告，肺主悲，故但欲痛哭为快耳。"可见脏躁虽与多脏相关，但归根结底影响到肺是其主要病理原因。主要症状为情绪低落，经常不由自主地悲苦哭泣，临床多使用如甘麦大枣汤等进行治疗。

（5）脾为生痰之源，肺为储痰之器。痰多之时，肺阴容易受损，肺阳（气）容易壅遏，所以排痰、涤痰以肺为主；消痰、化痰以脾为主。痰证在急性病的时候，主要治肺；慢性病的时候，主要治脾；严重时还需治肾。

5.肾脏

《内经博议》说："又体阴而用阳，人身之肾，其坚滑者水之体，其流动者火之用，得水火两具，而藏命门真火于至阴之中，坎之象也。夫阳气生于阴中，静极而动，能升阴精以上奉离宅，所谓升坎填离之妙，乃先天之大本大源也，以其火藏水中，水升天上。"

（1）肾之卦为坎，☵，画一阳入二阴之间，故肾的"体阴而用阳"又为"内阳而外阴"。所谓"内阳"指命门之相火，"外阴"指肾精。相火靠心火点燃，然后才能化生肾精以养全身。《素问经注节解》说："肾火象坎，阳在内也，然在内者必达于外，故相火无君火，则气下郁而不能熏蒸夫脏腑。"

（2）由于肾藏精，为人身之先天，从出生开始就消耗肾精，所以肾精容易出现虚少，因此有"肾无实证"之说，可见肾是以"体阴"为主。又肾精需命门之火生化成为原气后才能为人身所用，故又必需"用阳"。

（3）相火妄动，治疗时多以补肾阴为主，以阴平阳，如六味地黄丸之类。相火较重时，则用知柏八味丸。其中知柏是使妄动之相火平静，而不在于泻火，所以用量相对较轻。

（4）肾火本身亢旺的情况较少，若下焦出现实火亢旺，此时多因肝火较旺影响到肾火，所以清火时多为清肝火。临床并无泻肾火之实，所以临床上有肝无虚证，肾无实证之说。此时可用龙胆泻肝汤。

（5）一般来说肾多虚证，若出现实证，多是寒湿稽留下焦所致，属于邪实，是邪所为。这时可以温阳去湿，如用附子汤、真武汤等。其中附子、肉桂等主要不是补肾火，而是去寒湿。可见肾病治疗多是补肾阴为主，一般不补肾火。若需补肾阳，一般也是从阴补阳，不是直接补肾阳。所以金匮肾气丸中附子、肉桂以振奋为主，用量相对较轻。

（6）肾也有孤脏一说，如《素问·逆调论》说："肝一阳也，心二阳也，肾孤脏也，一水不能胜二火，故不能冻栗，病名曰骨痹"，这里所说多孤脏，是因肝、心为两脏，而肾为一脏，双单、阴阳对比而言，与脾之"孤脏"不是一个意思。

六、五行的动态和静态

1.五行的静态

如《素问·五常政大论》所说："木曰敷和，火曰升明，土曰备化，金曰审平，水曰静顺。"

2.五行的动态

如《尚书·洪范》所说："水曰润下，火曰炎上，木曰曲直，金曰从革，土曰稼穑。"

那么静态和动态说明了什么呢？从脾胃来说，静态的如土曰备化，备化即指土准备着万物的变化（土具有生长万物的能力）。而动态的如土曰稼穑，稼穑即表示土通过耕耘，能生长万物。静态表示具有某种能力，是一种本能；动态表示启动某种能力，并发挥这种本能。所以在五行的动态中多能表现出相生、相克、乘侮、胜复关系。

七、五行生克的本意

五行相生的关系比较好理解，相生具有变生和滋生的意思。这是古代人们对事物变化的认识。

如木→钻木可以取火→火→烧土可以成陶器→土→内埋藏金属→金→能熔解为液体→水→滋养树木生长→木。从天气来看，春为生，夏为长，秋为收，冬为藏。春天养生恰当则能"奉长"，即对夏天有利。同样道理，夏之秋为"奉收"，秋之冬为"奉藏"，冬之春为"奉生"。所谓"奉"就是奉献，春天之气对夏天能产生很大影响等等。

五行相克的关系较难理解，有人误解为相克就是克制、制约。

相克虽然有某种克制和制约，但这种克制或制约，主要是有序扶持和有效改变，不是压制；是有益，不是有害。比如没有金，则木不能得到修饰和改变，从而不能变成有用之器物，所以五行中需要相克。

1.相克具有顺序改变的特点

这种改变能使五行成为有用之物。《素问·宝命全形论》："木得金而伐，火得水而灭，土得木而达，金得火而缺，水得土而绝。"也就是说金能够使木头改变成为可用之物，水能是使火热得到控制以适应人们的需求，木犁能使土壤松弛而能生长万物，火能使金属熔化以便于铸造不同形状的器物，土能阻止水流的泛滥而按照一定的要求流淌。

2.相克具有制约协调的特点

《素问·阴阳应象大论》："怒伤肝，悲胜怒，风伤筋，燥胜风，酸伤筋，辛胜酸。"这是在说到春天时的情况。怒属肝，在五行中为木，怒过分则伤肝，悲属肺，在五行中为金，金能克木，故悲能胜怒。余同。

3.相克过分

近代所说相"剋"关系即五行中的相乘，有损害的可能。由于发音的关系，与相克容易混淆，故在五行异常关系中，建议直接使用相乘一词，以免产生误解。

八、脏腑、藏（zàng）府和藏象

从中医来说脏腑，指五脏六腑（或六脏六腑），奇恒之腑的中医解剖形态、生理功能和病理变化。中医所说脏腑的最初认识来自于解剖形态。如《灵枢·经水》中载："若夫八尺之士，皮肉在此，外可度量切循而得之，其死可解剖而视之。"《汉书·王莽传》："翟义党王孙庆捕得……太医尚方与巧屠共刳剥之，量度五脏，以竹廷引其脉，知其终始，云可以治病。"《内经》中有不少对脏腑的解剖观察记载，而这些数据，与现代解剖学知识相近。西医"脏腑"概念，是指脏器的单个实体，中医古籍中"脏腑"原为"藏（zàng）府"，后由于现代简化改为"脏腑"，导致后人认为中医的"脏腑"就是西医所说的"脏腑"。

中医脏腑的某一脏包括了西医相应脏腑的解剖形态，还包括了其他未明确的某脏器的解剖形态。如中医心脏，包括了西医所说心脏，还可包括脑（部分功能）和内分泌（某些功能）、血脉等，所以中医脏腑都是已知多个解剖形态与功能的综合体，单一解剖形态不能代表中医脏腑的全部物质基础。

无法用单一解剖名称将其全部内涵概括，中医某一种脏腑名称只是多解剖形态的代表而已，所以古籍中称三焦"有名而无形"。这种"无形"不是没有形态，而是说脏腑的某脏、某腑不是单一解剖形态，所以中医的脏不是西医所说的脏，中医的腑也不是西医所说的腑，而是多形态组合。因此，可以说中医的所有脏腑也都是"有名而无形"。

由于试验方法跟不上，西医脏腑的观察逐渐被生活的观察和临床实践所代替，因而转向中医脏腑概念。从而使单纯解剖形态转向经脏一体化，六经配六脏六腑，而且互相有五行的生克乘辱关系。

古人还观察到脏腑与身体内外之间还有一些其他联系。如小孩情绪悲哀哭泣则泗涕交流；又如受寒则恶寒发热，咳嗽，鼻塞流涕等。因而推论出肺合皮毛，肺主悲，开窍于鼻，在变动为咳等。最终升华为藏象学说。

藏象学说，是指脏腑"藏（cáng）之于内而象形于外"，是脏腑内在的关系和外在的表现，不仅强调经脏一体，而且强调有"内藏"就有"外象"的内外一致性。比如心脏包括了西医解剖的心脏功能，大脑的某些部分功能，血管、血液的部分功能，某些激素功能，以及五行关系等。而藏象学说除了包括中医脏腑功能外，还包括与体表的联系，如汗液，舌尖部分，人体的某些协调能力（五行关系）、内控能力（神志关系）等。

小结

中医的脏腑和西医所说的脏腑并不完全相同，西医所说的脏腑是指单个的解剖形态以及他们所具有的功能。中医所说的某脏腑则包括多个西医所说脏器的解剖形态，而脏腑学说还包括了该脏与经络及其他五脏六腑之间的相互关系。藏象学说除了包含脏腑学说内容之外，还包括了脏腑的内控能力和相关的外在表现和内外关系等。

九、关于脏腑相合

脏腑相合是以五脏为主体，管理、促成六腑功能的发挥。而六腑协助五脏，方能得以完成人体的主要生理功能。他们不仅是表里之间的关系，也不仅仅是相互配合，还包括了以下各种关系。

1.相反相成

如脾合胃的关系，是一个属性，三对矛盾。二者同属土，是后天之本。共同完成水谷消化、运化的功能。而脾、胃又是对立统一的，脾主化、胃主纳；脾主升、胃主降；脾主润、胃主燥。互相之间成为矛盾的统一体。只有纳化、升降、润燥恰到好处，相互协调，合二而一，才会充分表现出后天之本"土"的本色。所以这种对立矛盾，看似"相反"，实是相成。

2.共同完成

如肾合三焦膀胱的关系，就是指共同完成水液代谢。从脏腑关系上说，肾合膀胱，心包合三焦，为什么又将三焦与肾相合呢？主要就是从水液代谢角度来说的。因为三焦为水道，是全身水液运化的通道；而三焦又为原气之腑，如《难经·三十一难》所说："三焦者，水谷之道路，气之所终始也。"可见三焦又是原气之别使。三焦同时具有通达原气和运化水湿两大功能，三焦与心包相合应主要指原气通达关系；三焦与肾相合应主要指水液运化关系。可见水液代谢除了肾合膀胱之外，还必须有三焦水道的参与，才会最终得以完成。

3.互相促进

如肝与胆合的关系，肝主升，需要有胆气的支持，升气的功能才会得以最终完成。如《素问·六节藏象论》说："凡十一脏取决于胆也"，为什么不说取决于心？其中最重要的原因就是胆主升，胆气上升，则十二经之气皆升，全身之气则得以周转，生命获得活力。这其中就包括了对肝脏升气能力的影响。肝脏体阴而用阳，所以胆腑又必需得肝阴养护，才能使阴阳协调，以完成升气功能，可见二者互相之间的支持是多么重要。

4.互相通达

如肺合大肠的关系。肺气与大肠之气互相通达，互相影响。肺气下达大肠，大肠气上达肺脏，肺气壅遏，则大肠之气就会出现阻塞，如临床常见有肺部疾患的人（尤其是小儿），咳嗽剧烈时多见大便泄泻；反之，大便秘结，则容易引发肺气流通不畅，出现如喘咳等。而中医治疗时不必治肺与治大肠同时进行，只要治肺就能同时解决肺病和大肠病。另外如大便秘结，中医治疗以提壶揭盖法，看似治肺，实则治大肠。也体现了肺气与大肠气互通的特点。

5.协助抗邪

如心合小肠的关系就是小肠为心火之通道，协助心火外排。如心火下移小肠，暑热天气出现小便黄赤，就是小肠协助心脏将暑热排出体外的方法。心火在正常时，下交于肾，称为交泰，即阴阳互相交合。但在暑热天气，心火过甚，则不能下交于肾，那样就会对肾脏产生损害（《内经》称之为：少火生气，壮火食气），所以通过小肠向下排出，小肠有分清别浊的作用，可以借用水道将火气外排，这样就不会使身体受到火邪的伤害，以达到祛邪保康的目的。

十、五脏的传变规律

根据《内经》的阐述，疾病的传变主要有以下两大类四小类，如《素问·玉机真脏论》说："五脏皆受气于其所生，传之于其所胜，气舍于其所生，死于其所不胜。病之且死，必先传行，至其所不胜，病乃死。"

1.相生传变

所谓相生传变，就是发病之脏的邪气传到生我之脏或我生之脏。

（1）受气于其所生。如脾脏之病传到心脏，脾属土，心属火，五行之中为土被火生，此时即为相生传变中的"受气于其所生"。由于火能生土，故心火对已经虚弱的脾土有一定的帮助，故病情不仅不会加重，反而有利于病情的恢复，故有一定的治疗价值。说明脏器在生理上是子受母气，母旺而子强；在病理上，子病及母，出现母子同病，这时病情尚有转机，如临床上常用的培土生金、金水相生等治法应该就是取效的有力手段。

（2）气舍于其所生。如心脏之病传到脾脏，心与脾的关系为火生土，这时为母病及子，这时往往会出现"气舍于其所生"的病态，就是母病留在子脏，母子同病，治疗会有一定的困难，但还不到死症的境地。如心脾两虚的失眠病，使用归脾丸等治疗，会有一定的效果。

2.相克传变

所谓相克传变，就是本脏之病的邪气传到我克之脏或克我之脏。

（1）传之于其所胜。如心脏之病传到肺脏，心属火，肺属金，五行之中火克金，此时即为相克传变。这种传变，由于原本已有相克关系，所以传变之时就加重了病情，成为相克而传，所以病情多呈现加重趋势，治疗上就比较困难，治疗不当则会出现再向相克之脏相传的后果。如本篇所说的心病传肺，再传肝，再传脾，再传肾。但治疗得当，也能够就此阻断其传变路线而使疾病缓解。

（2）死于其所不胜。但当疾病传到其所不胜的脏器的时候，如肺病传到心脏，遭遇金被火克，屋漏又遇连夜雨，而出现火克金的情况，则死亡征兆明显。本篇还说，即使疾病不是一下就传到所不胜之脏，而是顺着相克的次序相传，则也是不祥之兆，因为这样继续传下去一定会传到所不胜之脏，故"皆有死期"。

《内经》的以上认识，是对疾病传变规律的一种探讨，不是绝对概念。除了在传变的过程之中可以及时治疗，以阻断其传变之外，还可以利用脏腑之间的生克关系，进行更为高级的治疗。如《难经·六十九难》所说"虚者补其母，实者泻其子"，《难经·七十五难》所说"东方实，西方虚，泻南方，补北方"等方法，往往可以取得较为满意的效果。正如《灵枢·九针十二原》中所说："言不可治者，未得其术也。"

十一、脏腑学说中的脾胃关系

在脏腑关系中的脾胃关系，我认为可以概括为"同一属性，三对矛盾"。

"同一属性"，即脾胃同属土。脾为阴土，胃为阳土，脾胃阴阳互相协同，以为机体提供水谷精微物质，属土生万物，发挥后天之本的作用。

"三对矛盾"，即纳与化、升与降、湿与燥。脾胃的三对矛盾既对立又统一，从而完成脾胃后天之本的功能。

1.胃主纳，脾主化

外来的食物首先进入胃中，在胃中腐熟，将精微物质与糟粕初步分开，再通过脾将精微物质吸收到体内，成为人体成分中的一部分。①若胃肠功能较好，多能及时排空，故胃中有饥饿感，但此时脾气虽然不虚，但运化不及，故有不欲多食的表现，可用保和丸、越鞠丸之类方剂进行治疗。针灸可用足三里配食窦，或用足三里配三阴交、中脘。②若胃强脾弱的表现为能食不能化，表现为虽能食，但仍然营养不良，中医称之为脾约，可用脾约丸治疗。针灸可用足三里配脾俞、章门。③若胃弱脾强，则胃肠蠕动功能减弱，糟粕会停留在肠胃中，出现口中虽然想吃但因胃胀而并没有食欲，中医多称之为痞满。可用陷胸汤之类方剂进行治疗。针灸选穴可用足三里配中脘、胃俞。

2.脾主升，胃主降

食物经过消化吸收之后，脾将精微物质运送到足太阴经，然后协助足太阴经向上循行，过膈，进入到肺中，转化为宗气而营养全身。而胃中的糟粕则顺肠道下行以便排出，所以胃以下行为顺。①升清无力，则可用补中益气丸、六君子汤加减，针灸可选用中脘、膻中、百会等穴为主进行治疗。②降浊不力，可用承气汤、济川煎等，针灸可选用上巨虚、府舍为主进行治疗。

3.脾主湿，胃主燥

这是脾胃运化活动所需要的体内环境，因脾主运化水湿，所以和湿的关系比较密切；而胃主腐熟，所以与燥热的关系比较密切。但过分的湿会阻遏脾阳，故需胃燥为之去湿；而过分的燥热，容易引起胃火，故需脾湿为之润燥，是燥湿合宜，脾胃二者的功能都能得到最大限度发挥。①胃燥可用养胃汤加减变化。②胃火较旺，可用清胃散直接清理胃火。③若胃火太旺而影响到脾，出现脾火，则可用泻黄汤给予治疗。④若脾湿太甚，可用藿香正气丸或实脾饮给予治疗。⑤针灸选穴可用足三里配下脘；公孙配内关；外关配足临泣。

针灸穴位中，与脾胃直接相关的穴位，其功用区别如下：①上脘、上巨虚以升降为主。②中脘、足三里以纳化为主。③下脘、下巨虚以润燥为主。④建中穴以振奋脾胃气机为主。⑤水分穴以清利脾胃水湿为主。⑥神阙穴以温补脾胃气机为主。

十二、关于胰脏与胰俞

1.胰脏

西医又称胰腺（Pancreas），对于胰脏中医也是有认识的，在《备急千金要方》《本草纲目》《景岳全书》等著作中就提到羊、猪、犬等的胰脏。如《景岳全书》中说："鹅掌风：猪胰（一具，去油，勿经水）花椒（三钱），上用好酒温热，将二味同浸二、三日，取胰，不时擦手，微火烘之，自愈。"那为什么在中医的脏腑学说中没有胰脏一说呢？不可能是古人没有发现人体内有胰脏。那么解剖学上的胰脏去了哪儿？

（1）中医将解剖学上所说胰脏的主要功能包含在后天之本的脾脏中，脾胰脏合一而已。古籍中，也是将脾脏的解剖形态，有时描述像胰脏，有时描述像脾脏。

（2）中医认为脾主运化、主统血（包括"中焦取汁变化而赤是谓血"的生血功能），代表了脾脏阴阳两个主要方面的功能。而从西医脏腑功能的角度上看，胰脏的作用应该主要指中医脾脏属阳的功能；脾脏的作用应该主要指中医脾脏属阴的功能。脾脏和胰脏相互配合，成全了中医所说脾脏功能。（注意：以上是从主要功能来说的，脾脏和胰脏既各有长处，又互相影响，所以不要将脾脏和胰脏功能决然分开。）

2.胰俞

在针灸学的穴位中本没有胰俞一说，近代有人为了与西医脏腑相应，在第八椎下旁设立胰俞。其理由是胸椎部，每椎下之旁都有背俞穴，而第八椎下之旁没有背俞穴，故将此处设立为胰俞，以弥补中医胰脏的缺失。那么这种设立是否合理，有无必要呢？

（1）穴位的设立不是人为的，全身361个经穴不是凭空来的，是有一定要求和安排的。后代的奇穴、阿是穴虽然很多，但大都没有晋升为经穴就含有这个道理。

（2）我认为第八椎下的横切面在膈肌附近，为避免对膈肌产生直接刺激，故不设腧穴。

（3）脾俞为脾脏的背俞穴，包含了西医所说脾脏和胰脏及其功能。

（4）中医的脏腑学说，其每一脏，都包含多个解剖形态的脏器及其功能。所以脾胰合一是有其合理性的。具体说明还可参见本书前文"脏腑、藏（zàng）府和藏象"。

（5）俞、募穴的设定与脏腑所在位置相关。背俞穴的设立，与西医所说海德氏过敏带有关，所以肝胆脾胃的背俞穴处于中焦所在位置（中医所说肝肾同居下焦主要是从功能上说的）。具体内容，可参见本书下文"有关募穴的新认识"。

3.小结

（1）中医的胰脏在古籍中是有解剖形态以及功能记载的，并与脾脏统称之为脾脏。可以理解为解剖上的胰脏与脾脏为主组成中医的脾脏，二者阴阳相依，功能互补，共同发挥后天之本的作用。

（2）在第八椎下旁设立胰俞，没有必要。古人在该处不设背俞穴，除了我的看法之外，可能还有其他不可知的原因。目前，我们在没有新的大量数据支持下，最好别这样认定设置和推广使用。

十三、需要重新认识中医的大肠、小肠

从明清以后直至现在，包括现代中医教材，多将中医藏象所说的大肠、小肠与西医解剖学上所说的大肠、小肠，不仅从名词上，而且从脏器实体上

都当成一回事，因而对中医大、小肠的解释套用西医的认识，与《内经》原意不符，故需要重新进行解读。

1.解剖学中的大肠、小肠

《内经》中的解剖学没有提大肠，也没有西医解剖所说的小肠。

（1）《灵枢》中有专门的《肠胃》和《平人绝谷》篇谈论中医脏腑的解剖学，有关肠道的内容是小肠、回肠、广肠，没有大肠一说。这也从另外一个角度说明中医的脏腑是指藏象，而不是指解剖内容。

（2）与西医解剖学对比来看，《灵枢·肠胃》说的小肠相当于西医所说十二指肠和空肠，而回肠主要相当于现代解剖学上的小肠部分；广肠主要相当于大肠部分。与现代西医所说的大肠、小肠概念不同。

（3）《内经》中六腑之一的大肠、小肠，由于是在藏象学说中提出，也没有与中医的解剖内容相吻合，所以不能将藏象概念与解剖概念二者相提并论。

2.大肠、小肠排列顺序

中医认为胃肠道的排列顺序是：胃在上，接下来是大肠，然后才是小肠，和解剖学所描述的顺序不同。

（1）从面部分区来看：具体分区见图1-4。《灵枢·五色》说："中央者，大肠也。挟大肠者，肾也。当肾者，脐也。面王以上者，小肠也。"

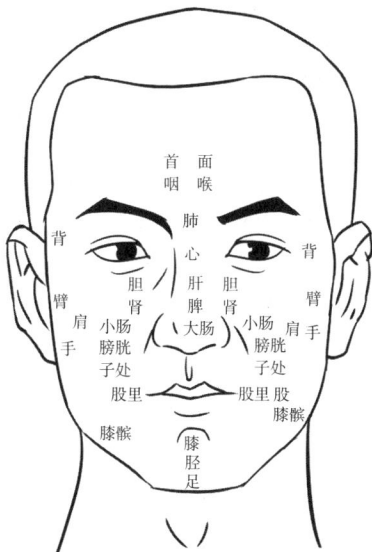

图1-4 面部分区

从图1-4可见，中医的大肠在中间，小肠在四周。面部分区是中医的全息现象之一，所以从全息现象来说，中医的大肠与西医解剖所说小肠的位置相近，小肠与西医所说的大肠位置相近。

其中大肠是在脾（胃）之下，也是从脾（胃）往下是大肠，而小肠的位置相对较远。

（2）从穴位排列顺序看：①下合穴：胃的下合穴是足三里，大肠的下合穴是上巨虚，小肠的下合穴是下巨虚。其顺序是胃、大肠、小肠。而从现代解剖学来说，应该是胃、小肠、大肠。②背俞穴：胃俞在上，大肠俞在中，小肠俞在下。背俞穴可以说是内脏气机在体表的一个相应点。

由于穴位的上下位置，代表了脏腑互相之间的位置关系。可见从针灸学的角度上看，也认为胃腑在上，大肠腑在中，小肠腑在下。

可见中医学与针灸学有相同的看法。

（3）从《内经》原文论述来看：《灵枢·本输》也明确说到胃肠道的关系和顺序："大肠属上，小肠属下，足阳明胃脉也，大肠小肠，皆属于胃，是足阳明也。"

《灵枢·营卫生会》也说："下焦者，别回肠，注于膀胱而渗入焉。故水谷者，常并居于胃中，成糟粕，而俱下于大肠，而成下焦，渗而俱下，济泌别汁，循下焦而渗入膀胱焉。"这里说的就是水谷从胃直接下大肠，而不是下小肠。请注意，这里前后两句中，将回肠与大肠相提并论。而回肠与西医解剖学所说的小肠相近似，可见中医所说的大肠应与西医解剖学中的小肠近似。

《灵枢·师传》："鼻隧以长，以候大肠；唇厚，人中长，以候小肠。"鼻隧在人中、唇之上，可见中医认为大肠在上、小肠在下。

以上几点说明，中医、经络、穴位所表示的大、小肠位置与现代解剖学所说的大、小肠刚刚相反。

（4）从《内经》所描述的病变部位来看：①认为小肠的位置在少腹或小腹：如《素问·脉要精微论》："心为牡脏，小肠为之使，故曰少腹当有形也。"《灵枢·胀论》："小肠胀者，少腹䐜胀，引腰而痛。"《灵枢·邪气脏腑病形》："小肠病者，小腹痛，腰脊控睾而痛，时窘之后。"②认为大肠的位置在腹部正中：《灵枢·邪气脏腑病形》："大肠病者，肠中切痛而鸣濯濯，

彭荣琛中医临证体悟十讲

冬日重感于寒即泄，当脐而痛，不能久立。"

（5）从大肠和小肠的功能来看：①《素问·灵兰秘典论》："大肠者，传道之官，变化出焉。"其中传道之官，只是指脏腑的官名，其功能要点是"变化出焉"。其中"变化出焉"是指食物在肠道中不断发生变化，就应该是指食物的分解和水谷精微物质的吸收。因此"传道"应该解释为在肠道中运行，在不断运行之中使食物产生变化。所以，传道不是向外排出，而是顺序向后。②《素问·灵兰秘典论》："小肠者，受盛之官，化物出焉。"其中受盛之官，也只是官名，"化物出焉"才是其功能要点。受盛"中的"盛"应该读音为"chéng"而不是"shèng"。不是内容丰盛的意思，而是接受、盛装的意思。也就是小肠是将肠道残渣暂时收集起来（盛装）的肠道部分，以等待时机排出体外。"化物出焉"，其中"化物"指"化"以后剩下的"物"，即残渣；这是的"出焉"是指将剩余残渣排出。大肠、小肠同样说"……出焉"，但大肠是指"变化"，而小肠是指"化物"。大肠的"变化出焉"强调的是变化，即水谷变化出来的精微物质；小肠的"化物出焉"强调的是排出，即变化以后的东西（渣滓）予以排出。

（6）从大肠、小肠的病变来看：《素问·气厥论》："小肠移热于大肠，为虑瘕，为沉。大肠移热于胃，善食而瘦入，谓之食亦。胃移热于胆，亦曰食亦。胆移热于脑，则辛颊鼻渊。"从移热的顺序来看，是小肠—大肠—胃—胆—脑，是一种顺序上传，也说明大、小肠之间的上下关系。《素问·腹中论》《素问·奇病论》有一段相同的文字："病名伏梁，此风根也。其气溢于大肠而着于肓，肓之原在脐下，故环脐而痛也。不可动之，动之为水溺涩之病。"以上《素问》中两篇都说到大肠是"环脐而痛"，可见大肠位置应该是大腹所在地。

《素问·举痛论》："寒气客于小肠，小肠不得成聚，故后泄腹痛矣。"这里说到小肠"不得聚"而成"后泄"，可见"聚"或不"聚"是"后泄"的关键。"聚"即指"聚集""收集"，这和小肠"受盛（chéng）"应该是一个含义。

3.结论

中、西医之大、小肠误读产生可能的原因如下。

（1）由于当时西医逐渐传入中国，比较强调了解剖学的概念，因此有人对《内经》中经文直接套用西医解剖学概念而产生误读。

（2）将西医的解剖学概念与藏象学概念混淆而致。

（3）古今对"大""小"二字的解读不同而致。虽然"大""小"一般可以解释为"宽大""细小"，但中医在这里所说的"大""小"是指"长（cháng）""短"，即"长大""短小"的意思。也就是"大肠"是指较长的肠道，"小肠"是指较短的肠道。因此中医藏象所说的"大肠"，从解剖角度上说就是相对较长的肠道，也就是西医解剖学上所说的小肠；而中医所说的"小肠"，就是相对较短的肠道，也就是西医解剖学上所说的大肠。

（4）由于动物脏器的称呼习惯，一般以可见性为主，所以解剖学的概念更容易得到大家的认可，所以后世一些医家将解剖学概念与藏象概念混淆而将大、小肠的原意进行了异位，逐渐形成了目前的说法。

十四、三焦的内涵

三焦是六腑之一。自从《难经》说："三焦有名而无形"，引起了诸多争论。有人因此认为三焦只有名称，没有实体，仅仅是脏腑学说中特有的一种表达方式。现代也有人从解剖学的角度上说是大、小网膜，是淋巴系统等。

三焦之名，在《内经》中，最早出现在《素问·金匮真言论》："胆、胃、大肠、小肠、膀胱、三焦六腑，皆为阳。"这时已经将其称之为"腑"。后人由于找不到合适的解剖形态相对应，所以理解"有名而无形"是只有名称，没有具体脏器，其实这种理解有误。关于这一内容，我在前文"脏腑、藏（zàng）府和藏象"一文中已有解答，请参阅。

所谓三焦之"三"，是指该腑所在人体上、中、下的三个部位，合则为一，分则为三。"焦"，过去一般解释为"火热"，是因为有医家认为三焦中运行相火及原气，与火热有关，因此"焦"即指"火热"的意思。

但是这种解释是出于一种模糊想象，"火热"与"焦"不是一回事，"火热"由于某种原因可能出现"焦"，但"火热"毕竟不是"焦"，这里的问题出在"焦"字的解释上。"焦"，据《说文解字》是："火所伤也"，无论烧伤或灼伤，"焦"均是"火热"的结果，不是"火热"本身。火热可以不出现"焦"的后果，与"焦"没有必然的联系。由此将三焦之"焦"解释为"火热"则不是生理现象，而是病理后果。作为对脏器的命名是不恰当的。

三焦从气的角度上说，运行的是原气，下行的是相火。原气是生命的原动力，所以是越充足越好，只对身体有好处，而不对身体产生任何伤害。"相火"只能安守本位，自身不会妄动，原气和相火虽然也有温热效应，但正常时不会产生任何伤害。可见无论相火或原气，都不会成为伤害三焦经之"焦"。因此用"火热"解释"焦"是不恰当的。

三焦从实体功能上看，主要是水道，也就是全身水液代谢的通道，原气和相火借三焦之道运行，其温热与水液相得益彰，互不伤害，所以不可能以火而成"焦"的方式进行命名。

那么"焦"之所指，以水而论，应该是"水"之名、"城"之名。据《康熙字典》引《左传》称，战国时期，"焦"是一个国家的名字，"焦国"在陕州，因城内东北不远有"焦水"而获名。因此用"焦"去命名通达水道的脏器是合情合理的。

十五、关于金水相生

从五行的关系上说，金生水，应该是肺金生肾水。这时主要讲的肺肾之间水液代谢的关系，肺能通调水道，下属膀胱。但更多时候，我们说金水相生，说的是以肾水来滋养肺金，是水养金，是精化气的一种表现，主要是从肾精的角度上说的。肾精属阴，在下可以养肝阳，在上可以养肺阳。金水相生主要说以肾精养肺阳。所以金生水有两个含义：①功能相关，如水液调节能力以及精化气的能力。②脏腑相关，如脏腑气机的互相协调和补充。

由于肾为阴中之阴，肺为阳中之阴，所以金水相生的要点又主要是指如何保养阴分，以阴平阳。①祛湿以保阴，即去邪阴以保正阴。从金水六君煎的组方就可以看出，被张景岳用于肺肾阴虚，而又水泛为痰者。②降火以保阴，古书言"知母佐黄柏，滋阴降火，有金水相生之义，盖谓黄柏能制膀胱命门阴中之火，知母能消肺金制肾水化源之火，去火可以保阴，见即所谓滋阴也，故洁古、东垣皆以为滋阴降火之要药"。

十六、关于木火刑金

在正常情况下，肝肾同居下焦，阴阳协调，肝气上升，不会成为肝火。一旦肾阴不足，或肝气壅遏，则会形成肝火。肝居下焦，一旦化火，因火性上炎，从而引动其他脏器的火象。

木火刑金指肝火上炎，影响肺脏，造成肺火偏盛的一系列表现。这种病情并不常见，所以很多医生容易误以为仅仅是肺火，比如常见的小儿百日咳，很多情况之下属于木火刑金，在治疗时若仅清（泻）肺火效果并不理想。我在临床中发现小儿百日咳，就多属于肝火，而主要不是肺火。所以创立百日咳方，处：牛蒡子、杏仁、郁金、百部、陈皮、竹茹、海蛤粉、玄明粉，以宽胸利气，清火润燥法为主，效果较为理想。

木火刑金主要是肝火上升引起，在影响上焦时，更容易引起心火。如有惊惕、失眠，甚至烦热惊叫等，但若此时患者肺气较虚，则正虚之处，即邪入之处，故会更多时候表现为肺火。这时肺火处于被动状态，肝火不降，则肺火不会自动熄灭。因此治疗的时候仅仅清（泻）肺火，并不能解决根本问题，而清降肝火是主要的。

当然肝火上炎除了可以影响心肺外，还可在上焦沿经弥散，出现胁肋痛、胸闷、咽喉干燥等，如西医所说甲状腺炎也常有这种表现，此时可以考虑使用柴胡清肝散治疗。

十七、关于心火下行

我们常说：诸木皆浮，唯沉香独沉；诸火皆升，唯心火独降。

火的本性是向上，所以只要脏腑出现不正常的火象，都是呈现上炎（外延、横逆）的趋势。为什么又说心火独降呢？那么这时是生理状态还是病理状态？

1.心火的内涵

首先，因为心为君主之官，需要管理所有脏腑，而心居上焦，在脏腑的上层，所以心气只有下降，才能将心的关怀（指令）下达各脏腑，这是一种正常的生理状态。

心火包括了心脏之火和心包络之相火。心火为君火，以其温暖辐射全身各个脏器，其中就包括向下的部分；相火主要是沿三焦经下行，以便进入命门。

所以一般说心火独降，主要是指正常的心气对全身的影响，不是说真正的火象，所以是指生理状态。

2.心气又称为心火的原因

心为阳中之阳，比一般阳气更为温煦暖和，与火性较为接近，类似这样的火，《内经》称之为"少火"。

心在五行之中属火，所以心阳具有火的特性，就像火柴一样，虽然火象不大，但能点燃其他脏器的易燃物形成阳气，有如点火器一样，成为全身温热的最初来源，所以称之为心火。

3.邪火

若是心火（气）真正成为火象，是由少火变化为壮火，则成为邪火，就属于病态。这时的心火就会形成邪火扰心（注意：有虚火、实火之分），这时若有下行就是病理状态。

（1）实火对心脏本身产生危害，主要出现心脏方面的疾病，进而对其他脏器也有影响；虚火因有心火上亢，可致心肾不交，多出现神气方面的疾病。

（2）实火会借用心气下行的通道，称之为心火下移小肠，多出现下焦湿热；虚火也会借相火下行之道，在顺三焦经下行的过程中伤害原气。出现有如李东垣所说：相火者，下焦包络之火，元气之贼也。

（3）另外如病机十九条所说，诸痛疮疡皆属于心等病变，也应是心火外延泛滥引起。

（4）心火亢旺时会出现心火引动相火，这时不仅有心火亢旺，也会引起相火妄动（相火本身是不会妄动的）。所以相火妄动主要在于治理心火亢旺。

十八、关于肾水上泛

虽然水性向下，但水的代谢在体内是以雾化状态进行的，所以正常时既可升，又可降。肾水上泛不仅仅是指水向上走，还是水液代谢失调的一种表现，就是指：由于肾阳不足，不正常的水液停留上焦而代谢不能正常运行，并且影响到心肺功能，而产生出一系列症状。

水液代谢主要与肺、脾、肾和三焦密切相关。其中肺的肃降，主要是降浊水；而肾的升发，其中就包括了升清水；脾在转运水湿时是同时分清泌浊；水液运行通道则主要是在三焦。四者配合以完成体内水液代谢的全过程。而从升降的角度上说，则主要是靠肺和肾。这里要注意的是，脾主运化水湿除了有上下转运的作用之外，还是水液产生的源泉。

从肾的角度上说，若已有肾阳不足，水液清浊分辨不力，不正常的水液随着肾阳上升，上焦浊液增多，就阻碍了正常渠道的通畅性，继而形成三焦通道的阻塞，引起肺气不能肃降，而致水湿停留上焦，出现肺部水湿泛滥，就表现为肾水上泛。从而引起呼吸不畅、咳嗽、胸闷、痰多等症状。临床可使用附子汤、真武汤等方剂。还可针灸肾俞、膀胱俞、膻中、气海等穴。

从肺的角度上说，若患者原有肺气虚弱，宣降功能无力，此时容易出现气机壅塞，往往不能正常降浊，从而加重了上焦气机阻塞，以致出现胸闷、呼吸困难、哮喘、肺积水等。同时影响心脏的功能，这时有心慌、心悸、节律改变等，以致心火（包括相火）不能下交肾阳，继而出现肾阳不足，加重了水液代谢的困难，表现为肾水上泛。从而使身体水肿更加明显，甚至可以出现大小便不畅、腹水，甚至全身水肿等。临床除了使用附子汤、真武汤之外，还可以使用苓桂术甘汤，附子理中汤、千金苇茎汤等。还可针灸肺俞、心俞、膻中、神阙等穴。

从西医的诊断来看，患者此时多有肺气肿、肺源性心脏病等表现，严重时有肾功能损害。

十九、神的三性

《素问·八正神明论》说："请言神：神乎神。耳不闻，目明心开而志先，慧然独悟；口弗能言，俱视独见；适若昏，昭然独明，若风吹云。故曰神。"

说明神是一种精神活动，这种精神活动有以下3种表现。

1.预感性（"目明心开而志先"——眼睛看见后就能引起心动并做出反应）

犹如人的第六感觉。预感性应该包括先知先觉能力、联想能力、应激能力等。

2.独到性（"俱视独见"——大家熟视无睹，而你能感受到）

既能独立思考，又有独立见解。独到性应该包括理解能力、预测能力、深化能力等。

3.感染性（"昭然独明"——像蜡烛一样照亮四周）

自己的情感能使他人受到感染。应该包括沟通能力、影响能力、吸引能力等。

二十、神的三层次

1.第一层次

即最高层次，是人神。他上与天神相接应，下与人身的其他神相接应。

2.第二层次

五脏之神，即心藏神，肺藏魄，脾藏意，肝藏魂，肾藏志，这些神管理着各自脏腑及其相应机构，其中心神又是脏腑神气之首，从而影响到所有脏腑和第三层次的神。

3.第三层次

血、脉、营、气、精之神。

二十一、人神是与天相应的外接口

人神既是人身各种神的总称，又是专指总揽人身的神，层次最高，是促使人与天相应的神气，是为人身之神第一层次。

人神一方面管理人身的其他各类神，是他们活动的驱动器和协调剂，所以治疗时首先要考虑人神的影响，只有人神得到调动，全身才会响应，治疗效果才会好。另一方面，人神与天相应，是人与天相应的连接口和交流器，天之神影响人神，人神影响人身，使人身产生各种变化。所以外界的一切变化，包括能主动感知的和被动感知的，人都能接受和处理。

从日月的影响来说：如脉诊中，春天诊脉则脉象较为上浮，夏天比较洪大，秋天比较柔和，冬天比较沉伏，虽然有这些不同，但都属于同一脉象。治疗上就有因"天温日明""天阴日寒"引起气血起伏的中医治疗用药不同；也有因"月始生""月郭满""月郭空"致经络气血多少不同，以决定针灸用针量的多少。其要点就是为了更好地治神，这些内容在中医典籍，尤其是针灸典籍中多有描述。

二十二、人神的内接口是脏腑之神

人神在体内管理人身的其他各类神，是他们活动的驱动器和协调剂，所以治疗时首先要考虑人神的影响。只有人神得到调动，五脏之神才会响应。所以说五脏之神，必须在人神的约束下，才能有效管理着体内的一切神志活动。

五脏之神，即心藏神，肺藏魄，脾藏意，肝藏魂，肾藏志（为人身之神第二层次）。

1.心藏神

心所藏之神，又是魂、魄、意、志等其他精神活动的主宰，统领和协调全身脏腑功能从而影响人的精神活动，包括心脏起搏原始动力的上帝之手，也应是人神和心神相接有关。他不仅使血液流向全身，并能对外界事物做出正确判断和反应，即"主明则下安，主不明则十二官危矣。"除此之外，心神本身也是人思维的主要动力，包括思考，联想，应对，如本篇所说的意、志、思、虑、智等。

2.肺藏魄

魄藏于肺，与精的关系十分密切，因此与身体成长壮实程度相一致，故有体魄一说。魄表现为人的本能，除了痛痒的感觉之外，还有诸如魄力、魄兆，都是魄的表现，而且都能使别人感受到。在疾病上来说，与精有直接关系的症状，多与魄的变化有关，如男子阳痿、遗精、滑精都是流魄的表现，女子初经推迟，月经艰涩、量少、色淡，也多和魄力不足有关。气虚汗出中魄汗也是魄不能收藏的原因，其中均与失精有关，多属于虚证。治疗时多需要填精敛魄，故中医的金水相生法此时使用较多。

3.脾藏意

意藏于脾，与心神的关系也比较密切，是由心神的活动而产生的，由于心主血脉，脾主统血，因此与血相关时，心脾常一同提及。因心有所忆谓之意，想要得到的东西得不到，反复刺激后，意则不能内藏于脾而外见精神活动异常，白日迷茫，夜晚梦多，很多失眠患者就有此表现，尤其是长期失眠患者，多有意不能回归的情况，如失眠，梦多，心慌意乱，食欲减退，肌肉消瘦等，治疗多从心脾两经着手，养血健脾，宁心安神为常用。严重者有患忧郁型精神病的可能。

4.肝藏魂

魂为肝所藏,魂依附于心神。但肝为将军之官,体阴而用阳,阳火太过,则魂躁动,如孤独症中较多患者都有肝火亢旺,神魂分离的表现。治疗时若仅从心神治疗,效果不会理想;若能从肝魂施治,养阴泻火,平肝安心则效果将会有明显提高;阴火不止则肝魂游离,如夜游症之类,多应温肝和血,方能取效。

5.肾藏志

志藏于肾,与心神、脾意的关系密切。《内经》也常有神志、志意之说。精神方面的变化也常有所见,情绪低落,意志消沉,喜忘前言,漫无目的,无所事事,反应迟钝,无故哭泣等,多在忧郁型精神病人身上看到此种表现。治疗时温补肾气,强心安神为主。

二十三、人身的第三层次神

即血、脉、营、气、精之神。

其中血之神在肝,脉之神在心,营之神在脾,气之神在肺,精之神在肾。神属阳,而血、脉、营、气、精属阴,是神的基础,神所居之处,二者协调,就有神的表现。

1.血之神

主要表现在皮肤之色彩,既光彩照人,又藏而不露,就是得神。如《素问·脉要精微论》说:"夫精明五色者,气之华也,赤欲如白裹朱,不欲如赭;白欲如鹅羽,不欲如盐;青欲如苍璧之泽,不欲如蓝;黄欲如罗裹雄黄,不欲如黄土;黑欲如重漆色,不欲如地苍。"

赤色的表现应该是白中透红,红装素裹,不能像土赭色那样没有光泽。白色的表现应该像羽毛一样,不能像盐巴一样晦涩。青色应该像碧玉一样,不能像土蓝色一样呆滞。黄色应该像锦缎包裹着雄黄一样,黄而有光泽,不能像黄土一样沉滞。黑色应该像漆一样,好像钢琴色,不能像黑灰土一样迟滞。

2.脉之神

主要表现在脉跳冲和,缓急均匀。若是出现屋漏状,间歇点滴;雀啄状,尖锐冲击等,都是失神的表现。

3.营之神

营是血的营养功能（或血中所具有的营养物质），来源于水谷精微，其清者为营，浊者为卫，与血相互依存。《灵枢·营卫生会》说："营卫者精气也，血者神气也。"所以营神主要表现在消化吸收功能，胃能盛纳，脾能运化，就是一种营神的表现。反之食欲不振，食而不化，则是失神的表现。

4.气之神

气主要指肺之气，因此气神主要与呼吸相关，呼吸之气虽然最终也能影响到全身之气，五脏之气等，但这里说的只是与气有关的神。呼吸和缓均匀，皮肤光泽，腠理通畅，毛发滋润，就是得神的表现。反之，呼吸困难，胸闷气急，毛发枯槁，则是失神。

5.精之神

精是指可见之精，这种精虽是肾精所化，又是后天之精所生，男子外溢为精液，女子流溢为月经。因此精液正常，月经按时，性欲适中，妊娠如期就是得神的表现；反之性欲低下，妊娠不能，就是失神。

二十四、中医之气

中医所谓气，主要是指人体的活动能力，属阳。

1.来源

主要有二：①后天化生之气，是由水谷精微变化而成，源源不断支持人体各个方面的活动需求。所以称他为后天之本。②先天之精也能化为气，有如《素问·阴阳应象大论》所说"精化为气"，精在气化的过程中，由阴转阳，而成为气。由于这种精是指肾精，是父母所给，"常先身生是谓精"，所以称他为先天之本。

2.作用

《素问·阴阳应象大论》："阳气者，精则养神，柔者养精。"因为气为阳，所以统称为阳气。其中"精"与"柔"，说明阳气中又分阴阳，阳中之阳为"精"，即精明强干的意思，有养神的作用，阳中之阴为"柔"，即温和内敛的意思，能保护人体内之精（肾精）。

二十五、人气一般分为六种

1.真气

《灵枢·刺节真邪》:"真气者,所受于天,与谷气并而充身者也。"说明真气:一为先天之精所化;二为藏之于肾。真气,又称原气,即本原之气,也称之为元气(由于李东垣所说的元气,是指中焦脾胃所化生的后天之气,与真气不同,可见元气已一分为二,容易混淆。所以建议以后将真气与原气划一,即先天之气;而将元气与中焦之气划一,即后天之气)。

2.宗气

《灵枢·邪客》:"故宗气积于胸中,出于喉咙,以贯心脉,而行呼吸焉。"《灵枢·刺节真邪》:"宗气留于海(注:应该是指上气海),其下者,注入气街,其上者,走于息道。"说明宗气出于胸中,是人之营卫之气与天空中的大气相合而形成的。宗气形成后,贯于全身,是具有实际营养能力的气。

3.营气

营气出于中焦,接受了水谷之精微,是具备了营养能力的气。如《灵枢·营卫生会》说:"营出于中焦。"《灵枢·痹论》:"荣者,水谷之精气也,和调五脏,洒陈于六腑,乃能入于脉也。"

4.卫气

卫气是保卫机体的主要气机。《灵枢·营卫生会》:"卫出于下焦。"《灵枢·本脏》:"卫气者,所以温分肉,充皮肤,肥腠理,司开合者也……卫气和则分肉解利,皮肤调柔,腠理致密矣。"卫气有出于上焦和出于下焦两说。卫气是由宗气和下焦的原气结合而生成的,因此有卫气出下焦说;但是,卫气的保卫功能,还需要与宗气结合,经肺的宣散才能到达全身,而肺在上焦,故有卫气出于上焦之说。可见,二者是从不同角度上说的。

5.脏气

《素问·气交变大论篇》中的"脏气伏""脏气举事""脏气不用""脏气不收""脏气反布""脏气乃复",说的都是脏腑的功能活动,这些活动可以进行脏腑联系和协调,以形成五行关系。可见脏气即藏于体内脏腑的活动能力。有了这些活动能力,脏腑的功能才能表现出来。

6.经气、络气

《素问·通评虚实论篇》中"络气不足，经气有余"说的都是经络的活动能力。①经络之气是气血运行的助力。气血本身是有活力的，所以能在经络中运行，但是在经络中运行时，还需要原气的不断补充，才能保持活力，而经络上的原穴就是补充点。②经络是气血运行及分配的调节力。以根据经络的特点，保持每条经络中气血多少不同。③经络又是营行脉中，卫行脉外的气血约束力。所以营卫之气既能同向运行，又能逆向运行。④由于有以上特点，所以针灸的第一推动力就是调动经络的气机，使经络发挥更强的第二推动力，气血运行才会更有目的性和准确性，治疗效果才会更好。

二十六、肾气与真气

肾气是指肾脏本身所具有的气机和活动能力，如肾主技巧能力的强弱就能说明肾气是否充足。肾主骨，骨骼强壮（包括西医所说的骨钙变化），不易损坏，就说明肾气正常等等。

真气是指原气，即本原之气。是由肾脏内所藏的肾精（阴）和命火（阳），相互作用而化生出来的一种气机。因为这种气机具有激活机体的能力（与西医所说的激素有某些类似），是机体产生活动的源泉，所以称之为原气。又因为这种原气出自肾精，而肾精是父母给的，所以称为先天本原之气。又因其先天而来，不受后天干扰，是最纯洁之气，即纯真之气，所以称之为真气。

二十七、肾气与命火

1.命火，即命门之火，属人体内相火之一，是人体生命力的表现之一

（1）相火有二：一在肾，常称命火；一在心，常称相火（心包所主）。所以通常情况之下是要心肾相交，相火相通，互为提携，才能保证生命活动的正常进行。

（2）相火是人体的原始动力，这种动力应该来源于人神，是天地之气对人体的影响而产生的，是天人相应的结果。犹如常说心跳的起搏来源于上帝之手一样。所以相火一般情况之下是默默发挥作用，是不可见的，但受体内阴阳变化的影响，有时会出现相火妄动的表现，产生出一些症状。如心慌、

心乱、心悸、出汗、失眠、遗精、尿浊、白带等，此时多呈虚火状态。

（3）相火从心来说，是心火的来源，与心神的关系密切；从肾来说，是真气的来源，与肾精的关系密切。

2.肾气，就是常说的脏腑之气

肾气是指肾脏本身所具有的能力，如肾有藏精，有主骨、有主二便、有主技巧等的能力。他在先天真气和后天水谷之气的供养下发挥功能。

3.肾气与命火均与肾脏有关，正如相火与心脏、心气有关一样

肾气能推动肾精与命火阴阳相交互动，从而产生真气（原气），但不要将二者混淆。

二十八、肾精与命门

1.肾为水火二脏

肾为水火二脏，水指肾精，属阴；火指命门，属阳。肾脏阴阳水火为一体，犹如太极图所示。阴阳之间相互作用，本原的冲动，才会有"一生二，二生三，三生万物"。肾藏精，就说明这种精是同时藏在两肾的，命门依肾脏而在，所以也同时在两肾都有，犹如所有原材料都必须置于工厂、车间一样。肾脏的肾气如运转的机器（催动相火与肾精相交融，相反相成），是生产原气的推动力。对此，在《类经图翼》中专门有"三焦包络命门辨"一节给予了论述。

（1）左肾右命门之说：由于肾脏有二，左右各一，其中包含水火、阴阳。而一般认为水火不容，很难处于一室之中，所以有些医家认为这二肾还有区别，是左肾藏精，右肾藏命门。在需要的时候再将肾精与命火进行混同变化。历来医家解释不少，但都有值得商榷之处。从阴阳学说来说，左为阳，右为阴是常态，为什么到肾脏就变成了左肾藏阴，右肾藏阳？这是因为左肾右命门不是讲阴阳的常态，而是从阴阳的动态关系来说的。从肾本体来说，左肾属阳，主升；右肾属阴，主降。从阴阳本气的特点来说，是左升右降；而从肾脏的功能来说，左升右降的目的是升阴降阳。正因为左肾脏属阳，所以才能在阴升的时候发挥了重要作用；右肾脏属阴，所以才能在阳降的时候发挥了重要作用。可见，左肾右命门说的是肾脏功能，不是说肾脏本体的阴阳属性。在脉象中也以左尺为肾（肾阴），右尺为命门（肾阳）有同样的道理。有关阴升阳降的解释请参阅前文"阴阳的常态和动态""关于阴升阳降"两篇的内容。

（2）两肾之间为命门之说：在《类经图翼》曾说"命门居两肾之中，即人身之太极，由太极以生两仪，而水火具焉，消长系焉，故为受生之初，为性命之本。"后来有医家从穴位的位置上给予认定这一说法。即肾俞穴在第二、三腰椎正中线旁开各2寸，命门穴在第二、三腰椎间，正是两肾俞穴之中点处。这又是为什么呢？这是从卦象上说的。肾属水，为坎（☵）卦，称坎中满，外二阴而内一阳，犹如肾俞在两侧，命门在中间一样。两肾精在外，为阴；相火在中，为阳，正相成了原始万物的本相，左右均呈负阴而抱阳之势，合起来有如鸡蛋的结构一样，有如坎卦，是化生的根源。所以《类经图翼》说："命门一者，坎中之奇也。一以统两，两以包一。是命门总主乎两肾，而两肾皆属于命门。"

2.小结

（1）可见肾与命门的关系均是从阴阳相互关系的角度出发，从大的框架结构来说的，并不是指两个肾脏的本质（或体质）有什么根本区别。若说两肾有区别，那主要就是功能上的区别，也就是分工不同。左肾主阳，右肾主阴，所以左肾能升阴，右肾能降阳。阴在上升的过程中逐渐化为阳；阳在下降中逐渐化为阴，以顺从天地、上下、阴阳，达到物以类聚的目的。

（2）肾气升阴（升阴中之清）除了将精（阴）化成雾状（阳）升达全身之外，还包括水液分清泌浊后之清水部分上升到肺部。肾气降阳（降阳中之浊）除了主纳气（将大气清中之浊下降）之外，还包括协助肺将所化生的浊液下降到膀胱，完成水液代谢中的水循环。

（3）这些认识在治疗时很有作用。从左肾右命门来说，如肾不纳气的时候，需要降阳就要注意补命火；小便混浊淋漓不尽的时候，需要升阴就要补养肾阴。从两肾之间为命门来说，如原阴原阳不足，按王冰所说，寒之不寒，是无水也，壮水之主，以制阳光，这时就可以针灸肾俞穴为主；热之不热，是无火也，益火之原，以消阴翳，这时就可以针灸命门穴为主等。

二十九、关于补肾阴（精）

王纶提出补阴法应该自少至老，不可缺也。因为肾藏精，为阴之根本，所以他在这里讲的主要是补肾阴（精）。我认为其理由如下。

（1）《灵枢》说："人始生，先成精。""两精相搏，合而成形，常先身生是谓精。"可见肾精属先天，是人有身体之前就有的，所以是父母给予的，不是后天产生的。由于肾精是生命活动的动力，所以人出生后，由于生长、发育的不断需要，肾精处于不断地消耗过程中，肾精消耗完，则生命结束，所以有阴常不足之虞。若需要增加人身肾精，主要应从优生的角度考虑。

（2）肾阴和肾阳（命火，或曰相火）互相作用，产生肾气，即原气，供给身体需要。原气是越多越好，但相火则是不能妄动的。相火必需守静，就需要肾阴来安抚，以达到阴平阳秘。所以丹溪说阳常有余属于病态，需补阴以平阳。

（3）从正邪的角度上说，肾之正阴是肾精，肾之邪阴是寒湿；肾之正阳是命火，肾之邪阳是为阴火（即妄动的相火）。

（4）所谓补肾阴，实际上是讲滋养肾阴，使肾精的含精量增大，使同等剂量的肾阴能发挥更大的作用。所以治法中都是强调滋补肾阴，重点在于"滋"字上，使用滋腻之药品，或血肉有情之品。有如熟地黄、肉苁蓉、牛膝、紫河车、龟膏、鹿膏等；方剂如六味地黄丸、大补阴丸，左归饮、右归饮、龟鹿二仙膏及王纶的补阴丸等。

（5）在正虚而肾火较旺之时，一般治疗都是以阴平阳，如用六味地黄丸等，只有相火太旺之时，则加用黄柏、知母以清之。若邪阴引起的相火妄动，则以去邪阴为主，多用温阳之法，如引火归元法。所以临床治肾，需要注重正邪之分。薛己引王冰"寒之不寒，是无水也，壮水之主，以制阳光；热之不热，是无火也，益火之源，以消阴翳"之意，以说明与肾精有关的补泻方法。

（6）若肾阳虚，需要补阳的时候，除了特殊紧急病情之外，也一般是从阴补阳，如用六味地黄丸或金匮肾气丸等。

三十、相火与心肾之关系

1.相火与心脏之间的关系

（1）一般认为心脏里有两类火：一是心火，二是相火。心火是心脏所主，指心脏的功能表现；而相火为心包所主，是指心包的功能表现。心包相火的作用一般来说是：①启动心火，鼓动心火，以使心脏能发挥功能。②抵御外邪对心脏的侵犯，以维持心为君主之官的崇高地位。

（2）心为君主之官，主要有两个含义：①管理全身五脏六腑的正常活动。②管理人的神志活动。二者均与神有关。那么心火及相火，是谁在心神的活动中起着主导作用？根据西医的研究，人的思维神志活动，主要是在大脑（皮层）；从中医藏象学说来说，心脏就应该包括大脑（皮层）；从全息理论角度上看，心包与大脑皮层关系较为密切，所以说心主神明多与心包有关。从这个角度上说，心包所主之相火，就应与神志活动更为密切。

（3）相火来源于人神：人之初生，就如心之跳动，肺之呼吸，动作举止，寻母亲乳等，这些都是因先天之神而具来。先天除了与母亲孕期有关之外，也应与天人相应有关，所以才有西方所谓心跳第一起搏波来自于上帝之手一说，也就是与中医所说的人神相关。从这个角度看相火与心火之间的关系，说明相火是人体之火的源泉，来自于天人相应，而心火是心脏功能的表现。相火启动心火，心火温煦（培育）相火，二者相辅相成。

（4）心主神明的来源：心包依托心脏，所孕之相火与大脑（皮层）密切相关，心包与大脑（皮层）不断交流、汇聚、判断、分析信息，并发出原始信号，表现出主神明功能。而大脑（皮层）从解剖上看虽然远离心脏，但由于与心包之间的互动关系，也必然是心脏的一部分，所以才有心主神明一说。

2.血养神、神育脉，脉运血

心脏的主要功能为主神明、主血脉，二者阴阳互相促进，说明血养神，神育脉，脉运血的关系。

（1）在神明出现问题的时候，养血是主要疗法，养血安神如《医心方》中的安神丸：黄连、朱砂、当归、生地黄、炙甘草。

（2）血脉脉跳出现问题的时候，在养血的同时，养神又是主要疗法，养神的方法比较多。①如《伤寒论》中的炙甘草汤，其炙甘草为主药，重用。以取蜂蜜采天地之精气，酿百花之心蕊，故能安中宫，剪外侮；取甘草补肾阳以助心气，所以能养人神存相火。具体内容还可参看《中医方药与针灸临床心得录》中"甘草与激素"一文。②与地球磁力线相关的疗法，民间常称为接地气，具体内容可参看后文"临症践学中失眠病（肝郁化火）"一案的解说。③太极拳、太极剑、五禽戏等疗法也具有一定的效果。

3.相火与肾脏之间的关系

肾藏精、主髓（包括脑髓），二者虽然都与肾脏功能相关，都与相火有关。肾中的命火来源于心包络之相火，是心火下行的主要目的地。①肾中之火，和肾中所藏之精有直接关系（达到阴阳协调以产生原气），我们常称之为命火。②大脑髓质之火（气）与肾中之原气相关，与肾脏精间接相关，我们常称之为相火。③既有相火，就会有神明表现，因此大脑髓质也会有一定的神志表现，这些神志活动多表现为之人本能。

4."髓海"藏"元神"

从整个大脑来说，皮质、髓质又是一个整体，统称之为"髓海"，藏"元神"，二者必然相互影响，以达到互相协调的目的。

从中医来说，这本身就是心肾相交的一种体现。也就是心肾的相火互相支撑，共同完成神志功能。心与肾任何一方出现不协调因素，都会引起心肾不交的表现，多首先表现为失眠。所以失眠既是一个症状，可在很多病症中出现，发展到严重时，也可成为一种病症。失眠若成为了一种病症，情况就较为复杂，则多需要进一步辨证论治予以处理。

5.心肾不交

心肾不交多为一种症候，多处方交泰丸。

其若肾火不足，多用肉桂；心火不足，多用桂枝。肾火较旺的时候，一般加用黄柏；心火较旺的时候，一般用黄连。注意，这里所指的心火、肾火，一般与脏腑功能亢进或阴阳不协调有关，所以是指脏腑之火，不是指相火。因为相火本身不会妄动，出现妄动一定是受脏腑之火的影响而致。

三十一、卫气的作用

卫气主要是对身体发挥保卫能力，虽然保卫能力可以分成外卫和内卫，但《内经》中主要强调了外卫。关于内卫能力可以参照外卫能力。其表现为如下几方面，如《灵枢·本脏》所说："卫气者，所以温分肉，充皮肤，肥腠理，司开合者也。"即温、充、肥、司。温，即温煦，使肌肉不断获得热感，是对抗寒邪外邪的主要能力；充，是卫气充斥皮肤之间，使皮肤紧凑，以达到对抗风寒外邪的目的；肥，是补益腠理，增强腠理对抗寒湿外邪为主要目的；司，是恰当开合，对抗湿热外邪为主的能力。也就是六淫之邪都可以因为卫气的对抗而免使人体受到侵犯。

外六淫如此，内六淫也是如此。所以人体有慢性病的时候，也会因为卫气的作用而逐渐得到好转或停止发展。中医的治疗很多时候，都以提高卫气的抗邪能力为主要目的，尤其是针灸治疗的时候更多是如此。针灸的一切针法、手法都是围绕调动经脉气血而进行，其中就主要是指调动卫气。凡是针法、手法有利于调动卫气的，治疗会比较理想。

三十二、卫气既出上焦又出下焦

历来有卫出上焦与卫出下焦之争。不少医家主张卫出上焦，如《黄帝内经太素》就说："营出中焦，卫出上焦也。"《黄帝内经灵枢集注》也说："卫者，阳明水谷之悍气，从上焦而出卫于表阳，故曰卫出上焦。"《景岳全书》也如此说："荣出中焦，卫出上焦。"

但是张景岳还认为卫气与上焦、下焦均有一定关系，如他在《类经》中还说："故营本属阴，必从肺而下行；卫本属阳，必从肾而上行，此即卫出下焦之义。而肾属水，水为气之本也，故上气海在膻中，下气海在丹田，而人之肺肾两脏，所以为阴阳生息之根本。"说明卫气虽然看似从中焦到上焦后，才出现保卫功能，但此时并不仅仅是上焦的参与，还因下焦肾气（原气）上升到上焦，与卫气、宗气相结合，才真正造成了卫气的保卫功能，没有肾气的参与是不行的，因此又可称卫气出于下焦。

明白了这个道理，就知道所谓卫气出于上焦或出于下焦其实都只是说明了卫气能力产生的一个方面。①卫气得到肾气（原气）的支持，才真正具有保卫功能。②卫气得到上焦宗气的支持，并经肺气的布散和肃降，才能到达全身，而发挥保卫功能。综合二者之说才是全面地看待卫气。

因此，从生成的角度上来说，是卫出下焦。卫气从水谷之精气中化生后，并不立即具有保卫能力，需要得到下焦原气的填充后，才表现出保卫能力，因此《内经》中说卫气出于下焦。从发挥功用的角度上说，卫气从中焦化生之后，随手太阴肺经运行，上输到肺脏，与宗气相结合后，随肺气布散和肃降，才能到达全身，开始发挥保卫功能，所以称之为"卫出上焦"。

一般情况下，水谷精微之气与上焦之气和下焦之气共同组合才成具有抗邪能力的卫气。而在某些特殊情况之下，卫气与下焦关系更为密切的情形，比如人体在应激反应或需要作特殊反应的时候，卫气就多与下焦有关；但平时应该与上焦关系更为密切。

三十三、营气的含义

1.具有营养机体作用的气称之为营气

营气含有充足的水谷精微物质，与血同出于中焦，是较为清爽的部分，属阳；血是较为浓稠的部分，属阴。血是营气的载体，营气是血的功能之一。但营和血又是两种物质，各发挥着不同的作用，不能等同，当二者结合之后，即称为营血。营气和血结合后，就开始具有营养素质；他们只有和肺中大气结合后，才真正具有营养能力，也才有可能运送到全身各处发挥营养作用。血在运行全身后，营养能力降低，需要再一次回到肺中接受营气和大气的灌注，就是这个道理。而营气在运行的过程中，离开经脉循行的轨道，直接进入其他部位，比如营气沿足太阴经到达脾脏后，没有再继续沿足太阴经上行，而是直接从脾脏进入到心脏，也说明营与血既可合二为一，也可一分为二，关系密切，又相互独立。

2.营和血可以互相转化

由于营和血同来自于水谷精微物质，是同一事物中的阴阳两方面，因而在特定的情况下，可以互相转化。《灵枢·邪客》篇说："营气者，泌其津液，注之于脉，化以为血，以荣四末，内注五脏六腑。"营气为阴中之阳，所以可以在特定的条件之下，将其中之阴泌出，以供血液的生成。在《灵枢·营卫生会》篇中说："中焦亦并胃中，出上焦之后，此所受气者，泌糟粕，蒸津液，化其精微，上注于脉，乃化而为血，以奉生身，莫贵于此，故独得行于经隧，命曰营气。"明确地指出，营气的化生，是由水谷入胃，经人体的气化作用，脾胃的吸收转化上注于肺脉，成为血的组成部分。故在特定的条件下营从血中转化出来也是其中的一种变化。

3.营气的运行有明确的规律性

营气在全身的气机中，属性为阴，性格比较柔顺，所以他容易和血结合在一起，又能顺经而行。因而他主要沿大、小周天循行，成为十二正经和任脉、督脉中的主要成分。

三十四、关于营行脉中，卫行脉外

对于营卫之气的循行途径，《灵枢·营卫生会》篇说得比较具体，其为："营在脉中，卫在脉外，营周不休，五十而复大会，阴阳相贯，如环无端。"此说明营在脉中，卫在脉外，营卫之气以脉为界互相关联却分道扬镳。如《灵枢·营气》说："精专者行于经隧。"《素问·痹论》说："卫气者，故循皮肤之中，分肉之间，熏于肓膜，散于胸腹。"

营行脉中比较好理解。卫行脉外，而又在皮肤之中，分肉之间，那么他到底沿着什么道路循行呢？从《内经》的描述来看，是依傍脉道而运行。营卫之气运行时，虽然一行脉中，一行脉外，但互相之间互为呼应，既分开而又互相约束。营气由于柔顺故能受经脉约束，卫气由于性剽悍，故不能受经脉约束，但又不可能脱离经络运行。虽不受经脉约束，但二者都必须沿着经脉运行，营卫之间还相互依傍、约束、呼应。

从五十营式与根结式的方式看，营卫二者的循行次序是不相同的。营气运行是大周天方式，沿经脉顺序运行；卫气一般是从肢体末端向心性运行，这样，在某些经脉上与营气的运行方向一致，在另外一些经脉上，则与营气的运行方向相反。就出现了营卫之气既相同互承，又有相反相承的运行特点。

营卫之气，不能完全在一起循行，甚至有时还不能同一方向循行，但以经脉为胶合剂，处于一外一内，互相关联，且互相呼应。说明营卫之气循行时，虽然并不一定完全同步，但以相互呼应而产生关联。

这里要注意的是，中医所谓经脉，是指气血运行的通道，这种通道不是指管道。所以营卫之气在运行的时候，不是互相隔离式的：一在管道内，一在管道外，各走各的道。而是互相渗透式的，营中有卫，卫中有营。营在中心部位较多，卫在外围部位较多，营卫互相吸引，经脉予以约束，所以营卫之气才会既有互相顺行，也有相互逆行的表现。

三十五、营卫气血运行的两大方式

《灵枢》中关于气血运行途径有很多描述，如《经脉》《根结》《本输》《五十营》《营气》《卫气》《卫气行》《营卫生会》《邪客》等篇。乍看起来纷纷盼盼，但取其大要，可发现其主要运行分为两大方式。

1.五十营式

主要是气血在经脉中，循行如环之无端，营周不息，形成一种多经连续的大循环方式。也可以说是以营气为主的、行于脉中的一种方式（见《灵枢·营气》）。气血虽然无处不到，但其循行的主干是十二正经、跷脉，督脉、任脉（见《灵枢·脉度》）。从手太阴肺经开始，经手阳明、足阳明、足太阴、手少阴、手太阳、足太阳，足少阴、手厥阴经，手少阳、足少阳、足厥阴，其分支经督脉、任脉，复入肺，进入手太阴肺经，另一分支经跷脉进入手太阴经。这种循行方式，就是《针灸学》教材中所列的十二经循环的内容。其运行的规律是每日五十周（见《灵枢·五十营》）。

2.根结式

主要是经气在经脉上作单经、独立、向心性的小循环方式，也可以说是卫气循行于脉外（或谓脉上）的一种方式（见《灵枢·卫气》）。循行起于各经的根、本部，经标、结部通气街而达于气海（见《灵枢·卫气》《灵枢·根结》）。如手太阴经经气起于大指末端，沿手太阴经向上经鱼际，太渊，入尺泽后，大部分进入体内，仍沿手太阴经向上进入胸部标、结处，入气街，到膻中、气海。循行的规律也是每日五十周。其中白天行于阳二十五周，夜晚行于阴二十五周（见《灵枢·卫气行》）。白天主要在阳经经络上循行，入夜主要在五脏间循行。虽然这是经气进行单经、独立循行，但不是各经同时开始、齐头并进，而是各经均有不同的开始循行时间和次序。如《灵枢·卫气行》说："是故平旦阴尽，阳气出于目，目张则气上行于头"，然后下足太阳、手太阳、足少阳、足阳明等经。而水下一刻，人气在太阳；水下二刻，人气在少阳；水下三刻，人气在阳明等。说明单经循行，是一经循行结束后，另一经再开始循行。其控制调节中心是诸阳之会的头。

三十六、营卫气血运行的主要途径

1.营气

手太阴–手阳明–足阳明–足太阴–脾–心–手少阴–手太阳–足太阳–足少阴–肾–心–胸中–手厥阴–手少阳–膻中–三焦–胆–足少阳–足厥阴–肝–肺–畜门（外鼻孔，《灵枢·营气》）–上额入督（–缺盆）–肺–手太阴。

2.卫气

①目张–头–足太阳–手太阳–足少阳–手少阳–足阳明–手阳明–手、足心–阴分–目。②太阳–少阳–阳明–阴分–太阳。(《灵枢·卫气行》)

对气血在体内的循行进行多途径解释,支持了营行脉中,卫行脉外之说,勾画出了气血在体内运行的概貌。

三十七、营卫气血运行的规律

1.营周不休

营气与卫气都沿一定的道路,按一定的途径循行不息,形成各自的一套系统而环周运营。

2.五十而复大会

五十周代表一天,故营卫之气一天大会一次,其相会时间在夜半,称之为合阴。

3.阴阳相贯

分开而论,营卫之气各自随着日出与日落行于阳和行于阴,形成各自的阴阳相贯。如《灵枢·营卫生会》有:"卫气行于阴二十五度,行于阳二十五度,分为昼夜。"而营气从手太阴经进入手阳明经,又从足阳明经到足太阴经,形成阴阳经交接,营气相贯。合而论之,营卫之气又互相流注,除了五十营一大会的阴阳相贯之外,还有无数次小的交往。因营为阴,卫为阳,故亦称阴阳相贯。如《灵枢·动输》所说:"营卫之行也,上下相贯,如环无端。"相会的部位是气街。

三十八、津液的内涵

津液包括以下4个方面。

1.体内所含的水液

如《素问·汤液醪醴论》所说的"津液充郭",就是泛指人体中的水液,这种水液与体外的水液不是一回事。水饮进入人体后,经过消化和体内蒸泌,除了含有一定营养成分之外,还含有体内信息。从水饮到津液有一个生化过程,所以简单的补水,一时成不了津液。一时大量饮水不仅不会增加体内津液,还有可能引起水中毒。

2.水谷精微物质

如《素问·太阴阳明论》所说的"今脾病不能为胃行其津液",就是指水谷所化生的精微物质。

3.血液的组成部分

如《灵枢·营卫生会》所说的"蒸津液,化其精微,上注于肺脉,乃化而为血",《灵枢·决气》所说"中焦受气取汁,变化而赤,是谓血"。其中所说的津液和汁都是生血的基本物质。

4.体内的分泌物和排出物

如《灵枢·决气》所说"汗出溱溱,是谓津",《素问·灵兰密典论》所说的"膀胱者,州都之官,津液藏焉",另外"中热胃缓则为唾"等。

三十九、津液与水湿的区别

1.水湿指不为人体所用的水液

比如过多的水液,气化不了的水液,这部分水液假若长时间停留,就会逐渐浓缩而成水湿、湿痰、痰湿、瘀阻等,成为人体内的病理产物。

2.津液是人体将水液进行加工后形成的能为人体所使用和吸收的部分

参加体内化合和化分的生理代谢之后,有的成为身体一部分,有的能顺利排出体外。因此对身体有益而无害。

在水液不足之时,单增加饮水量,不能顺利增加津液,有时反而会使水湿停留,出现虚胖。所以,只有调整好机体功能才会有效增加津液量。

四十、津和液的区别

1.从流动性上进行区分

《灵枢·五癃津液别》说:"故三焦出气,以温肌肉,充皮肤,为其津;其流而不行者,为液。"流动性较好的为津,如汗水、涎唾与津相关;流动性较差的为液,如关节液、髓液与液相关。

2.从功能上进行区分

《灵枢·决气》说:"何谓津?岐伯曰:腠理发泄,汗出溱溱,是谓津。何谓液?岐伯曰:谷入气满,淖泽注于骨,骨属屈伸,泄泽,补益脑髓,皮肤润泽,是谓液。"津能充斥肌肤、腠理,营养肌肉、脏腑;而液主要灌注、营养骨骼、骨空，也可以润泽皮肤。

四十一、津液的代谢方式

1. 从代谢途径上说

《素问·经脉别论》说："饮入于胃，游溢精气，上输于脾，脾气散精，上归于肺，通条水道，下输膀胱，水精四布，五精并行，合于四时五脏阴阳，揆度以为常也。"说明饮入于胃中之后，经过胃、肺、脾、肾、三焦、膀胱的互相配合而完成代谢的全过程。其中肺起到通条水道的作用，也就是将水中之浊气化后下降到肾与膀胱；脾的运化为胃行其津液，将胃津与血上升到肺，还将从肺中降下的水气转送到下焦；肾与膀胱司开合，并分清泌浊，其中肾将津液中的浊中之清，气化后上升到肺，膀胱则配合将浊中之浊留存，以待排出体外；三焦内存原气，能将五脏六腑已经气化了的津液进行温化，同时根据需要上下转输。

2. 从代谢作用上说

《灵枢·痈疽》说："余闻肠胃受谷，上焦出气，以温分肉，而养骨节，通腠理。中焦出气如雾，上注溪谷，而渗孙脉，津液和调，变化而赤为血，血和则孙脉先满溢，乃注于络脉，皆盈，乃注于经脉。"说明津液在上焦以温分肉，而养骨节，通腠理为主；在中焦则津液和调，变化而赤为血，灌注经脉为主；在下焦如《灵枢·营卫生会》所说"渗而俱下，济泌别汁"为主。

四十二、阴阳、水火、气血之间的关系

《血证论》认为气和火、水和血，看起来分别是两种事物，实际上是一个事物的两个方面，气和火都属阳，水和血都属阴，但阴阳中之又有阴阳者，所以说它们分开来看是一而二，合起来看是二而一。而水即化气，火即化血，说明阴阳之间可以转换，又是一个一而二，和二而一的关系。所以说火能生血，水能生气。所以本篇说："夫水火气血，固是对子，然亦互相维系。"

阴阳气血男女之间的关系，可用图1-5表示。

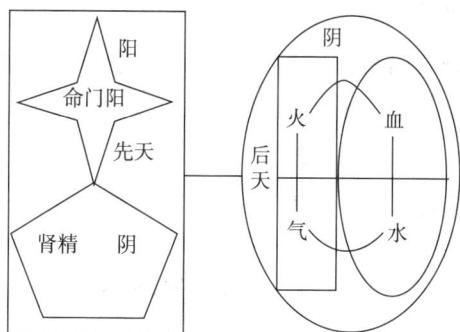

图1-5　阴阳气血男女

1. 从生理上说

（1）气与水本属一家，治气即是治水，治水即是治气。所以在补津液的时候多需要补气，如使用人参；在补气的时候也要治理水液，如使用清燥救肺汤等。

（2）火即化血，因为火者心之所主，所以能化生血液；但火象不当则伤水阴，这时需要使用白芍滋阴，以启汗源；用花粉生津，以救汗液。所以本篇说"知滋水即是补气"。

2. 从病理上说

（1）气不能化水，则容易出现水病；血液不足，则津液匮乏，津液不生，则容易伤气。所以本篇说"水病则累血，血病则累气"。

（2）血由火生，补血而不清火，则火终亢而不能生血，所以补血的时候又必须注意清火，如四物汤使用白芍；天王补心丹使用二冬；归脾汤使以用枣仁；仲景炙甘草汤使用二冬、阿胶，皆是在补血的时候同时使用清水之法。

3. 治疗血证补脾是关键

《医学杂著》认为古有男为阳，女为阴，男主气，女主血之说。但血气均在丹田气海之中相聚，男为阳，以气为主，故血入丹田，亦从水化，而变为水，上行则化为髭须，下行则化为精液；女为阴，以血为主，其气在血室之内，皆从血化，而变为血，故气血主下行而为月经。所以男子精薄，则为血虚；女子经病，则为气滞。男女气血看来虽不同，但实质一样。就好像在上的吐衄症，男女的治法是一样的；而在下的下血症，男女的治疗也是一样的。女子贵在调血，男子亦贵在调血。

从脏腑的功能看水火气血，说明他们之间互相影响，互相促进，关系十分密切。比如心主血脉，心又主火，为生血之源。而肝主藏血，血生于心，下行胞中，是为血海。而血海之血运行全身，也影响全身，只要血海安宁，则血行就能循经。而火能扰血，其中又主要是相火妄动，其中心包、胆、肾皆有相火，若能金清水伏，肾水充足，火藏水中，韬光匿彩，则龙雷之火就会归位，变邪火为正火。水火二气正常，就不会出现病理状态。

四十三、阴血与燥邪

燥邪多因阴血不足引发燥邪：①血虚致阴血不足，其中津液虚损是一个主要原因。"中焦取汁变化而赤是为血"，其中的汁，就包括了津液，可见精微物质和津液是血液的主要组成部分，津液是水液化生之后产生的，所以津液比水液要复杂得多，水液的补充相对来说也比津液的补充容易得多。内燥造成血液损伤，津液也随之受损，仅靠补充水液达不到去燥的效果，因此使用雪乳汤，补阴之外，还使用人乳、藕汁等浓郁的物品，以加强润燥的能力。②内火偏重也容易使阴血受损，此处请参看后文"内火"的解释。

四十四、关于气海

《灵枢·海论》所说的气海是："膻中者，为气之海"，在《灵枢·五味》中，对气海的具体内容，还有一个说法，即："谷始入于胃，其精微者，先出于胃之两焦，以溉五脏，别出两行，营卫之道。其大气之抟而不行者，积于胸中，命曰气海。"可见此处所说的气海中的气，是指营卫之气和大气的化合体，即宗气。气海之气所聚集的部位在胸中，《难经·四十五难》说："气会三焦外一筋直两乳内"，所说就是膻中，后世《伤寒溯源集》进一步解释说："阳气上行而为宗气，聚于膻中，故膻中为气之海。"可见气海的部位在膻中，气海之气为宗气。

在《针灸学》教材中还有气海穴一说，位于丹田部位，脐下1.5寸，是原气集聚之地。肾精生化成原气之后，首先集聚在气海穴处，然后通过三焦及经络输送到全身各处。因为膻中的宗气具有营养全身的功能，故其必须不断地输出，正如《伤寒溯源集》所说："盖谷之浊气降于下焦。为命门真阳之所蒸。其清气腾达于上。聚膻中而为气海。通于肺而为呼吸。布于皮肤而为卫气。营运于周身内外上中下而为三焦。"水谷中的清气自然上升至胸中，而浊气则下降至下焦，需要有原气的熏蒸，才能使浊中之清再一次上升到膻中，因此"是膻中之气，有出无入，欲归丹田而纳诸肾脏"，也就是我们常说的气机运行需要肺主呼气，肾主纳气，互相进行调控，有出有入，恰到好处。所以又将膻中穴称之为上气海，气海穴称之为下气海。在正气极度虚弱的时候，如虚劳证，常常二穴配伍使用。

还有将中脘穴称之为中气海，结合膻中、气海，形成上、中、下三气海之说。

四十五、关于水谷之海

"胃者水谷之海"，虽然说的好像是盛装功能，实际说的是化生水谷精微物质的能力，也就是说水谷精微物质在这里化生、分清泌浊，并不断向外运送，因此称之为水谷之海。其中属于轻清的部分，进入中焦，沿着手太阴肺经向上到达肺部，在宗气的生成过程中发挥重大作用；其中重浊部分下降到下焦，经原气的熏蒸，使其浊中之清，再次向上到达肺部，其浊中之浊，则被排出体外。可见水谷之海的部位在以胃为中心的上腹部，其气主要为水谷精微物质所化生。

在《针灸学》教材中，与胃部有直接关联的穴位为巨阙、上脘、中脘、建里、下脘六穴，其中中脘穴在胃体正中，与水谷之海中的气机的升降密切相关，因此医家历来十分重视中脘穴。《难经·四十五难》也说"腑会太仓"，太仓指大的仓库，即胃，指中脘穴为六腑之会穴。《素问·五脏别论》也说："胃者水谷之海，六腑之大源也。"《脉经》又说中脘属于胃之"募穴"，可见中脘与胃及水谷精微物质化生的关系何等密切。所以又将中脘称之为中气海。

《灵枢·海论》说到其气输送到气冲穴和足三里穴。气冲穴由于部位特点的原因造成治疗上的不便和不易，实际使用较少，故临床上多以中脘和足三里相配伍，对胃部疾患及水谷精微的变化进行调整和治疗。

四十六、关于血海

血海是指冲脉，故后世有冲为血海之说。①血海中的"血"来源于水谷精微物质。如《医原》说："冲脉上隶阳明，阳明虚则血海（冲为血海）干涩，是以不月"。②血海中的"血"来源于肾精，如《类经》："冲脉为精血所聚之经，故主渗灌溪谷。且冲脉起于胞中，并少阴之大络而下。"在《素问·上古天真论》中所说"太冲脉",就是指冲脉与肾脉相合之脉,内含精血。"血"本身应该是指血液,是中焦取汁,变化而赤所成。但《内经》中血海中的"血",除了血液之外,还含有先天之精(肾精)和后天之精(水谷之精)。因此《内经》中又称其为十二经之海,五脏六腑之海,后世还称胞宫为血海。大杼为骨之会穴,而肾主骨;巨虚上下廉为肠之下合穴,也可见与"精""水谷之精"的关系。血海在冲脉之中,因此,其部位与冲脉相关,是从大杼向下,到巨虚上下廉之间。

临床上,一是生殖系统的疾病多从冲脉主治,尤其是妇女病,更是多从冲脉治疗。如张锡纯温冲汤治妇人血海虚寒不孕,固冲汤治妇女血崩,安冲汤治漏下不止,理冲汤治产后瘀血癥瘕、室女经闭月枯、男子痨瘵等。二是冲气上逆之病,多从冲脉治疗。如《素问·骨空论》说:"冲脉为病,逆气里急。"如用奔豚汤治疗奔豚气。由于冲脉本身并没有穴位,所以使用针灸治疗的时候,可以根据"血""精""水谷精气"三者的不同,采用"骨会大杼"类补肾的穴位,如肾俞、关元、命门、气海、悬钟等;足阳明巨虚类补"水谷精微"的穴位,如中脘、足三里、胃俞、脾俞等;"血会膈俞"类补血的穴位,如三阴交、阴陵泉、太溪、血海等。

四十七、关于髓海

在藏象学说中,脑、髓、骨均为奇恒之腑。他们三者的关系是脑、髓藏于骨中,滋养骨骼,骨为干,为依托;脑为髓海,而藏元神。他们之间的关系,在《灵枢·经脉》就已经有了说明:"人始生,先成精,精成而脑髓生,骨为干……"《素问·脉要精微论》也说:"骨者髓之府。"而肾主骨、髓,故三者均与肾精密切相关。"脑为髓海"也代表了三者的组合功能,就是藏精、藏神。其部位在脑,脑指头部。

由于髓海与"精""元神"密切相关,因此在头脑空虚、虚寒、容易疲惫、骨痿无力、软骨病、行迟症,甚至记忆力减退、健忘、痴呆等都应该考虑对脑髓的治疗或补充。需要填精补髓,多选用血肉有情之品。针灸治疗的时候,不能使脑髓受伤,刺中脑户,入脑,立死。如小儿囟门,属于禁刺范围。又如风府、哑门,虽可刺,但针刺深度需要掌握很好,否则会出现医疗事故。选穴治疗也主要是与骨髓、肾精有关,如悬钟、百会、囟门、肾俞、气海等。

第二讲
辨治心法

一、再识标与本

1.标本的原意

中医有急则治其标，缓则治其本之说，是因为疾病的原因为本，疾病的外在表现为标。同一种病原，可以出现不同的临床表现，要将疾病彻底治愈，就必须寻找引起疾病的根本原因，从原因上着手治疗，这就是治本。若仅仅针对外部表现或可见症状上进行治疗，不能解决疾病的本质问题，往往压住葫芦又起了瓢，这种治疗就属于治标。《内经》认为特殊情况之下须先治标，主要有三大指标，即中满，大、小便不利（不通）。所谓中满，即腹中胀满，应该主要指腹水胀满，在腹水胀满到一定程度的时候，去掉部分腹水，减轻腹压，是维持正常生命的重要处置，直到现代西医的治疗也是如此，可见当时对此重视的必要性。大便不通，出现急性肠梗阻，从《伤寒论》"急下以存阴"就可知此刻通便的重要性。小便不通就更是危急表现，对生命进程的危害更加明显。所以这些症状，看起来属于标，但由于症状紧急，危害大，都是属于必须立即进行治疗的首选点。

2.治标不等于无意义治疗

中医过去认为治标以解除危急症状为主，不是指现代经常使用的对症疗法。但有时治本进展较慢，这时较快解除或减轻患者一些明显症状，也是有必要的。

（1）虽然属于对症治疗的范畴，但能减轻痛苦，比如高血压眩晕，吃了抗高血压药物之后，症状明显缓解，提高了生活质量，也不失为有意义的治疗。

（2）急性病也有急则治其标的情况，有如儿童高热时，突然出现体温下降，出现阳极反阴，多有心衰表现，此时无论何种病情，都必须直接针对心衰进行抢救，以治标为主。

（3）慢性病的治疗不仅需要花费较长时间，而且很多疾病在发展过程中，虽经治疗，也往往很难恢复到原有的健康状态，很难真正地复本。所以不要一概否认治标的作用。

3.标本关系是可以互相转化的

无论治本还是治标，从患者的角度上说，最终目的，一是延长生命存活期，二是消除症状或减轻痛苦。用什么方法能较快达到此目的，就用什么方法。所以标本可以根据病情治疗需要进行认识上的转换。

（1）比如癌症患者，癌症是病之本，但有些癌症已经危及到生命，赶快切除就能阻断危害过程，所以此时又是病之标。

比如我针灸的一例脑室肿瘤手术后遗症，治疗效果很好，属于基本治愈。但假若当初没有西医通过手术摘除肿瘤，人很快就会死亡，也就无法争取到以后针灸治疗的时间。若仅仅使用中医，从脑室肿瘤的本开始治疗，一是时间很漫长，二是治疗计划往往赶不上病情变化，效果不一定可期。可见这时候治疗脑室肿瘤既是本，又是标。此时把脑室肿瘤当成标给予切除，然后再治疗癌症残留和身体虚弱状态，以达到治本的目的，也是很好的治疗方案。

（2）历朝历代都有些新出现的疾病，我们既无以往经验，也无成熟的方法，有时甚至西医诊断一时也很难明确。中医除了辨证施治之外，还可以同时加入治标的方法。如高烧患者，中医可以辨证施治进行处方，西医可以配合各类急救、抢救。新出现的疾病往往引发一些旧病复发，或老病加重，这些病同样会加快死亡或引发死亡。这时从中西医配合的角度上看，往往互为标本关系。可见，灵活对待治标与治本，从而采取最有效方法，也是必要的。

二、同一种病，中医为什么会用不同处方

在香港浸会大学教学的时候，有一位老师问我，不同的中医对同一位病人，往往使用的处方不一样，而都能取得疗效，这是为什么？

这就是治疗切入点的原因。疾病缠身就好像是一座敌人坚守的城池，医

生就是攻城的部队。中医不同的学派，根据自己的特长，多使用不同的攻城方法。你可以从东门进攻，我可以从西门进攻。可能东门城墙矮，但门内地势开阔；西门城墙高，但门内街道狭窄，所以进攻开始就得用不同方法，攻入之后又得用不同的方法。虽然起攻点不同，但只要方法对头，最后都能攻下城池、获得胜利。

金元时期的名医朱丹溪为养阴派，认为"阴常不足，阳常有余"之病较多，而诊疗时多使用大补阴丸。李东垣为补土派，认为"元气与火不两立，一胜则一负"，阴火之病较多，而诊疗时多使用升阳益胃汤。治法虽然不同，但最终都能取得较好疗效。一是这类病他们所在的时代比较多，二是取效后的善后，还得依据病情实际情况进行处方加减，所以二者看来不同，效果相同；看来不变，实际有变。又比如我的老师姚其蔚教授就擅用北沙参，大多数处方开头都是北沙参五钱，曾引为笑谈，但其随后治疗效果很好，又为大家所推崇，就是这个道理。

三、太阳证的含义

所谓太阳表证一说，有2种含义：①指出现恶寒发热头项强痛等为主要症状的外感病，是寒邪从太阳经脉侵犯人体的结果。若是寒邪从胸腹侵犯人体出现的外感病，则多有咳嗽、腹泻等症状，若是从其他部分侵犯人体则多有其他部分疼痛的表现（还可能出现寒证而不一定是外感病）。可见，虽然都是寒邪侵犯人体，治疗方法上却与麻黄汤或桂枝汤有所不同。因此不能以《伤寒论》的外感病统治一切受寒引起的疾病或外感病。但从《伤寒论》而言，寒邪侵犯人体所引起的疾病是太阳表证。②指太阳经脉阳气充足，在三阳经中居最外表，在六经中为阳气的布散和供给地，与督脉共同协调全身的阳气。因此太阳经脉的阳气充足，则说明全身的阳气充足，抵御外邪的能力就较强，就不容易受到寒邪的侵犯。太阳经脉阳气一旦不足以抵御外来的寒邪之时，就容易招致寒邪入侵，故临床上容易出现太阳表证。我们常说的"邪之所凑，其气必虚"，是邪正对比的结果，不一定是正气虚弱，有时人体的正气虽然正常，但是寒邪过强，也会引起疾病，就是这个道理。

四、关于痉

“痉”一词见于《灵枢·热病》，指肌肉筋脉紧张，有如该篇所说的腰折（角弓反张）、瘛疭（抽掣）、齿噤齘（牙关不开）。多出现在热病当中，称之为热痉，说明出现高热抽搐，病情危重，病情比较危急，故列为不可刺之死症。但痉病的正式提出，见于《金匮要略》：“病者身热足寒，颈项强直恶寒，时头热，面赤目赤，独头摇动，卒口噤背反张者，痉病也。”可见，从症状上来说，与《灵枢》所说基本相同。根据清代温热学说，提出寒、热两种外因，都可以引起痉病，二者在治疗上大相径庭。因寒邪引起的痉病，在发热恶寒的同时，有颈项强直，角弓反张时，治疗以祛寒邪为主，主用辛温解表法。因热邪引起的痉病，主要在发热的时候，尤其是高热的时候出现身体抽搐，角弓反张，治疗以清热化湿为主。《医醇賸义》所说的赤芍连翘汤和白术苡仁汤的共同特点是祛湿清热，前者更强调祛表热，后者更强调祛表风。

但是无论是寒邪引起，或是热邪引起的痉病，在病情发展到高热不退的时候，或说寒邪化热入里的时候，都有《灵枢》中所说的热痉表现，所以其治疗方法基本相同。但寒邪入里的多注重清热解毒，热邪持续不退的多注重清热化湿。

五、寒邪犯人的切入点

虽然寒从背生（从太阳经而入）已经成为定论，但是寒邪是从整个背部进入人体或是通过什么切入点进入人体？

就《伤寒论》而言，寒邪从背而生，其寒邪的切入点主要在颈项部，因为寒邪凝敛，主静不主动，侵犯人体的时候多与风邪相夹杂，借风邪主动的特点而侵犯人体，故与风邪相同，有上受的特点。这从穴位的分部来看就可以知道。诸如风府、风池、风门，还有大椎一穴，地处颈项脊椎动静相交处，也是督脉与三阳经相交处，都是风寒侵犯人体的主要部位。《诸病源候论》卷四十五就曾说道：“儿皆需着帽，项衣取燥，菊花为枕枕之，儿母乳儿三时模儿项风池。”其目的就是为了预防感冒。为了抵御寒邪侵犯，除了整体御寒之外，还得重视颈项部的防寒保暖。这样寒邪从太阳经而入就有2个特点：①是背部为受寒的主要面，颈项部为寒邪切入的主要点。也就是说寒邪从颈项很容易进入人体，即使是不很强的寒邪，也可以使人生病；而背部受寒面积虽然较宽大，但是寒邪侵犯的力度也需比较大才能使人发病。而颈项部与背部又互相呼应，在外感时，可以通过颈项部穴位的治疗而治愈外感病。②寒邪随风而入，则伤寒病多为风寒二邪共同致病，其中有风多、寒多之分，《伤寒论》中麻黄汤所治以寒邪为主，桂枝汤所治以风邪为主就是针对这种情况而设。

六、寒邪犯人的机制

寒邪为主侵犯人体体表（包括皮毛、腠理、经络和穴位），由于寒为阴邪，主凝敛，因而在人体体表形成收敛状态，使人体体表出现寒象；而人体经络奋起抗邪之时，一时无法调集气血于体表，也只有通过收缩经络以阻断外邪入侵的通道，因此也出现寒象，故恶寒重成为寒邪侵犯人体初期时的主要表现。也因此有"有一分恶寒，即有一分表证"之说。由于经脉的收缩，出现气血的一时性不通畅，继而出现随经脉循行部位的疼痛。发热是随着气血逐渐到达肌表后而出现的，因此，它的出现较恶寒要晚，形成了所谓外感开始时"恶寒重，发热轻"一说。虽然发热是在逐渐加重，开始时不一定重，但其热度（体温计测量）并不一定低（也就是说发热轻，不一定温度低。因为轻重是一种自我感觉，不是温度计量）。可见恶寒发热颈项疼痛都是人体抗邪的表现。风邪为主侵犯人体体表，由于风为阳邪，主疏泄，体表虽受寒邪凝敛，但风邪的强大疏泄能力，使经络无法收缩紧闭，因而原在外的部分气血无法内撤而被迫抗邪，故出现体表微微有汗的表现。因此治疗上有"伤寒无汗，中风有汗""无汗用麻黄（汤），有汗用桂枝（汤）"之说。

七、湿和痰

二者都与水湿之邪有关。在人体水液代谢正常的时候，是不会有湿痰出现的。在人体阳气不足，或阳虚的时候，水液运行速度延缓，停留时间延长，水液中属清的部分逐渐消耗，则水中的阴中之阴逐渐汇聚，则会形成湿痰。水湿在体内化痰的过程是逐步从稀薄到黏稠，津液→水湿→湿滞→湿凝→湿痰→痰湿→痰→痰阻。

湿与痰仅仅是水中之阴多少的区别，阴寒较重的时候会出现湿滞；阴寒重浊的时候就会出现痰阻。湿邪属阴，蕴遏太久，则会化热。出现痰热焦灼的状态，这时的治疗难度较大。一般来说，清热容易，化湿难，在治疗时不能过分强调清热，因为热属阳，有助于化湿，所以必须清热化湿同时进行，而且重在化湿，才会取得较好的效果。否则热完全去掉，则化湿更为困难。所以在治疗时一般采取清热和祛湿交叉进行，一方为主，另一方为辅，根据病情及时调整清热、祛湿的主方向，不要求快，逐渐推进，以取效为主。

在化痰时则不然，因为痰邪出现一般来说时间较长，痰性更加黏滞，痰热胶着更为密切，所以在涤痰之时，清热也相对比较重视。总之，在治疗湿痰的时候，要湿痰与火邪同时考虑，不能先清热后清理湿痰，那样后续的治疗就会很困难。

王纶认为痰湿产生的病机是气血浊逆，则津液不清，熏蒸成聚而变为痰。所谓气血浊，是指血液不清爽，用现代的话来说，就是代谢产物留滞在气血中，得不到处理和排泄。这些代谢产物就是痰；所谓气血逆，就是痰湿阻滞，气血运行不畅，甚至产生回流，而出现逆流。

痰湿的产生与脏腑功能不调相关，王纶氏认为痰之本水也，源于肾；痰之动湿也，主于脾；而突出表现在肺，其原本为火邪。①肺、脾、肾是人体水液代谢密切相关的脏器。因为肾主水液、主二便、主升清降浊、主火，所以肾火不足，则水液运行缺乏动力，水湿流通不畅，容易停滞，时间一长，而酿成痰湿。②脾主运化水湿，脾在中焦，是水湿上下升降的必经之地，湿气停留中焦脾胃，容易形成痰湿，阻遏上下升降之道，所以痰湿容易在中焦脾胃涌现。③肺为水之上源、主气、主雾化、肺为娇脏、主宣散。肺气壅遏宣散不畅容易成火，肝气刑金也容易产生肺火，雾化的水液在火象煎熬之下，也容易逐渐浓缩而成痰湿。

中医认为脾为生痰之源，肺为贮痰之器，而王纶更认为肾为痰湿之本，不仅从脏腑功能的角度上来认识痰湿，更是从痰湿的源泉——水液代谢的角度来进行认识，确有道理，也确有发挥。

去湿化痰的穴位中，列缺主要化肺和咽喉部的痰液；鱼际主要化肺和咽喉部的热痰；膻中主要化肺虚所生之痰；天突主要化咽喉痰气阻滞；极泉、隐白、少商主要是涤除心窍之痰阻；上脘、中脘、下脘主要为健胃化痰；关元、中极主要是去下焦之湿痰；丰隆主要是化脾胃之痰湿；内庭主要是除脾胃之热痰；太白主要除脾胃之水湿。

八、痰和饮

痰饮一词出于《金匮要略·痰饮咳嗽病脉证治》，认为痰饮可分为四类，而《医方集宜》认为："痰饮者有五：一曰悬饮；二曰溢饮；三曰支饮；四曰痰饮；五曰留饮。悬饮者谓饮水流于胁下，咳唾则痛；溢饮者谓饮水流于四肢，当汗不汗，身重疼痛；支饮者谓咳逆、倚息短气不得卧、其形如肿；痰饮者谓其人素虚，肠间沥沥有声；留饮者谓背恶寒或短气而渴，四肢历节疼痛，胁下痛引缺盆，咳嗽转甚。"而也有人认为痰饮有六，多一个伏饮，是指饮邪久伏体内，遇风寒等外邪相引而发病，以恶寒发热，咳嗽，喘促，痰多，目泣自出，腰背酸痛，苔腻，脉沉滑等为常见症的饮证。且认为，痰饮的形成，内与脾胃湿热有关，外与饮食不节有关。痰饮的形成又是体内某些原因造成先有痰湿阻滞，影响了水液的正常代谢，痰水胶黏不解，而产生痰饮证。

《赤水玄珠》说："胶固稠黏者痰也，清而稀薄者饮也。"痰与饮虽然浓淡的程度不同，引起以痰为主或以饮为主的疾病，但二者也可以共同为病。痰和饮同属于水液代谢不当而起，水液在代谢过程中逐渐消耗，但很多代谢产物，没有能够随之排泄，留在体内，其中痰可以停饮，饮也可以最终生痰，以致产生痰饮证。痰饮能在全身流动，所以痰饮证可以表现在身体的任何一个部位，所以病症的表现也很复杂。

痰饮又属阴寒，多由于体内阳气不足而起，治疗痰饮证多需补阳、壮阳，六种痰饮证多使用桂枝、蜀椒就可见一斑。总之痰饮证的治疗有一定的难度，除了需要辨证精当，选方对症之外，由于痰饮病程一般较长，一旦形成痰饮证，去饮不易，化痰则更较难。痰不去，则饮还会重生，故还需要较长时间的坚持治疗才可能取得满意的效果。

九、实火

实火属于阳火，有些著作称之为丙火。一般指外来之火，而且火势浩大，对人体的损害较重。由于《医醇賸义》所说的火邪，大都指内火，所以他说的实火应该属于外火引动内火后形成的实火。关于实火和虚火要注意的是：①后世李东垣所说的"甘温除大热"中的"大热"，不属于实火而属于阴火。但这种"大热"的热度并不一定低，用体温计测量的时候，往往在

38℃以上，甚至达到39℃以上，但仍然属于阴火。可见实火、虚火和阴火仅仅是一种病理分析，不是实际的体温表达。②实火多有外邪侵犯，所以治疗时泻火为主。而虚火多为机体功能出现异常，治疗时多以养阴为主；阴火多为寒湿等阴邪扰阳，所以治疗还应注重补阳。

这里要注意的是，李东垣说"正邪不两立"是专有所指的，是"正气存内，邪不可干"的一个方面，其中不是完全说实火的内容。关于壮火和少火，《素问》曾描述为："壮火之气衰，少火之气壮。壮火食气，气食少火。壮火散气，少火生气。"也就是正邪之火互为盛衰的一种形势。壮火一般为实火、邪火，属于戕伐之火；少火则为阳气，属于温煦之火，属于人体的正气。这也是正邪斗争，互为盛衰的内容，这种说法也是"正气存内，邪不可干"的一个重要组成部分。

十、内火

所谓内火，是指体内原因所产生的火邪，属内六淫。内火的产生多与肝火亢旺有关：①肝气郁结，久而化火，如常说的郁火。②酒色过分，伤及肾阴，肝肾同居下焦，肾虚则肝亢，如常说的邪火。所以郁火在解肝郁的同时，还必须清热，如使用解郁合欢汤；邪火在清火的同时，必须注意补肾，如使用加味三才汤。这里要注意的是邪火引起的肝火上亢，产生一时性的阳强不痿，容易出现在年轻人身上，若治疗不及时，则会阳极反阴，出现阳痿的表现。而且容易产生误诊，简单地认为阳痿为阳气虚衰，从而使用补阳药，结果越补越痿，甚至造成终生遗憾。正确的治疗是继续使用泻肝的方法，先去肝火，后补肾阴。

内火伤阴，所以无论是燥火、郁火、邪火，都会有阴津不足，甚至缺乏，都会产生明显的燥象，三者仅是程度不同而已。

十一、阴火

阴火，有的医书又称之为丁火。这是因为在天干中，丙丁属火，丙为奇数，故为阳火；丁为偶数，故为阴火。这是因为五脏属阴，六腑属阳的原因，所以心脏之火被称为阴火，小肠之火被称为阳火，这里无论阴火或阳火都属于正常之火，即所谓脏腑的阳气，与本题所说阴火不是一回事。

本题所说的阴火，一般为内六淫引起的病理性火象，如李东垣所说。

阴火与虚火的概念不一样，虚火是阴虚引起的火象，阴不能平阳而阳气向外游溢出现的火象，这是由于有阴虚，阳气大都也比较虚弱，所以这种火象比较虚弱。所以治疗虚火的时候，大都养阴（养正）以平虚火（去邪）。而阴火是寒湿引起的火象，这时的阴阳相对比较协调，也就是阴阳气都不是在虚弱状态，仅仅是因为寒湿之邪入侵，加重了体内阴寒而致阳气不能与阴相守，出现阳气外溢，由阳气变为邪火，所以阴火既不属于常说的实火，也不属于虚火。在治疗阴火的时候，为了使邪火转为正阳，是针对寒湿而运作，而不是针对火象本身的。一是温阳直接祛寒湿以助阳气回归，如使用温脾汤、理中汤、金匮肾气丸等；二是助阳气以去寒湿而主动回归，李东垣的"甘温除大热"主要是使用温补药以养气阳，如和中养胃汤、补中益气汤就是此类治法。但有时也要使用养气阴的药，如治疗小儿夏季热，就包括了这方面的内容。

体内阴火主要有以下2类。

（1）下焦寒湿太重，邪阴致使肾中阳气不能与正阴协调，而被迫游离。出现虚火上炎的表现，如睡眠不安，舌头溃烂，小便黄赤，心烦意乱，心惊肉跳，耳鸣头晕等。这时中医的治疗以引火归元为主，针灸多选用关元、气海、太冲、内庭等穴位。西医所说的副交感神经系统紊乱，B族维生素缺乏多有此表现。

（2）寒湿阻脾，致使脾胃气虚，以致脾胃之气不能与正阴相守，故游离于中焦之外，出现虚火弥漫，而见发热，食呆，泄泻，肢冷，疲软等。这时的治疗主要为补气，尤其以补气阴为主。针灸多选用中脘、百会、气海、足三里、三阴交等穴位。西医所说的脾胃功能紊乱，体温调节中枢紊乱等多有此表现。

十二、心火

心火称之为君火，以号令五脏六腑。由于心脏居上焦，而大多数脏腑居中、下焦，所以心火必须有下降的能力才能号令天下。因而有诸火皆升，唯心火独降的说法。由于心脏和心包络相关，故心火包括心脏之火和心包络之火，也就是既有心火，也有相火。

心火下降有3条途径：①相火可以借三焦之水道下行，而肾主膀胱和三焦，故心肾得以相交，相火可以顺利到达命门。②心火以辐射方式向下辐射，到达全身各处，这是心主神明的表现，以上均属生理现象。③心火循手太阳小肠经下行至膀胱，而排出体外，称之为心火下移小肠，属于病理现象。在治疗心火亢旺之时也可以走引火下行这条路，将心火排出体外。

若心火太旺，不能循以上途径下行，也有心火扰心神，心火弥漫上焦的表现。主要表现为烦躁，唇干舌燥，心胸痛等。若心火引动心包之火，则为相火妄动。主要表现为心神不安，失眠，怔忡，惊惕，梦多等。

《医方集解》认为小肠为丙火，心为丁火。心热泄小肠，釜底抽薪之义也。《删补名医方论》说："赤色属心，导赤者，导心经之热从小肠而出，以心与小肠为表里也。然所见口糜舌疮、小便黄赤、茎中作痛、热淋不利等证，皆心热移于小肠之证。"

由于暑热多为湿热蕴蒸，火热多挟湿，故导赤散不用黄连直接泻热之药，而用引火下行之药，使热随湿走，以从膀胱排泄而出。导赤散中生地黄凉血以降心火，用竹叶清利暑热（或心之热），用木通通利水道，用甘草行膀胱和三焦之气，以导湿热下走茎中，使心火得以排出体外。

心热下移小肠的时候，针灸治疗一般不用泻心火，而是泻下焦之火，比如使用关元、中极等穴位。若下移之火较重，可以泻胃火或肝火，比如用内庭、太冲等。

十三、潮热

所谓潮热，就是发热有一定的规律，如潮水一样。潮热的表现大致有四。

（1）因体内阴精不足的，每于入夜即发热盗汗，叫"阴虚潮热"。因阳气受湿邪所遏制的，可见午后发热，叫"湿温潮热"。因热邪下结于肠，亦可于每天午后发热，称为阳明"日晡潮热"。

（2）温病传至营分或血分阶段，身热往往在午后逐渐升高，这种热型虽然有潮热的特点，但不称潮热，而叫热入营分或热入血分。

（3）还有一些发热病症，在午后热度进一步升高，第二天清晨热度有所下降，每天如此，这也不叫作潮热，但也是人体正气在阳明时分抗邪的表现。

（4）《明医杂著》中王纶还提到了出痘潮热，需按出痘治疗，不能使用治疗潮热的方法。可见潮热亦有虚实之辨。他所说的潮热主要指饮食停积而造成的脾胃郁遏发热。

《明医杂著》中薛己用每天发生潮热的时间来确定与何脏有关。说明五脏皆有引发潮热的可能。虽然小儿发生潮热主要在于脾胃饮食不调，但其他四脏皆能影响脾胃功能，所以还要从脏腑关系进行考虑，这样治疗才会更加准确有效。薛己还认为潮热的治疗时间一般比较长，需要有耐心坚持治疗，须宜多服，功力既至，诸病悉退，切不可改为别治。

十四、日晡（潮热）与阳明的关系

在《伤寒论》阳明病中有"日晡潮热"一说，"日晡"是指下午3～5时。很多医家解释为阳明主令所致。但下午3～5时属于申时，申属太阴肺金所主。那么阳明潮热的时间为什么是肺所属的申时，而不是阳明脾胃所主的辰、巳时？这样就会出现以下2个问题：①阳明主令是什么意思？②"日晡"的时辰为下午，而子午流注中胃经行于辰时、脾经行于巳时，却均在上午。既然都与阳明相关，二者所说的为什么不一样？

为了弄清这些问题，我们可以从以下3个方面进行探讨。

1.时辰与阳气气血多少的关系

人体气血运行时，除了正常流量之外，还有如海水涨潮一样，全天会出现三重大的高潮。这种气血高潮出现时，正气相对更为旺盛，抗邪能力增强。反映到机体，就是气血明显增多；反映到正邪斗争，就是体温明显增高。

（1）五十营的气血高潮，按照五十营的规律，半小时左右气血运行人体一周，其中就有一个高潮，这往往就是子午流注选取最佳穴位的时间依据。

（2）经脉、脏腑每天有一次气血运行大高潮，就是子午流注中所说的：肺寅大卯胃辰宫，脾巳心午小未中，申膀酉肾心包戌，亥焦子胆丑肝通。也就是所谓的主时，认为寅时肺经与天时相应，其中的气血相对就比较旺盛，卯时大肠经与天时相应，其中气血相对比较旺盛等。

（3）全身随着太阳的变化有一次气血运行更大的高潮，这是从天人相应的角度上说的。因为太阳在正午时分，虽然阳气最旺，到了下午"日晡"时阳气开始有所减少（少阴），但上午积存下来的阳气还在逐步释放，二者相加，犹如下午2～3时，是一天中最热的时间一样，阳气反而显得更多，所以医家称"未""申"时的"日晡"为"阳明"。可见，这时所说的"日晡""阳明"是说在该时辰，整个人体阳气的多少和活动能力的强弱，不仅仅是指此时肺与大肠中经络气血的多少。说明人体由于天人相应的原因，"日晡"也是正气最多之时，因此正气与邪气之间斗争最为激烈，热度也就更高。

即图2-1所表示的内容。

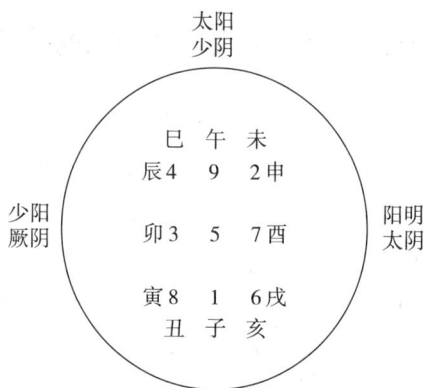

图2-1　时辰与阳气气血

2.《内经》中对阳明的2种认识

（1）《素问·至真要大论》："帝曰：阳明何谓也？岐伯曰：两阳合明也。帝曰：厥阴何也？岐伯曰：两阴交尽也。"说明地球（人类生活的环境中）在申时的阳气为阳明，是指2种阳气相合的原因。这时中午最旺的阳气（午时）还没有真正减弱，未时阳气又加了进来，所以申时为二阳相合，所以"日晡"阳气最旺，邪正斗争处于高潮，故出现明显潮热。可见，"日晡"是指"两阳合明"之时，因此称之为阳明。

（2）《素问·阴阳类论》："所谓二阳者，阳明也。"说明不同的阳经中阳气的多少不同：由于太阳为三阳，阳明为二阳，少阳为一阳，说明阳明之阳气比少阳靠外，阳气较多；比太阳靠内，阳气较少。

3.小结

（1）"日晡潮热"是指天时与阳气多少的关系，阳气在下午申时最多，这时邪正斗争最剧烈，所以出现明显潮热，此时所说"阳明"，是指"两阳合明"，这种潮热与天气相关，多是全身性热度增高。所以这时所说的"日晡"，应该是阳气最多的时候。与阳明是阳气最多的时候有近似的含义，所以称之为日晡潮热。

（2）"主令"是指各脏腑、经络中的气血，在一天之内所出现的循行高潮。"阳明"在指脾胃经脏时，他的气血高潮出现在上午，这时也会有潮热，但范围主要在脾胃，所以远不及日晡潮热的范围宽广。

（3）子午流注选穴是按照五十营的气血运行规律进行的。每次运行开始，就有一个小高潮进行推动，子午流注的计算方法就是以经络中气血运行高潮的这种移动为依据。这时的气血高潮，由于在不断沿着经络运行中，所以不会出现全身性的热度增高。

十五、《内经》中的关格

关格一词首见于《内经》，包括2个方面：①指脉象变化。人迎、寸口脉的盛衰比，达到最大时的一种称呼。人迎脉比寸口脉大出四倍，称之为外格或溢阳；寸口脉比人迎脉大出四倍，称之为内关或溢阴。若两脉同时比平常大出四倍，则称之为关格。②指病理变化。在阴阳偏盛偏衰，互相不能协调，到达阴阳离决时的一种称呼。如《灵枢·脉度》所说："阴气太盛，则阳气不能荣也，故曰关。阳气太盛，则阴气弗能荣也，故曰格。阴阳俱盛，不得相荣，故曰关格。关格者，不得尽期而死也。"病理变化是可以通过脉象的变化察觉的，因此以上二者有共同点。

"格"为隔拒，"关"为关闭。阳在外，阴之使也；阴在内，阳之守也，成为矛盾的统一体。当阳热太过，阳没有阴的支持，游散而无拘束，被隔拒在外；或阴寒太盛的时候，阴没有阳的化生，阴寒凝敛不化，被关闭在内，则阴阳的关系就可能遭到破坏。形成"外格"或"内关"，甚至成为"关格"。有如《素问·脉要精微论》所说："阴阳不相应，病名曰关格。"

从《内经》的描述来看，关格应该发生在急性病中，是急性病死亡前的征兆。多年前，我在农村当医生，遇见一例患节段性肠炎的病人，该村医生请我会诊，当时患者高烧昏迷，超过40℃，医用体温计已无法测量体温，腹泻多为酱红色渣滓，人迎、寸口脉象均洪大无根。经治医生束手无策，问计于我，此时除了进行常规抢救之外，一时别无他法。因为已经处于关格时期，而农村的医疗条件有限，按《内经》所言，已经属于死不治的状态。

从《内经》的本意上看，关格是疾病发展过程中的一个阶段，即死亡前出现阴阳离决时的表现，在当时的医疗条件下，应该属于死症。现代在中西医结合思想指导下，有可能通过抢救而获得好转。

由于历史的原因，后世对于关格的认识，逐渐转向病症名称。①认为小便不通为关，呕吐不已为格（见《医学心悟》）。②大便不通为内关，小便不通为外格（见《诸病源候论》）。③上不能入而致呕吐，下不能出而致大小便不通为关格（见《医贯》）。④呕吐而渐致大小便不通为关格（见《医醇賸义》）。⑤膈中觉有所碍，欲升不升，欲降不降，升降不通，饮食不下，此因气之横格所致（见《万病回春》）。可见基本上属于脏腑、上下、前后不通引起的病变，虽然这时的病症也可能出现危急状况，但与《内经》原意已有所区别。对此情况，《素问灵枢类纂约注》卷下说："仲景东垣丹溪，皆以关格为病症。马玄台非之，而以关格为脉体。昂谓若以为病症，当不止于膈食便闭二症。若以为脉体，则《内经》《脉经》及诸家经论，并无所根据。且有是脉者，必有是病。马氏何不实指其病为何等乎。"

十六、如何识别关格

1.从脉象上看

《内经》论关格时，主要是从人迎和寸口脉的盛衰比来说的，所谓盛大一倍、二倍、三倍甚或四倍，如何体验？经文中没有明说，实际上也很难体验。张景岳说："余尝诊此数人，察其脉则如弦如革，洪大异常，故云四倍；察其证则脉动身亦动，凡乳下之虚里，脐傍之动气，无不舂舂然、振振然与脉俱应者；察其形气，则上有微喘，而动作则喘甚，肢体乏力，而痿瘁多慌张。谓其为虚损，则本无咳嗽失血等证；谓其为痰火，则又无实邪发热等证，此关格之所以异也。"张氏也不能将所谓的四倍予以明确解读，古代医家对此也没有进一步说明和发挥，多从脉象的其他表现进行说明。《难经·三难》也只是说："遂上鱼为溢，为外关内格，此阴乘之脉也……遂入尺为覆，为内关外格，此阳乘之脉也。故曰覆溢，是其真脏之脉，人不病而死也。"这是以寸口脉中寸、关、尺的表现来说关格，脉象大而涌向寸部或涌向尺部，寸脉延伸到鱼际部，尺脉延伸到手臂部，说明热极或寒极，成为不同的关格。

《医门法律》认为"至仲景复开三大法门"，即以寸口脉、心脉、趺阳脉的变化进行诊断：①"谓寸口脉浮而大，浮为虚，大为实，在尺为关，在寸为格，关则不得小便，格则吐逆。从两手寸口，关阴格阳过盛中，察其或浮或大，定其阳虚阳实，阴虚阴实，以施治疗。"②"谓心脉洪大而长，是心之本脉也，上微头小者，则汗出；下微本大者，则关格不通，不得尿；头无汗者可治，有汗者死。此则深明关格之源，由于五志厥阳之火，遏郁于心胞之内，其心脉上微见头小，亦阳虚之验，下微见本大，亦阳实之验。头无汗者可治，有汗则心之液外亡，自焚而死矣。"③"谓跌阳脉伏而涩，伏则吐呕，水谷不化，涩则食不得入，名曰关格。诊跌阳足脉，或伏或涩，辨胃气所存几何，伏则水谷入而不化，胃气之所存可知矣；涩则并其食亦不得入，胃气之所存更可知矣。荣卫之行迟，水谷之入少，中枢不运，下关上格，岂待言哉？"

2.从病因上看

之所以出现关格表现，除了病症发展比较剧烈之外，还主要和正气内虚有关。正气不足以抗邪，而医生的治疗又不及时、不到位是其主要原因。

3.从分证上看

从《内经》一书来看，主要分为寒热两证，"紧则为热，虚则为寒"，热盛在外形成外格，寒盛在内，形成内关，若寒热两盛，则为关格。《景岳全书》还说："形色之辨，以红黄者为实热，青黑者为阴寒。而仲景云：面赤戴阳者为阴不足，此红赤之未必为实也。"

4.从治疗上看

假若疾病发展到关格的时候，是属于死不治的范围。张景岳所出的治疗方法，应该是在人迎、寸口脉盛衰比为一倍、二倍、三倍的时候，如《景岳全书·杂证谟》："关格证，凡兼阳脏者必多热，宜一阴煎、左归饮、左归丸之类主之。兼阴脏者必多寒，宜大营煎、右归饮、右归丸之类主之。若不热不寒，脏气本平者，宜五福饮、三阴煎及大补元煎之类主之。关格证，所伤根本已甚，虽药饵必不可废，如精虚者当助其精，气虚者当助其气，其有言难尽悉者，宜于古今补阵诸方中择宜用之。斯固治之之法，然必须远居别室，养静澄心，假以岁月，斯可全愈。若不避绝人事，加意调理，而但靠药饵，则恐一暴十寒，得失相半，终无济于事也。凡患此者，不可不知。"

十七、关于中寒

中寒是伏寒在内，时间长久，损伤阳气，这时有2种情况，一是病从内生，由内出外，特点是但有厥冷，而无发热之候；二是外寒引动内寒，积病猝发，属于寒邪直中，病情极为危险。内寒损阳，可见真心痛、厥心痛等表现；外寒直中，引动内寒，可见直中少阴和直中厥阴。

十八、八法与血证之间的关系

《血证论》主要谈到了汗、吐、下、和、补法。

汗法发泄伤气，且容易伤阴，故从张仲景开始就有衄家忌汗之说。

吐法因能使气上升，气机动荡，亦不适用于血证，不但病时忌吐，即已愈后，另有杂证，亦不得轻用吐药。下法则可用，因为血证气盛火旺者，十居八九，下法可以降气，而且有急下以存阴的作用，所以认为降气止吐，便是治血之法。

和法是治血第一良法。表则和其肺气，里者和其肝气，而尤照顾脾肾之气，或补阴以和阳，或损阳以和阴，或逐瘀以和血，或泻水以和气，和则气顺，气顺则血能循经。

补法使用最多，但要注意以下4点：一是邪气未去之时不能用补，那是属于关门逐贼。二是瘀血未去不能用补，那是助贼为殃。三是补而得当，不能随意大补、峻补，如他说：“当补脾者十之三四，当补肾者十之五六，补阳者十之二三，补阴者十之八九。”四是补法中应以甘寒之药滋阴养血为主。

十九、瘀血

瘀血指血液淤滞体内，包括溢出经脉外而积存于组织间隙的，或因血液运行受阻而滞留于经脉内以及淤滞于器官内的血液或血块。

《血证论》认为：离经之血，即为瘀血。所谓离经之血，是指不能按经正常循行的血液。有的离开经脉，进入脏腑之中而不能归经；有的虽在经脉中，但停滞不前，阻碍气血的正常运行。瘀血与身体不正常出血有关，所以凡是血证，总要以祛除瘀血为要点。瘀血出现会有以下5种表现：一是身体某些部位或脏腑有明显疼痛；二是在脏腑中出现脓肿；三是在脏腑中出现癥瘕；四是身体中出现干血；五是在脏腑中出现痨虫。

中医认为久病多夹瘀，不少顽疾亦需从瘀血治疗。所以有怪病多痰、多瘀的说法。

在舌诊中，瘀血多在舌头出现瘀斑，舌边缘处更是多见。另外舌下静脉，如金津、玉液穴处会出现瘀滞状态，青筋暴露。在目诊中，巩膜上的血管末端会出现瘀斑。在体诊中：一是在皮肤上可见瘀斑；二是在皮下可以看见静脉血管高起，常见下肢静脉曲张等。

现代研究瘀血，可包括以下几种病理变化的部分过程：①血液循环障碍，尤以微循环障碍所致的缺血、淤血、出血和水肿等病理改变。②炎症所致的组织渗出、变性、坏死、萎缩或增生。③代谢障碍所引起的组织病理反应。④组织无限制地增生或细胞分化不良。

二十、唐宗海的血证治疗四法

1.四法的具体内容

（1）止血：首先采用对症疗法，初吐多在肺，多使用见血止血的方法。重症的时候使用泻火降气，如用地黄泻心汤；轻症的时候则分新病和老病，前者可以使用十灰散，后者可以使用血府逐瘀汤。然后对引起血证的疾病进行治疗。巩固止血的疗效，如使用回龙汤。

（2）消瘀：因为离经之血，皆为死血，久而成瘀，所以需要祛瘀。上焦之瘀多属阳热，每以温药为忌；下焦之瘀多属阴，故产妇喜温而忌寒。

（3）宁血：宁血多在养肺阴，多用润肺利气，滋阴宁血的方法。

（4）补血：妇女血崩或产后亡血，以温补为主。而吐血多是血脉亢奋，上干阳分，故温补使用较少。因五脏受气于脾，所以使用补血的时候多围绕脾脏功能来使用。

2.辨证论因治疗出血

（1）止血时需要辨明：①因于酒及煎炒厚味引起，宜用白虎汤加味。②因于外感者，寒宜用麻黄人参芍药汤；风宜用小柴胡汤加味。③因于瘟疫等，宜用升降散加味。④因于暑热等，宜用升降清化汤。⑤因于怒气逆上等，宜用丹栀逍遥散加味。⑥因于劳倦困苦饥饱及忧思等，宜用归脾汤加味。⑦因于跌打损伤等，宜用四物汤加味。⑧因于色欲过度等，宜用地黄汤加味。

（2）化瘀时需要辨明：①上焦瘀血，如使用血府逐瘀汤加味。②中焦瘀血，可使用甲己化土汤加味。③下焦瘀血，可使用归芎失笑散或抵挡汤加味。④瘀血客于肌腠宜用小柴胡汤加味。

（3）宁血时需要辨明：①有外感风寒者，可用香苏饮加味。②有胃经遗热，重者可用犀角地黄汤或和白虎汤加减，轻者可用甘露饮加减。③有肺经燥热，可用清燥救肺汤加减。④有肝经风火者，可用逍遥散。若属肝风鼓动，可在逍遥散基础上再加桑寄生、僵蚕玉竹等药。若肝火偏盛，可在逍遥散上加阿胶、山栀、龙胆等。有冲气上逆时，可在逍遥散上加瓜蒌仁、牛膝、青皮等。⑤若其人素有水饮，可用桂苓甘草五味汤等。⑥若肾经阴虚阳无所附，可用二加龙骨汤等。

（4）补血时需要辨明：因初吐在肺，所以很快止住的时候，要补肺，如用辛字润肺膏等。以后多在补养脾阴，使用补脾和血的方法。如使用白凤膏加人参、天花粉、怀山药、石斛、玉竹等药物。

二十一、关于伏邪

伏邪概念最早见于《内经》，如《素问·阴阳应象大论》所说："冬伤于寒，春必温病；春伤于风，夏生飧泄；夏伤于暑，秋必疟；秋伤于湿，冬生咳嗽。"从金元时期后，温病研究有了长足进展，汪石山比较明确提出了暴感温病与伏气温病的想法，"伏邪"的概念因此得到医学界的普遍重视。后世医家通过临床实践对"伏邪"进行了进一步研究，从而使"伏邪"的概念日趋明确。清代的温病学家叶天士、吴鞠通等人都明确指出了"伏邪"的存在，而且成功地运用了"伏邪"概念于温病学中，明确了伏气温病和新感温病的区别和治疗方法。

外邪侵犯人体后，正邪之间斗而不破，因而邪气长期存在于体内。犹如年轻人抵抗力强，长时间在较冷空调下，当时虽然不至于生病，但邪气停留在某一地方（正虚之处即邪留之处），受正气约束，机体因此会产生隐形变化，从而形成"伏气"。①如外邪再一次强势入侵体内，正虚之处，即邪入之处，外邪直奔"伏气"所在，引动"伏气"，使"伏气"变化为"伏邪"，将会给机体正气带来更大的损害。②"伏气"长时间在体内，也会逐渐从"伏气"转化为"伏邪"，一旦正气不足于抗邪，即可出现"伏邪"内发的病症。③有如重症急性呼吸综合征和新型冠状病毒肺炎一样，其中较难治疗的那些危重病例，多与上述"伏邪"发病机理有关。

对"伏邪"的认识范围正在扩大，现在逐渐进入到其他科属疾病之中。如对慢性病急性发作之间的关系上，以及癌的潜伏和发病认识上，都要注重"伏气"的影响力。常说病来如山倒，病去如抽丝。造成山倒的多与"伏邪"相关，所以治疗需要如抽丝剥茧一样细致而耐心。可见，防止"伏邪"的出现以及"伏邪"早期的诊断和治疗，仍然是需要重视和研究的。

二十二、关于癌

中医所说的癌。首见于《卫济宝书》："癌疾初发，却无头绪，只是肉热痛。过一七或二七，忽然紫赤微肿，渐不疼痛，迤逦软熟紫赤色，只是不破。"后世又有人将"癌"写成"岩"，估计与其异体字"嵒"字与癌字相近有关。中医所说之癌，主要指病灶肿大、坚硬有如岩石。包括了西医说的癌之外，还有如痈肿、硬块、硬结、疮疖等，范围更宽。

癌的形成与体内邪气长期内伏，产生不良刺激而引动正气过度抗邪有关。主要有以下几个原因。①病理产物长期停留：如痰湿、瘀血、食物残渣等。以上这些病理产物在某局部长期滞留，除了本身对机体产生刺激之外，也会引来其他邪气留存其中，进而对机体产生不良刺激。正如邪入之处，即正虚之处，而正虚之处，即邪伏之处一样。此时，机体正气须要对此伏邪进行定点清除，因而集聚于该处。若邪正斗争反复焦灼，而邪不能去，则营卫气血必然大量参与，甚至肌肉、筋膜也会参与其中，故最终会出现肿块，以至于出现癌。②人神不能与天神正常相应，以致相火妄动，出现神明紊乱，情绪长期波动。君主之官不能行令，五脏之神信息紊乱，机体失去了自控能力，因而引起体内脏腑功能紊乱，气血不正常集聚，甚至由正转邪，体内邪正自我相搏，甚至出现变异生长，故出现癌样肿物。③脏器功能被迫增强而超过本身能力，引起身体功能紊乱和异常，出现强制性增长，而致气血、皮肤、筋膜、肌肉、骨骼集聚成块而致癌变。④多种因素共同促成。

癌肿的出现，是邪正胶着的一种表现。一般来说西医所诊断的癌症，相对较难治疗。因为正邪胶着，治疗时也会出现祛邪易伤正，扶正易助邪之困境。有如湿温病是湿热在肠道与正气胶着，治疗方法必须细腻，治疗周期较长，不可能一蹴而就一样。所以在治疗癌的时候也要像对待湿温病一样，恰当分析正邪之间的变化特点，以左右逢源，而不可一方到底。

癌症患者多出现体气虚寒而癌变局部有热。现代杀灭癌细胞的中药，大都是清热苦寒，甚至有毒。由于正邪胶着，杀灭癌细胞只是其中一个方面，长期或大量使用苦寒，有碍正气的生长，故要有投鼠忌器的心理。另外各种癌细胞也有各自特点，不是一味中药就能杀灭所有癌细胞的，所以以后还有必要进一步对各自特异性进行研究。要注意的是，直接杀灭仅仅是其中的一种配合法，主法还应该是辨证论治，以同时提高正气抗邪（癌）能力。

癌症是可以治疗和治愈的，除了癌细胞本身有逆转的可能性之外，恰当的心理和药物治疗也是可以取得疗效的。这些年有一些报道中医治疗或治愈癌症的病例，可以作为参考。

中医治疗癌症手术后遗症的时候，一是必须辨证论治；二是要将养神作为主轴，兼顾其他。在养神中又以保护相火为重，同时养肾阴以护相火。养阴的时候又要注重阴液，阴液养护中又要注重气阴的调补。此处可参阅本书前文"相火与心肾之关系"。

冰冻三尺，非一日之寒，在日常生活中，排出体内长期存留的异物，是防癌的一项重要举措。除了保持饮食正常、环境正常、大小便通畅之外，还需要解除异物附着，以避免引诱邪气进入，造成伏邪，产生长期不良刺激。如有痰湿，可以经常注意剔除皮里膜外之痰；有瘀血时，经常注重活血化瘀；神志不安时，多注重睡眠质量等。

一旦癌变危害生命的时候，及早清除癌变，也是很有必要的。这时的癌的存在已由本转化为标，所以西医通过手术摘除，也是中西医之间一种有效配合。

二十三、关于内、外风证

所谓风证是指内风和外风所引起的一系列病变，而内风有时也会因外风引起。

1. 内风证

从薛己所引病案来看，他所认为的风证包含较广，有口眼㖞斜的小中风，有四肢痿软的风痹证、也有肢体疼痛的风痹证，还有半身不遂的中风证。甚至还包含了情绪变化引起的抽风证。治疗时虽然重视肝、肾、脾三阴经、脏，但强调了肝、脾的变化。所以有肾虚阴火而肝燥，怒动肝火而血耗，脾经郁热而血耗、脾虚生痰湿等分类。

薛己认为风证之风与血热有关，一是血不养肝，致肝阳化火，肝热生风，所以需要按照治风先治血，血行风自灭的方法进行。二是肾阴亏虚，阴虚而火旺，因而出现骨中热的表现。所以治疗必须滋其化源以解根本，才可以收到好的效果。薛己也提到风证与三阴经均有关，但比较强调肝肾二经。其实，足太阴脾经与脾脏关系密切，故与水痰湿的变化密切相关，这也是风证致病的主要原因之一，也是值得重视的。这种看法在本节的后文中就有所体现。

王纶认为风证在表的时候，可以以里托表，但不能专一托里而不祛表邪。因此四物汤及二陈汤之类的方剂可以配合使用。因邪在表为主，故要重视流通经络，驱除病邪，而血药属阴，流通能力不强，不能有效解除外邪。

2.外风证

外界风寒暑温的变化既是万物生长的条件，又是一种致病因素。如《灵枢·九宫八风》认为："风从其所居之乡来为实风，主生，长养万物；从其冲后来为虚风，伤人者也，主杀主害者。"从不同方位来的虚风，伤人的部位不同，性质不同，如该篇说："风从南方来，名曰大弱风，其伤人也，内舍于心，外在于脉，气主热。"大弱风给心气、脉气以热性质的影响。这与其他风的影响就不一样，如从北方来的大刚风，主要是对人的骨、肾、肩背之膂筋以寒的影响。另外，不同的外邪，所犯人体的部位也不同，如本篇所说的："邪气之中人也高，故邪气在上也。""寒温不适，饮食不节，而病生于肠胃，故命曰浊气在中也。""清湿地气之中人也，必从足始，故曰清气在下也。"邪犯部位不同，外邪性质不同，对人体气机影响也就不同。如风寒外邪从上入，寒性凝敛，使诸阳之会的头部气机阻滞，经络闭塞，头项强痛而恶寒，决定治疗时必须温通辛散，用辛温解表药，或灸大椎，针风府等法均为合拍。另外疾病产生，内因也是一个重要因素。如实风主生长万物，虽不伤人，但是人体正气由于一时性的因素致虚，亦可受实风影响产生疾病。本篇根据外因和内因发病的不同，将四时八节的贼风乘虚而入人体的称为虚邪；因用力汗出，腠理开泄遭受的风邪称为正邪。如"知其邪正者，知论虚邪与正邪之风也"。虚邪伤人，对人体气机扰动较大，较难治疗，治疗中扶正祛邪两方面都应该给予相应注意。正邪伤人对人体气机影响较小，较易治療，治疗中以补正为主。只要获得补正的效果，就能达到祛邪的目的。

二十四、中风可分四类

风证是古来风、痨、臌、膈四大难证之一。《备急千金要方》曰："中风大法有四：一曰偏枯，二曰风痱，三曰风懿，四曰风痹。"从中医风证的角度上说，风痹为风中经络；风懿为风中脏腑；风痱为风邪留滞身体；偏枯为中风的后遗症。这四种风证，虽然有一定的关联，却又可以是各自独立的症候，各有专有的治疗方法。

如风痹证的中经络多与外邪有关，与中风证的中经络为内因引起不同。风痹证主要表现在关节部位，中风证的中经络主要表现在肌肉、筋膜。

风痱证主要为中风而失音不语者。

风懿又称为风癔，《备急千金要方》说："风懿者，奄忽不知人，咽中塞，窒窒然，舌强不能言，病在脏腑。"即中风病突发后昏迷阶段。

偏枯属于中风后所留下的后遗症。

风证又是针灸最佳适应证的风、痿、痹、痛四大证之一。所以针灸疗法使用较多，从古籍内容来看，也是较多选用针灸疗法。

王纶认为风证乃血病、痰病为本，而外邪为标，认为发病因素包括内外因两种。薛己认为此风非外来风邪，乃本气病也。从薛己所引病案来看，好像是指内风所引起的中风证，有半身不遂的中风证，四肢痿软的风痿证，甚至还包含了情绪变化引起的肝风证及饮食不调的脾风证等，多属于内风。实际上薛己所说的风证也包含了外风因素，如口眼㖞斜的小中风，也有肢体疼痛的风痹证。可见王纶和薛己所认定的风证所包含的范围较广。

二十五、中风病的分证

古人对类中风和外中风一直争论很大，认为类中风是内六淫引起；外中风是外六淫引起，因此现代所说的脑血管意外，一般来说属于内六淫侵犯，而外周神经麻痹，一般与外六淫相关。但是外、内六淫虽然不同，但互相之间是可以影响的，按照"伏邪"学说，外邪入侵之处，正是机体虚弱之处，外六淫能够入侵，往往与内六淫有关，所以二者之间又不是绝然无关的。

《医学杂著》中薛己强调了风证不是外邪入侵，而引河间曰：风病多因热甚。也就是说是热盛生风，故称之为类中风，而不是真中风。他引《经》云：汗出偏沮，使人偏枯。形容如树木一枝津液不到，则此枝枯槁，被风所害，与自然界大风掀树折枝不同。这比王纶所说更为贴切。

《医醇賸义》认为中风可分中络、中经、中腑、中脏4种情况。其中中络的主要表现为手指麻木，而肌肉不仁；中经的主要表现身体重着，步履艰难；中腑的主要表现为昏不知人；中脏的主要表现为舌不能言，而口流涎沫。抓住了中风表现各个阶段的主要症状，很值得我们学习。

中络一症，按照《针灸资生经》所描述的症状，既可以是类中风，也可以是外中风引起。所以在治疗的时候，还是可以按照异病同治的办法处理，不要胶柱鼓瑟。

中经的患者，除了有脑血管的病变之外，还往往有心血管疾患，而且当时的病情主要表现在后者，患者步履艰难，尤其是走上坡路，更是感觉吃力；身体重着，懒动，而且活动能力明显降低。还会有胸闷气短，腰脊酸软，夜尿频繁，睡后因不适而惊醒等症状。费氏自制养血祛风汤确是制方准确，对中经病针对性强。对某些心脏供血不足，心跳缓慢的患者或结代脉者也可以考虑使用。

二十六、薛己所说中传末症

薛己所说的中传末症，是中焦水湿受困，阴火上炎而使元气受损的病症。《内经》说："壮火之气衰，少火之气壮。壮火食气，气食少火。壮火散气，少火生气。"所谓少火，指人体正常之阳气，阳气者，精则养神，柔则养筋。故有温煦、补阳的能力。而壮火指邪火，包括人身不正常之火，如阴火、相火妄动等，能损伤正气。李东垣进一步发挥为火与元气不两立，一胜则一负，以说明正邪消长关系。使用补脾胃泻阴火升阳汤治疗。故这里薛己引李东垣的话，而说邪热不杀谷，所谓杀谷是指消化谷物，也就是邪热不能促进消化功能，反而影响消化功能。所以治以固本元为主，而使用六君子汤，少佐越鞠丸。

李东垣所说的元气是指中焦本原之气，后天升腾之气，与下焦肾气所发之原气不同。原气与元气二者历史上曾经混用，故元气与原气的含义容易混淆，故我曾建议将下焦本原之气统称之为原气，中焦本原之气统称之为元气。

二十七、诊脉时的重量"菽"

菽，即豆子，一般指黄豆。诊脉时常说三菽、六菽、九菽、十二菽，就是3个豆子、6个豆子、9个豆子、12个豆子的重量。诊脉时是用豆子的重量，来比拟诊脉手指下压的重量。一般诊脉时手指轻轻触及脉口的皮肤，从轻到重逐渐体会脉跳和脉象。由轻如3个豆子的重量，逐渐加重到12个豆子的重量。不要一下子就用那么大的下压力，那样会将脉气压散，就不容易体会到脉型的变化。一般来说浮脉使用3个豆子的重量就能感觉到脉跳和脉象，而沉脉则往往需要12个豆子的重量才能感觉到脉跳和脉象。而且每个手指针对的是不同的脏腑，所以各个手指的下压力是不一样的，即后文所说的"持脉之要有三：曰举，曰按，曰寻"。有时为了细细体会某一脏腑的脉象变化，可将其他手指提起来，单单用该脏腑处的手指由轻至重地体会脉型。有时各个手指还需要互相配合，如滑脉就是在某一手指逐渐下压的同时，相邻的手指在脉跳时逐渐抬起以体会如盘滚珠的变化。

二十八、诊脉要注意哪些方法

《明医杂著》以浮、沉、迟、数、滑、涩六脉为二十八脉之纲要。

其中浮沉，以诊脉轻重进行分辨；迟数以脉跳快慢进行分辨；滑涩以脉型进行分辨。

诊脉首先要知道平脉，以平辨病。五脏六腑皆有自己特有的正常脉象，此为平脉；而四时也皆有其特有的变化，这种变化王纶也称之为平脉。五脏六腑之平脉兼有四时的平脉，此时还是属于平脉。

诊脉的时候，下指要注意举、按、寻，即轻、中、重的关系。肺在上属阳中之阴，所以诊肺之脉的时候，指头的下压重量不要超过三菽；心在上属阳中之阳，所以诊心脉的时候指头的下压稍重，为六菽；脾胃在中，所以在诊脉的时候指头下压的重量为九菽；肝在下，为阴中之阳，故诊脉时指头下压重量稍重，为十二菽；肾在下，为阴中之阴，故诊脉时指头下压的重量最重，为下压至骨。

王纶认为病脉也需分辨有神或无神，在诊脉时若中按有力则为有神，否则为无神。有神时，显示正气抗邪尚有力，所以治疗效果会更好，无神时往往预示病情比较危急，治疗更为困难。

二十九、《医学杂著》看脉象

《医学杂著》对虚、濡、微、散、弱、细、短7种脉象进行了说明和对比。这7种脉象总体来说都比较弱。其中虚脉之脉虽虚，但寸关尺都能感觉到脉跳，重按则似有似无；濡脉之脉浮细而软，重按则唯软无细；微脉重按无脉跳感觉；散脉脉跳没有规律，而且强弱不定；弱脉则轻按没有感觉，中、重按时才能感到脉跳；细脉脉体较细，只有重按才会感觉到；短脉跳动的脉管部分较短，也就是不可能在寸关尺三部都能测出脉跳来。

表2-1 《医学杂著》7种脉象

	寸			关			尺		
	浮	中	沉	浮	中	沉	浮	中	沉
虚脉	有		似有似无	有		似有似无	有		似有似无
濡脉	细软		软	细软		软	细软		软
微脉	有		无	有		无	似有似无		无
散脉	散乱五章，脉跳无力，轻重不一								
弱脉	无		有	无		有	似有似无		无
细脉	无		细	无		细	无		似有似无
短脉	或有			或有			无		

三十、主要脉象的要点和手感

根据我的临床体验如下，以供来者参考。

1.弦脉

端直如丝弦，就好像按在琴弦上。脉跳起来的时候较硬、较强、较细。甚至还有弹手的感觉。这里要注意的是，弦脉和细脉不会同时出现，细脉相对较弱，脉管的硬度、强度都远不及弦脉。所以我们在写脉诊的时候，若是写脉弦细，是指脉象为弦脉，但感到脉管相对较细，而不是跳动有弱小的感觉。也就是说这时候的"细"，不是指细脉，而是指粗细。与细脉的脉跳较弱不同，所以不能理解为脉象既是弦脉又是细脉。

2.滑脉

诊脉的时候感觉脉跳较圆滑、较充实、较有力，且有移动感。我们在诊脉时可以在脉跳起来的瞬间，将三根指头中的一根指头突然向下压，其他两根指头轻轻上抬，这两根上抬的指尖就会明显感到脉跳出现的充实而圆润的脉管跳动，好像一颗珠子突然移动到其他位置一样。所以古来称之为如盘滚珠。

3. 动脉

多在关部出现，就是用力按之，才会感到脉跳，而且脉跳较强。轻按的时候又似乎感觉不到脉跳，所以感到有时有脉跳，有时又没有脉跳。脉动虽强但不一定会每次都会感觉到有脉跳。这里要注意的是，没有脉跳不是停搏，而是感觉脉跳不明显，没有明显冲击感。

《医醇賸义》认为动脉的脉型与滑脉有相似之处，都是指下圆滑。但动脉多见于关脉处，触指力度较小，脉型较窄，所以形容为如触及豆类的感觉，寸尺处则较弱；滑脉寸关尺三部都较明显，而且诊脉时会感到三部虽然都圆滑有力，但圆硬度有差别，所以诊脉的三根指头用不同力量下按的时候，有如盘滚珠的感觉。

4. 紧脉

按之长，举之若牵绳转索之状。所谓牵绳转索是指绳索拉直后转动的感觉。在制作绳索的时候就是一头旋转，另一头不停地进行编织，好像扎辫子一样，这时若手触及转动的绳索，就会有这种牵绳转索的感觉。也就是一方面有较硬的感觉，另一方面脉跳起来的时候诊脉的手指面感到脉跳触手点在稍前或稍后变动。

5. 促脉

脉跳较快，但中间出现间歇性停跳。王纶认为若因各种原因引起身体气机有热，出现脉跳较快，脉跳5次偶尔出现1次停跳（注意，是偶尔停跳，不是每5次一定停跳1次，若是4次或更短次数出现停跳，则说明病情趋向严重），这时可能是热邪壅遏所致，所以并不是心脏本身的问题，因此不能算是险恶的脉象。只要热像减退，促脉即可消失。

6. 结脉

由阴邪固结而成，如《伤寒论》说："脉按之来缓，时一止复来者，名曰结。又脉来动而中止，更来小数，中有还者反动，名曰结阴也。"也就是脉跳比较缓慢，往往跳动5次停跳1次（注意，是偶尔停跳，不是每5次一定停跳1次，若是4次或更短次数出现停跳，则说明病情趋向严重），寒邪会影响到心脏本身，所以相对促脉而言，结脉可能会有心脏本身的问题，病情相对比较严重。

7.代脉

有规律地停跳。一般来说5跳停1次为一脏无气；4跳停1次为二脏无气；3跳停1次为三脏无气；2跳停1次为四脏无气。停跳的时间越短，病情越重。《伤寒论》在结代脉的时候可以使用炙甘草汤救治。但在5跳1代的时候效果相对较好，其他情况则效果不确定。

8.涩脉

诊脉时，感到脉管较尖细，搏指的力量较弱，一般脉律较快。有时因为有寒邪，也会有脉律较慢的时候。涩脉的脉感就好像用较轻的砍刀，在竹子表面用力从上向下刮动，由于砍刀比较轻，所以在刮动的时候，砍刀会自然有节律地弹跳起来，这种感觉就和诊涩脉的感觉相近，所以古人形容涩脉为如轻刀刮竹。

9.芤脉

古人形容为如按葱管，就是轻按的时候感觉脉跳明显，稍加重按则脉跳的感觉不明显，而只能感觉到脉管的两侧边缘有较模糊的脉跳。本节这里形容为中空傍实，傍有中无。这是因为气血虚弱，脉跳的冲击力不够而引起的。

10.濡脉

浮细而软。也就是轻按的时候感觉如细脉状，稍加重按，则感觉脉管很软，脉跳虽有，但冲击力不强，甚至很平和，脉体较宽，和轻按时完全不同。

11.细脉

一是脉跳起来的时候，诊脉指感觉脉管较细；二是脉跳的冲击力较弱；三是重按则脉跳不明显或感觉不到脉跳。

12.散脉

脉跳既无节律，轻重也不相同，而且重按无力。所以是散而不聚，来去不明，漫无根蒂。

三十一、孕脉

古来以脉验胎的内容较多，《万病回春》认为妊孕初时，寸微五至，二部平匀，久按不晰。也就是说与正常脉象没有太大的差别。四月辨质，右女左男；或浮或沉，疾大实兼；左右俱盛，胎有二三；更审经脉，阴阳可参。而怀孕3个月左右，可以鉴别胎儿的性别。一是左右手的脉象都很旺盛，无论浮沉，一般应该以滑脉为主；二是左右手脉象对比，右手更旺盛的为女，左手更旺盛的为男。

依我的经验还要补充三点：一是虽然左手为阳，主男，但若左手的尺脉更旺，则肾阴为主，多是女；右手为阴，主女，但右手尺脉更旺，则命火更强，多是男。二是脉象以滑为主，则主女；脉象虽滑，但以弦滑为主，则为男。三是左手的脉象明显弦，则多为男；右手的脉象明显滑，则多为女。在临床上需反复较量、对比，还要参考孕妇本身的体质、感觉才可以做出相对正确的判断。

第三讲
用药心得

一、五味与五脏的"喜""欲""苦"关系

关于五脏与五味的关系，在《灵枢·五味》中提出了五脏之所"喜"，在《素问·脏气法时论》中提出了五脏之"欲"和五脏之"苦"。

所谓"喜"，是喜好，说明容易进入，即常说的所谓"先走"，是首先进入的意思。说明不同的味道对不同的脏器有亲和性，在正常情况之下是五脏的常规补充。

所谓"欲"，是指欲望，因缺少而希冀，可以因为脏器这方面的消耗量增加，或体内各脏器需要协调时，按正常的剂量显得不够，需要较多的摄入，否则就会使脏器功能异常，所以"欲"是五脏强烈希望得到补充的。"欲"还不是真正的疾病，用现在的话来说，这时五脏应该属于亚健康状态。

所谓"苦"，是指痛苦，应该是表示五脏患了疾病的时候。这时急需要得到五味的某种支持，以协助治疗，并缓解脏器的压力，减轻病情。

这里要注意的是，所"喜"是五脏的常规需求，而所"欲"和所"苦"，则是脏器的某一个方面出现了特殊需求或疾病的时候（当然，这种需求或疾病属于我们常说的发病前期，以及多发病、常见病之类），不是脏器发生所有困惑或所有的疾病都要按五味的这种固定模式需求进行。

1.五脏所"喜"

就是我们常说的五行中五味配五脏的关系，是人在健康状态下，每日正常地摄入，以保持五脏的正常运转。

谷味酸，先走肝；谷味苦，先走心；谷味甘，先走脾；谷味辛，先走肺；谷味咸，先走肾。

2.五脏之"欲"

就是五脏对五味的摄入，希望得到更多一些的，得到的欲望更大一些。这种情况多见于亚健康状态之时。

（1）肝欲散，急食辛以散之，用辛补之，酸泻之：说明辛散能使肝脏发挥正常功能。因为肝气以升发透散为常，在肝气出现压抑时，就容易呈现出亚健康状态，这时食用辛味可加强透散的力量，以顺肝气，是以为补。正如《素问经注节解》所说："木病则郁，故欲散而喜辛。若无病之时，脏气和平，各归所喜，则以酸为补，而辛非其宜矣。此肝之所以既喜酸又喜辛，盖以有病无病而分也。"说明肝脏正常时需要酸味的适当收敛，而亚健康状态的时候，则酸味因有收缩、收紧的原因，多食容易加重肝气的压抑，影响肝脏正常功能的发挥，所以此时称酸味为泻。

（2）心欲软，急食咸以软之，用咸补之，甘泻之：古医家在解释心、肾之欲时，多从八卦的角度出发。认为心为离卦"☲"，里阴而外阳，离中虚是其要点，虚则软也。阴软才能守阳，故心软才能保持心脏的正常状态，故曰心欲软。从生理的角度上说，心火容易亢旺，进而影响心神不安，要使心火得平，则应使心阴得养，故曰心欲软。咸一般应指咸寒，《素问·至真要大论》说："热淫于内，治以咸寒……少阴之复，治以咸寒。"因为咸寒属水，属阴，心火开始亢旺，多为少阴（心肾）不足，故用咸味以补少阴而平心火，故称为补。而甘味能助气，在心气比较散乱的时候，过多食用甘味容易使气机增加，气有余便是火，有助心火之虞，故称甘味为泻。

（3）脾欲缓，急食甘以缓之，用苦泻之，甘补之：缓即疏缓，一般来说木克土，就是起到疏缓的作用。土地只有在松弛疏缓的状态下，才能种植作物，所以说脾欲缓。而甘味本身就有松弛、缓解紧张的能力，故称使用甘味为补。而苦味一般有下降和燥湿2种作用，这里所说苦泻，应该是指降气方面的作用，与脾正常功能主升逆向而行，故为泻。

（4）肺欲收，急食酸以收之，用酸补之，辛泻之：肺以布散气机为常，气为阳，易动，所以在亚健康状态时，经常食之以酸味收敛，以防发散过度，故称酸补。辛之为味，有发散能力，若肺气已经有过分发散趋势时，辛味能加重肺的发散能力而伤肺气，故称其为泻。

（5）肾欲坚，急食苦以坚之，用苦补之，咸泻之：肾为坎挂"☵"，水性外柔而内坚，里阳而外阴，坎中满是其要点，满则坚也。内坚而外不会流散，故能保持肾脏的正常状态。从生理的角度上说，肾主水，主水液，主二便，水液流动需守一定之规，否则水湿泛滥。在亚健康状态下，约束水流的能力会有所下降，故应以苦味坚之。而咸味软，更容易使水流散漫，不易控制，故不宜服用。

3.五脏所"苦"

五脏因疾病而苦于无能，需要五味给予强力支持。这种情况多见于患病之时。

（1）肝苦急，急食甘以缓之：在肝脏发生疾病的时候，肝气由于压抑过久，容易出现肝热，甚至出现肝火。在治疗上，一般是使用泻肝火为主，但是在五味的配合上则多以甘味。因为肝木化火，首先就会横逆脾土，此时需阻断传变，则首先考虑健脾，而甘味入脾，是增强脾气的首选。故肝病时多施以甘味，这样才能阻断疾病的发展。故《素问·脏气法时论》说："肝色青，宜食甘，粳米、牛肉、枣、葵皆甘。"所谓肝色青，是肝之本色开始外露，说明肝脏已经发生了较重疾病。

（2）心苦缓，急食酸以收之：缓是缓慢、散逸的意思。全元起说："心苦缓，是心气虚。"主要说明此时有心气不足，鼓动无力，心火散逸，心跳不规律。也说明心脏出现了较明显的病变。这时收拢心气、养护心阳，是其主要的治疗要点。而酸味有收拢的作用，可有效地使散逸的心气收拢，故此时使用酸味能起到很好的辅助作用。吴昆说："心以长养为念，志喜而缓，缓则心气散逸，自伤其神矣。宜急食酸以收之。"故《素问·脏气法时论》说："心色赤，宜食酸，小豆、犬肉、李、韭皆酸。"

（3）脾苦湿，急食苦以燥之：脾主湿，胃主燥，二者互相促进，故燥湿得当。一旦胃气不足，或水湿泛滥脾脏就会出现湿气不得化的情况，这时祛除湿气就显得很重要。而苦味有燥湿的作用，其中苦温燥寒湿，苦寒燥湿热，就能祛除湿气而达到健脾的目的。因此使用苦味可以有效地对脾病进行辅助治疗。在《素问·脏气法时论》中还说："脾色黄，宜食咸。"这与脾苦湿有相近之处：苦湿，说明水湿已经化成湿滞，可以以苦味燥之；而脾色黄，说明脾气已经大虚，本脏之色开始外露，可能有水湿泛滥的表现，所以就需要以咸味以坚之。一般来说，出现水肿，不宜多食咸盐类食物，但可以适当多食咸味食物，如《素问·脏气法时论》所说："大豆、豕肉、栗、藿皆咸。"

（4）肺苦气上逆，急食苦以泄之：肺气肃降，所以以降为顺，出现气上逆，说明此时有肺气壅遏，故可以苦味下降之力，以助肺气下降，所以称食苦以泄之。若是实证，则多以苦寒以降，若是虚证，多以苦温以降。但肺为娇脏，使用苦味的时候，多以温润或凉润为主，如杏肉偏温润，枇杷偏凉润，不宜过多使用燥性食物。若肺脏出现白色，说明肺脏受损较重，病情较为严重，则苦味多以苦中兼辛，以求宣降同时进行，以顺肺气。故《素问·脏气法时论》说："肺色白，宜食苦，麦、羊肉、杏、薤皆苦。"

注意：脾与肺在疾病的时候，因为所"苦"不同，虽然都是使用五味中的苦味，但一个偏向于苦燥，一个偏向于苦泄。

（5）肾苦燥，急食辛以润之，开腠理，致津液，通气也：肾属水，其燥是水凝结成冰而致，所以需要使用辛散使其重新化水，只有化水之后，才能开腠理、生津液、通经络，顺气机，所以称之为润之。这时一般使用辛温的食物。肾本属水，若成干燥之势，则是冰凝较重。也说明病情较重，才表现出肾之黑色，故《素问·脏气法时论》说："肾色黑，宜食辛，黄黍、鸡肉、桃、葱皆辛。"

二、五味在机体三种状态下的不同取舍

五脏和五味的关系也可分生理和病理不同来看待。

1.在生理状态时

按照五味入五脏的要求进入，是苦入心、辛入肺、甘淡入脾、咸入肾、酸入肝。

比如在肝脏正常的时候使用酸，是因为酸味容易进入肝脏，是肝之所好，所以有补益的作用。《灵枢》认为酸性食物包括：麻酸，李酸，韭酸，犬酸。这里要注意的是食物的酸味主要是指性味酸，主要不是指口感，也就是吃到口里不一定有酸味。

2.在亚健康状态时

按照纠偏的要求进入，如心：用甘补之，咸以软之；肝：以酸泻之，以辛补之；脾：以甘缓之，宜食咸；肺：以辛泻之，以酸收之；肾：以咸泻之，以苦坚之。

肝脏在亚健康的时候就要使用酸味和辛味。是因为肝气容易耗散，而酸

有收敛气机的作用，故可以用酸以收敛正常之气而泻多余之气；肝气容易压抑，故欲散，急食辛以散之，就能使肝气恢复正常，以使气机得以条达，因此称以辛补之。

3.在疾病状态时

按照治疗的要求进入，如心：苦缓，急食酸以收之，禁咸；肝：苦急，以甘缓之，禁辛；脾：苦湿，以苦燥之，禁酸；肺：苦气上逆，急食苦以泻之，禁苦；肾：苦燥，急食辛以润之，禁甘。

如在肝脏病治疗的时候，要求肝病禁辛，是因为肝气已经化热或化火，而辛不但助火而使肝气更加外发，加重病情。而肝病主要是气机逆乱化火，所以称之为肝苦急，所以宜食甘，以甘缓之，使病情得以控制。

其余脏腑与五味之间的关系可以照此解读。

三、常用中药性味配合与治疗的关系

1.辛温与辛凉的解表作用

二者都具有辛味，都有发散功能，注意：这里指有向外发散能力。但辛温的温，因其有温热能力，辛温合用主要针对肌肉、腠理，所以能抗体表而入的风寒外邪；而辛凉的凉，因有清润、清热的作用，主要针对肺气，能布散肺气以抗邪。所以从体表而入的邪气一般使用辛温解表，从口鼻而入的邪气一般使用辛凉。前者如麻黄汤（麻、桂同用），后者如银翘散（银、翘、荆、薄同用）。

2.甘凉补肺

由于肺在上焦，为娇脏，主宣散和肃降，津液需要不停地雾化和扩散。如若肺气不用，雾化能力减弱，则易受燥邪或热邪困扰。甘能益气，能培土生金，凉能清润，甘凉合用，气阴生长，其气不燥、不寒，故能润肺补肺。如吴琨所说：酷暑横流，肺金受病，人参、五味、麦冬，所以补肺、敛肺、清肺，经所谓扶其所不胜也，常用如清暑益气汤。

3.甘温补脾

由于脾为阴，胃为阳，脾阴得胃之阳相助才能振奋，所以药物中是甘味入脾，温性助气，甘温合用，使脾气得以充实，故曰补脾。但在使用的时候，若无寒邪侵扰，则温热不能太过，过则伤阴。若因脾气虚而需补脾，一般使用较为平和的甘温药，如四君子汤、参苓白术散等。

4.甘温除大热

这时的大热，有时仅看体温计，其温度并不一定低，多在38℃以上，甚至39℃以上。但其属于阴火，多是寒湿阻脾，致使脾胃气虚，脾胃之气不能与正阴相守，故游离于中焦之外，出现虚火弥漫。这时使用的甘温，其温性应该相对较强，除了补益脾胃之外，还得有祛寒湿的能力才行。临床使用如补中益气汤，升阳益胃汤等。

5.酸甘化阴

所谓化阴，是指能促使阴气或阴液生长。因为酸能生津，甘能生气，二者合用故阴气或阴液得以生长。从生理上说，五行中有"酸先入肝""甘先入脾"的特性，因此酸甘化阴多为调理肝脾之间的关系，尤以养脾胃津液和补肝阴为其特长。具体而言，一方面酸味药入肝而能补肝、敛肝。肝气不会横逆脾土，以使脾津得养，而能"望梅止渴"；另一方面，酸能开胃气，少用之每能健胃开食。而甘味药入脾而能补益脾胃，有甘缓养胃之功。如中虚肝气盛而有乘胃之势者，尤当用甘味药培中以缓肝。对于肝气横逆或上逆者，甘味药又能调肝缓急，故《内经》说："肝苦急，急食甘以缓之。"所以酸甘同用能和肝缓急，养护脾阴而致阴气或阴液得以生长。在《伤寒论》中多用芍药甘草汤为例。在使用过程中，甘和酸的比例也要随着生理或病理的变化，各有多少不同。一般在生理状态为主的时候，酸味相对偏多，一般在病理状态为主的时候甘味应该偏多。如《内经》所说："肝欲散，急食辛以散之，用辛补之，酸泻之。"要注意的是：在亚健康状态为主的时候，则是以辛味为主。这时因为肝气并不虚，而是常常有压抑，故需透散，有如《内经》说"肝欲散，急食辛以散之"。

6.辛甘化阳

所谓化阳，指能促使阳气生长。因为甘能补气，气为阳，阳以升散为要，而辛能助其升散，所以辛甘配合能使阳气得以生长。辛甘相伍多在调理肺脾关系。辛能布散肺气，而甘能养护脾胃之气其能补养脾胃，能使中气成长，二者合用故能化阳。在《伤寒论》中多用干姜甘草汤为例。

7.苦温燥湿和酸淡泄水

《素问·至真要大论》说："湿淫于内，治以苦热，佐以酸淡，以苦燥之，以淡泄之。"可见治湿有2种方法，一是苦热（温），二是酸淡。前者以苦为主，后者以淡为主。

苦温燥湿指药物味苦性温而燥烈，苦能下降，燥能祛湿，若药物芳香辟浊，更能化湿醒脾。这类配合主要适用于湿阻中焦，湿浊困脾或寒湿困脾病证。药如苍术、厚朴、佩兰、藿香等。

酸能护津，淡能利水，二者配合，能使水湿流畅，故多有泄水的功能。其泄水有2个含义，一是利水；二是化（除）水。多为已形成之水，可见之水，药如五皮饮之类。

8.苦寒泻火和苦寒燥湿

苦寒之苦，有苦降的能力，在火上升之时，苦能使火热下降；而寒能弱火、熄火，二者相合故能泻火。一般用龙胆草泻肝火；莲子心或黄连泻心火；石膏或藿香去脾胃之火；桑白皮或黄芩泻肺火；黄柏清肾火；栀子清三焦之火。

苦寒还有燥湿的能力，味苦而能入里、向下，故可利水除湿；寒能清热。二者合用，能清化湿热以燥除湿邪，主要适用于湿热内蕴及湿邪郁而化热所致之湿热病证。药如黄连、黄柏。

苦寒的泻火和燥湿的区别从性味上讲，主要在于苦味偏重，则燥湿能力较强，所以无论苦寒苦温都能燥湿；寒性偏重，则泻火的能力较强。故在临床使用时，需要根据病情对苦、寒各有所偏重。

9.苦辛通降

利用苦能降，辛能开的能力合而形成通降。从八法而言，是温清的合法：从药物性味来说，是寒热药的配伍及苦与辛味药的组合；从方剂来说，主要来源于泻心汤类方。按照"异类相使"的配伍原则，以求达到通降（开泄）的目的。正如方仁渊说："所谓苦辛通降，甘淡分利之法也。"《通俗伤寒论》说："轻则栀、芩、橘、半。重则连、朴、香、楝。"一般来说是针对痰湿在中焦，而且阻滞较重，时间较长，痰湿正在化热之时使用。

（1）寒湿阻滞中焦：这时多是痰湿阻滞，尚未化热，治疗上相对单纯，寒湿均属阴，使苦温辛温同用，效果较为快捷。但有时因为病程较长，相对时间也会增加。这种苦辛同用，可以达到温通散结，顺气降逆，使中焦痞结得开，气机顺利升降。

（2）湿热停滞中焦：苦辛合用，则可以清肝和胃，清热祛湿，使中焦停滞得以开通。所以《通俗伤寒论》说适用于"苔色黄浊者""湿热夹食者"。苦寒药虽然可以清热，但容易助湿，辛温药可以祛湿，却容易助热，所以在使用时，多要注意湿热的变化，而随时调整苦辛的分量，而不要急于求成。若是下焦湿热，则可考虑使用养阴去湿法。

10.咸寒软坚

咸属水，能使凝聚的水湿流溢散漫，故能使坚固之痰湿得以松懈，因此称其能软坚。如燥矢在肠，多用芒硝以软之。《素问·至真要大论》说："少阴之复……以咸软之。"在实际运用中也可看出，如《本草纲目》中引洪迈《夷坚志》云：鄱阳汪友良，因食误吞一骨，哽于咽中，百计不下。恍惚梦一朱衣人曰：惟南硼砂最妙。遂取一块含化咽汁，脱然而失。此软坚之征也。又《百一选方》言滁州蒋教授，因食鲤鱼玉蝉羹，为肋肉所哽，凡药皆不效。或令以贯众浓煎汁一盏半，分三服，连进至夜，一咯而出。亦可为末，水服一钱，观此可知其软坚之功。时珍还说：凤仙子其性急速，故能透骨软坚。庖人烹鱼肉硬者，投数粒即易软烂。张海峰教授运用咸寒软坚，使用海蜇头、荸荠长期服用治疗小叶增生效果都较为满意。

水湿停留时间长了以后，水分就会逐渐流失，有一个从水→湿→痰→块的演化过程，所以此时治疗的目的主要是逆向软化，而使用咸寒，使胶炼之物淡化之后，以便机体给予清除。注意：若是使用咸温，则更容易使水分丢失，痰湿更容易凝结。

11.咸温补肾

因为咸入肾而强肾气，又因咸入血而能软坚，故又入心，《本草纲目》说脉软则和，故咸可以养脉。可见咸能调和心肾，使阴阳互相促进；而温能补养阳气，故咸温合用，能使肾气旺盛。一般使用的时候，咸温合用多选用血肉有情之品，诸如蛤蚧、肉苁蓉、胡桃、鹿茸、龟膏、鹿膏等。除此之外，《灵枢》中还说，饮食中大豆、猪肉、栗、藿皆咸，另外如海参、淡菜等很多海味都有补肾的能力。在使用过程中，还有一点值得注意，就是《程门雪先生讲稿》所说："肾虚者，咸温补肾，必佐涩精。"所谓涩精，不是堵塞通道，而是收纳肾精，使肾精出入有序，不至滥用，诸如芡实、杜仲、木蝴蝶、沙菀子等。这样配合使用效果更好。

四、关于柴胡劫肝阴

柴胡劫肝阴，其原意是指长期使用柴胡，能使肝阴受损。柴胡味苦、性微寒，基本上属平性药，不会出现阳燥而伤阴的后果。那么，是什么原因使肝阴受伤呢？只可能是苦味。苦的作用是泄。肝有何可泄呢？胆汁。中医所说的疏达肝气，利胆，其实都是针对疏通、排泄胆汁而说的。柴胡的和解振奋作用，是疏达肝气的结果。其解热作用是清泄肝气的结果；调和作用是条达肝气的结果；升阳的作用是透达肝气的结果。"泄、条、透"在这里是胆汁排泄多少的一种描述，"泄"最多，"透"最少，"条"介于二者之间。现在来看，胆汁不仅能参与食物的消化（肝木克脾土为主的功能），而且与人的情绪变化相关（肝郁不舒的原因）。肝气郁结能使胆汁排泄不畅，胆汁排泄不畅又是肝气郁结加重的主要原因。肝郁生热，肝郁化火，肝风内动都是肝气郁结的结果，也可以说是胆汁排泄不畅、停滞肝胆，甚至回流入血的结果。所以疏达肝气就成了治疗肝病的主要内容。但是胆汁是人体之液，属阴，在肝脏生成，是肝液所化。长期、过分地排泄，超过了肝脏的生成能力，就会损害肝脏之阴，造成所谓柴胡劫肝阴之果。比如在肝炎病人中长期大量使用柴胡疏肝利胆，就有可能造成肝硬化的结果。

五、关于葛根竭胃汁

葛根竭胃汁，这是叶天士在说"柴胡劫肝阴"之后所说，在《三时伏气外感篇》中可见此说。后世为此多有争论，那么这话该怎样认识？

所谓"竭"，就是竭尽，消耗掉；"胃汁"应该指胃中的分泌物，为胃之阴，与西医所说的胃液接近。也就是说葛根会促使胃汁大量分泌，使用不当，会耗阴损阳，甚至使胃脏受伤。

《神农本草经》里，葛根是甘平，后世认为是甘凉，主治"消渴，身大热，呕吐，诸痹，起阴气，解诸毒"。既然能治消渴，应该是有清热生津的作用，为什么说反而会耗津、伤汁呢？

在《神农本草经》里，与葛根相类似的中药还有一些，为什么不说其他药"竭胃汁"呢？从《神农本草经》所说，其中与其他药物不同的一点就是葛根能"起阴气"。而中医古籍中能"起阴气"的中药约有10种，他们分别是生地黄、女贞子、赤小豆、牛蒡子、羚羊角、天花粉、猪苓、青琅、泽泻、葛根。

当然，其中比较公认的是葛根。既然这么多中药都能"起阴气"，为什么叶天士不说其他药会竭胃汁，而单单说葛根？这里除了与用药习惯有关之外，我们还可将其与类似作用的天花粉对比一下，就能明白。《本草纲目》认为葛根"甘、辛，平，无毒。"故能辛甘化阳；而天花粉为"甘、微苦、酸，微寒"，故能酸甘化阴。化阳是使阳气增加，功能增强，进而使阴精化生为津液，属于以阳生阴；化阴是使阴精（津液）直接增多。

可见，天花粉的"起阴气"是"养阴生津"为主，而葛根的"起阴气"是"行气生津"为主。对肺胃而言，"养阴生津"属于补充津液；"行气生津"是唤起肺胃产生津液。看起来结果是一样，都是使津液增多，但一个是补充，一个是促使。补充的是外来津液；促使的是增强肺胃自生津液的能力，二者增加津液的机理不同。

葛根与天花粉均入肺胃经，均治消渴。所谓"养阴生津"，就是天花粉能变化出津液，从而使肺胃津液得到补充，进而使肺胃津液增多；所谓"行气生津"，就是使肺胃功能增强，分泌津液，也就是葛根会使肺胃阳气振奋，使阴液大量分泌，以解决津液不足的问题。

可见葛根竭胃汁确是与其"起阴气"的机理密切相关，短期或少量使用的时候能使胃气奋起，出生胃液；大量或长期使用，因使胃中津液（胃液）大量持续分泌，最终竭尽胃汁。胃汁属阴，这样就会出现强阳而损阴，从而使胃功能受损害，进而使胃腑受到伤害，因此叶天士有此一说。

一、烧裈（kūn）散与阴阳易

见于《伤寒论》，主治阴阳易。阴阳易之病，注家不明言，乃致后人误为女劳复，大谬。实则病伤寒之人，热毒藏于气血中者，渐从表里解散，唯热毒藏于精髓之中者，无繇发泄，故瘥后与不病之体交接，男病传不病之女，女病传不病之男，所以名为阴阳易，即交易之义也。其证眼中生花，身重拘急，少腹痛引阴筋，出现阴部或睾丸、阴茎处有牵扯疼痛感。暴受阴毒，又非姜、桂、附子辛热所能驱，故烧裈裆为散，以其人平昔所出之败浊，同气相求。服之小便得利，阴头微肿，阴毒仍从阴窍出耳。

《诸病源候论》一书中，在阐述伤寒阴阳易候，伤寒交接劳复候时，认为伤寒病新瘥未平复，而与人交，称之为阴阳易："其男子病新瘥未平复，而妇人与之交接得病者，名阳易。其妇人得病新瘥未平复，而男子与之交接得病者，名阴易。所以呼为易者，阴阳相感，动其毒，度着于人，如换易也。"男女症状基本相同，为：小腹急痛，或阴中拘挛，手足拘拳，四肢拘急，热上冲胸等。有时症状不重，但过一段时间之后，会出现百节解离（即关节酸软），经络缓弱（即全身无力），气血虚，骨髓空竭，便悒悒吸吸（即心情不爽），气力不足，着床不能动摇，起居仰人，食如故，是其证也。

那么，阴阳易具体是什么病呢？我认为应该属于患者原有伏邪，性生活时既被对方感染，又被外六淫引动伏邪而致。所以除了小腹拘挛、疼痛之外，还有寒热交作的表现，症状一般都比较重。

据《陕西中医学院学报》（1983，1：36）报道：患者张某，女，28岁。面色苍白，恶寒汗出，盖被后又加盖皮大衣仍抖动不止，每间隔2～3分钟即发出恐惧凄惨的尖叫声。询言阴中拘引，有一股热气直冲心下，自感欲死而发叫，两腿酸困，项软头重不欲举，气短不续，双目紧闭，睁目则眩晕，小便三日未解，阴中流出霉腐样黏液。舌质淡，苔薄白，脉弦细稍数。因病情怪异，复询其夫，乃实告曰：三日前患感冒初愈，同房后即感身体不适，至天明病重不起，急送医院。经查体温、血压、血象未见异常，用西药对症治疗三日无效。此疾与阴阳易之病相合，令其夫如法烧制烧裈散，药后约30分钟，阴中拘引感消失，心神渐安而入睡。3小时后，于病室畅尿一次，病症若失，惟感身体疲乏。患者执意去室外雪地排便，返回后病症复发如前。因忆烧裈散服法有小便利即效，予五散加木通，岂知服药后病情加剧。急令再调烧裈散后病症又消失。坚持服药3天，未再复发。以归脾汤、桂附地黄丸调理康复。

二、伤寒夹阴及缩阴症

阴阳易与伤寒夹阴、缩阴症是中医辨证特有的病症，有相似的症状。阴阳易一般是伤寒病瘥后，阴毒（或热毒）内伏，男女过早有性生活而出现的相互感染。伤寒夹阴，是感冒后同房，寒邪留滞不去而引发的病症。还有缩阴症，是同房后感受寒邪，寒邪侵犯引起的病症。这些病症都不常见，病因同样是受寒（或热），只是受寒的时间有先后不同，治疗方法也与常规方法有异。

阴阳易用烧裈散，伤寒夹阴、缩阴症也应该可以使用。但烧裈散现在一般极少使用，所以，可按照"阴毒仍从阴窍出"的方进行治疗。一是补养肾阴，补正气，祛邪气。如赵守贞《治验回忆录》在治疗感后房劳所使用处方是：地黄一两，知母三钱，黄柏二钱，酥龟甲两半，玄参五钱，麦冬、益元散各三钱。二是使用温经祛寒法，他在治疗缩阴症时，若属寒毒，用当归四逆加吴茱萸生姜汤；若属热毒，则用碧玉散，鸡苏散加羌活、香薷、蝉衣、钩藤等。三是使用灸法，我在临床上曾经遇见此病人，在阴部局部使用灸法，大约15~20分钟，可以缓解局部症状，然后再按补肾、祛寒法使用中药，效果很好。

《轩岐救正论》一书，将伤寒夹阴证，分为房劳伤寒，挟阴伤寒，真中伤寒，阴燥伤寒，劳力伤寒，挟虚伤寒，肾虚伤寒，蓄血伤寒等。其认为这类伤寒病，均是内寒为主，虽然出现热证，多是真寒假热，故治疗时应该温里为主，若误用寒凉，则多成危证。这是指发病当初应该如此，若是病证后期，则需养肾护气，方可痊愈。在伤寒阴阳易候，伤寒交接劳复候时，伤寒病新瘥未平复，而与人交，称为阴阳易，是病人之毒传与他人；而伤寒新瘥，未满百日，气力未平复而以房劳者，则病人本身出现危象。二者症状基本相同，为：小腹急痛，或阴中拘挛，手足拘拳，四肢拘急，热上冲胸等。有时症状不重，但过一段时间之后，会出现百节解离（即关节酸软），经络缓弱（即全身无力），气血虚，骨髓空竭，便悗悗吸吸（即心情不爽），气力不足，着床不能动摇，起居仰人，食如故，是其证也。这时多需要按伤寒夹阴后期的治疗方法进行治疗，方能获得痊愈。

伤寒夹阴是中医特有的诊断，说明外邪犯人之时，虽然多在表，亦有在里之证。解表祛邪为常法，补正祛邪为变法。

三、热入血室证

热入血室证，是邪热乘胞宫空虚而内犯，热与血结，出现以下3种情况。一是阴阳交争，热为阳，血为阴，邪热伤阴血，则月经不能正常运行；阴血阻邪热则邪不能为大患，所以病情迁延却很少出现脏器实质性的变化，只要治疗得法，可以获得痊愈。二是阴阳混杂，邪热在阴血之中，阴血得阳气相助则邪不能为患，所以"白日了了"；阴血得阴气相助，则邪热不能发为实火，所以原有的发热症状在此时消失（有些病人有手心发热等潮热或虚热的表现）。而在阴阳气交接的时候往往邪热蠢蠢欲动，尤其是傍晚阳气转弱的时候，"如见鬼状"十分明显。三是阴阳裹抟，出现气滞瘀血、月经不通、下腹胀痛的表现。

针灸治疗取期门穴，主要是因为期门穴是十二经的最后一个穴位，是肝经与肺经交接之处。肝能正常升，肺能正常降，则全身之正气皆能升降自如，则抗邪之力处于最强之时。又肝藏血，调节阴血以抗邪热；肺主气，输布正气以祛邪热。从而达到助正祛邪的目的。肝经循行在抵小腹，挟胃，属肝，络胆，上贯膈，布胁肋后，出现期门穴，与肝胆脏腑相距很近，对肝胆脏器本身的影响很大。肝为将军之官，行气的力量很强，所以具有很好的活血化瘀的能力。对解除阴阳相抟能起到关键性的作用。在针刺的时候，要刺到肝脏附近，直接提醒肝气，但又不能刺入肝脏之中，若刺中肝则容易引起出血，反而伤血。这个尺度的掌握得很有分寸。我在针刺的时候，先是慢慢地向下直刺，仔细体会针下的感觉，当针尖刺到肝脏表面的时候，会出现有弹性的阻力。这时候在肝脏表面轻轻地敲击几下，然后将针提起，向外斜刺留针，将针留在肝脏附近，几乎与肝脏平行即可。

四、抑郁症

1.疾病认识

抑郁症随着生活、工作节奏加快，患者正在增加，目前小儿多见，估计以后成年患者也会逐渐增加。由于西医对本病的认识才刚刚开始，很多中医受西医影响，多未从辨证论治出发，仅抓住某一表现而用药。如某杂志报道用安宫牛黄丸进行治疗，这应该是认为抑郁症的烦躁为心神不安，是心火所致。我认为抑郁症虽然有心神不安，烦躁等，其心火来源于肝火，是肝气郁结化火而引起的。除此之外还和神志、痰湿有关。尤其是人神和五脏之神互相协调不够，有时多项原因交错在一起，故治疗时也需辨证施治才对。此类病症成年人与长期情绪紧张，压力偏大，发泄不够有关，往往首先表现为持续失眠；小儿与亲情疏远，情绪压抑，长期缺乏爱抚、沟通有关，首先表现为行为异常或迟钝。除了治疗之外，还需要进行教育和引导。小儿进行启发性教育，游戏，亲情交往很有必要；成人适当的体育活动，尤其是太极拳、太极剑的学习很有必要。

2.治疗认识

从火象来说，以清理肝火为主，配以清心火。针灸治疗可配合选期门穴（左右穴互换使用）、太冲穴、大陵穴。中医处方可选用小柴胡汤加减、抵挡汤等。从神志来说，以调整人神和五脏之神的关系为主，针灸疗法中十三鬼穴是较适宜的处方，需按原方的要求选穴和针灸。每次十三鬼穴顺序使用结束为一个疗程。可以休整一段时间后，再进行下一个疗程。何活水老大夫曾用脏燥汤加减，治疗效果较好。从痰湿来说，主要以痰湿阻滞为主，开窍涤痰是主要方法，针灸可选鸠尾穴、素髎穴。中医处方以温胆汤、涤痰汤、陷胸汤加减为主。小儿患者在养阴的时候，除了肾俞等常规穴外，还可选用涌泉穴。在治疗中，还应该配合针对性教育和开展益智活动，比如进行体操、太极拳、太极剑，小儿可进行语言、动作教育等。最好有专门老师组织指导进行。此类病症，火象较重时，张海峰教授曾首先采用汗、吐、下三法，然后再辨证论治进行治疗。针灸治疗目前来说应该是一个较好选择。

五、口眼㖞斜

有2种情况：一是中风病，属于脑血管意外引起，主要病因是内风侵害；二是小中风，为外周神经麻痹，属于外风侵害。临床上，二者病因差别很大，但治疗方法大致相同，但前者应该更偏向于治疗脑内疾患，脑内疾患不能很好地解决，口眼㖞斜的治疗效果就不会太好。治疗中风后的口眼㖞斜的处方，一般可以用在颜面神经麻痹上，尤其是肝火较旺的患者更是适宜。

另外需要注意的是，面部肌肉筋挛也可以引起口眼㖞斜，治疗的方法基本一样。但要注意的是，面部肌肉筋挛引起同侧肌肉收缩，表现为对侧歪斜；面神经麻痹引起同侧肌肉松弛，表现为对侧歪斜。所以在治疗的时候，治疗的部位不一样，面部肌肉筋挛治疗筋挛歪斜面部为主；口眼㖞斜以治疗对侧松弛面部为主。

外风引起的口眼㖞斜的治疗，以我介绍的"四步法治面瘫"的方法较为满意，读者可以考虑使用。

六、中风病有何先兆

在《针灸资生经》中，对中腑和中脏的主要表现有说明，认为手足不随，其状觉手足或麻或痛，良久乃已，此将中腑之候；其状觉心中愦乱，神思不怡，或手足麻，此将中脏之候。而且在预测中风上也提出了2个要点：一是非时足胫上忽酸重顽痹，良久方解；二是忽觉心腹中热甚，这都是将中风之候，值得我们重视。在《乾坤生意》中也说："觉大拇指及次指麻木不仁，或手足少力，或肌肉微掣者，此先兆也，三年内必有大风之至。"

薛己还提出了中风病的特有症状与五脏的关系，指出眼瞀者，中于肝；舌不能言者，中于心；唇缓、便秘者，中于脾；鼻塞者，中于肺；耳聋者，中于肾。此五者病深，多为难治。

七、中风后遗症的治疗方法

针灸治疗中风后遗症，历来有两大类方法。

1.当今常用的通关过节疗法

其特点是选用大关节部位的穴位为主，如上肢取肩髃、曲池、合谷等，在下肢可以取环跳、阳陵泉、昆仑等。

2.大接经疗法

其特点是选用十二井穴为主，即取十二井穴，以接通大周天（即中医的气血大循环）为主。由于历史的原因大接经疗法目前使用较少，即使有人使用也很难体现出其治疗的精妙绝伦之处。

实际上这2种疗法都有比较好的疗效，尤其是大接经疗法是对脑部疾病的一种直接治疗方法，使用得当效果更为理想，治疗更为彻底。我从临床实际使用上体会出的"大接经全息疗法治疗中风后偏瘫"（见《中医方药与针灸临床心得录》）一文，可供读者参考使用。

《古今医案按》曾介绍病例为：赵僧判半身不遂，语言不出，神昏面红，耳聋鼻塞，六脉弦数。罗谓中脏者多滞九窍，中腑者多着四肢。今脏腑俱受邪，先用三化汤行之，通其壅滞使清气上升，充实四肢。次与至宝丹，安心养神，通利九窍。五日，音声出，语言稍利，惟行步艰难。又刺十二经之井穴以接（读者请注意这个"接"字，应是接通的意思）经络。随四时脉症加减用药，百日方愈。

八、痿躄

《万病回春》认为是上盛下虚，能食不能行也。而痿主内伤，有血气虚损。风、痿、痹、痛是针灸治疗比较拿手的四大证。故可以多使用针灸疗法，以取得更好的效果。

1.痿躄的发病原因

如《素问·痿论》所说："五脏因肺热叶焦，发为痿躄……大经空虚，发为肌痹，传为脉痿……筋痿者，发于肝，使内也……肉痿者，得之湿地……骨痿者，生于大热也。"

（1）气血空虚：如肺热叶焦，气机不足。或如《素问·疏五过论》所说："始富后贫，虽不伤邪，皮焦筋屈，痿躄为挛。"说明气机郁遏，不能宣散，因此身体各部，尤其是皮毛的气机不足。另外，心下崩，数溲血，血虚不营，气血互相影响，以致生痿。

（2）肝肾阴虚：如思想无穷，所愿不得，意淫于外，入房太甚，宗筋弛纵，或恐惧而不解则伤精，以致生痿。

（3）湿邪为患：如有渐于湿，以水为事，若有所留，居处相湿，肌肉濡渍，以致身重，足不能行而生痿。亦如《素问·生气通天论》所说："因于湿……弛长为痿。"

（4）热邪为患：如五脏受热，各使其所属筋骨皮肉津伤液脱而致痿。另外内火亦可致痿，如《沈氏尊生书》说："五志之火上炎，阴虚内灼，肝火挟心而行金，亦能伤肺，故见其症，一如痿躄，皆由火燥焦卷之故。"后世医家，虽然纷纷立说，大要亦不越《内经》范围。其中《针灸聚英》的看法稍有不同，认为："痿有湿热，有痰，有无血而虚，有气弱，有瘀血。"《医林改错》则比较强调急性病的影响，"多半由于伤寒，瘟疫，痘疹，吐泻等症，病后元气渐虚，面色青白，渐手足不动，甚至手足筋挛如泥塑，皆是气不达于四肢"。

2.治疗大法

（1）据《内经》引"论言"的方法："治痿独取阳明"。具体方法在《素问·痿论》中为："各补其荥而通其俞，调其虚实，和其顺逆，筋脉骨肉，各以其时受月，则病已矣。"说明2个含义：①据吴崑："补致其气也，通行其气也。"就是说补其荥穴，行其输穴，以达到补气行气的目的。②据高士宗："各以其四时受气之月而施治之。"就是说五脏之气均各有其气机旺盛的月份，治疗时，应主要在该脏当旺的月份进行，这样有利于提高疗效。

（2）据林文仰氏等引《素问·阴阳别论》的看法：三阴三阳发病为偏枯痿易。三阴为太阴，三阳为太阳，因是三阴三阳致病，故以足太阴与手太阳经为主进行治疗。

（3）黄鸿舫氏的看法："痿证热邪形成者居多。痿证有湿重于热，或热重于湿之分，湿重于热者，此因湿郁不化，络道闭塞所致，当守崇土逐湿祛瘀通络之法，当以手足阳明，足太阴三经为主。热重于湿者，此因湿从燥化，热甚伤阴所致，当守泻南补北之法，清金制木，则土不受戕，清热养肺则金不燥，一般常考虑在手太阴，手阳明，足少阴，足阳明等处治之。"

九、关于治痿独取阳明

对痿证独取阳明，历代医家均崇《内经》的解释，大意是阳明为多气多血之经，与脾胃相关，主四肢肌肉，故阳明实则能治痿。任应秋教授认为：痿的基本病因是由于津气两虚，津不能濡养经脉，气不能温煦肌肉，故痿软。在气津两虚的基础上，有的偏于热，有的偏于寒。津气来源于水谷之海，所以虚的方面虽然不同，但痿证益气补津的治法是相同的。龙宝光氏等认为，以阳明经为主，太阳经、少阳经为辅。王宗学氏认为以阳明经为主，是因为阳明连于带脉和督脉，带脉束于诸脉，督脉为阳经之海，阳明受邪则可涉及诸脉，虽治疗以阳明为主，但必须配合阴阳各经以疏通经隧，以使气血输注全身。

西医所说的周围神经病变、脊髓病变、进行性肌营养不良、侧索硬化、周期性麻痹等可参照痿证的治疗方法。

十、厥证

厥症又分阳厥和阴厥两类，临床时需要注意区别。

所谓阳厥，就是一种热厥，指发热病出现四肢厥冷的情况。一些高热病人，尤其是小儿持续高热时，循环系统易呈现衰竭状态，表现为四肢厥冷，逐渐向上（胸腹部）发展。这时体温计测量热度，可能发现体温从高温逐渐向低温渐进，甚至低于正常体温，这时就是热厥的表现。这是一种病情在发展的状态，别误以为疾病在向愈，而掉以轻心，耽误了治疗时机。这时不但不能温阳，反而要清热。本论使用六一顺气散、白虎汤之类的方剂就说明这个道理。

所谓阴厥，是指长期感受寒邪侵扰，留而不去，寒邪深入体内，最终致使肾阳不足以温煦，气血凝蓟，经络闭塞，甚至气滞血瘀而致的病情。与西医所说雷诺氏症相近。这时需要温经通阳，甚至温肾阳，补原气。本论使用四逆汤理中汤、当归四逆汤加吴茱萸生姜汤就是这个道理。《万病回春》还强调了灸关元对阴厥的作用，关元穴在丹田部位，可以补原阳，还可以清理下焦湿热，用之非常恰当。提出灸关元穴，没有说灸多少壮，而是以鼻尖出汗为度，也很有实用性。

另外，杂病厥冷与瘀血厥冷不同。杂病中的厥冷，多是脾肾阳虚而致。

瘀血的厥冷多是热邪内陷，伏匿在里，阳极似阴，所以外见假寒。所以二者的治疗完全不同，须得注意，否则会出现误治。前者的治疗多用温补脾肾之法，如用附子汤、四逆汤。而后者则首先要治其伏火，使火得发，转厥为热，次乃更清其热，斯可愈耳。而要伏火得发，则需用清化汤合升降散，攻其伏热，当归芦荟丸攻瘀，瘀去热出，然后用养阴清热法治疗。

十一、《灵枢》束四末治痿厥

《灵枢·四时气》提出束四末以治痿厥的疗法，很有意思。

其说："痿厥为四末束悗，乃疾解之，日二，不仁者十日而知，无休，病已止。"从字义上解释，束，应该是束缚，捆绑；悗，应该是满闷，胀满。根据古人解释，就是在患者四肢末端，指尖第一关节部位，用布条捆绑，使血液流通暂时受阻，微循环血液不能回到静脉中，而充盈在络脉处，经过一段时间后，将布条解开，动脉血迅速进入指尖，络脉血也迅速回到静脉中，出现一次较强的气血交流，以使四肢末端阳气旺盛，以首先解除厥的问题，进而解决痿的问题。丹波元简说："往往亲睹痿疾，以布束缚四肢，经久复故者（指恢复得和正常人一样）。"应属不假。

古人对此也有不同认识。张景岳的看法是使用针刺四末以治疗痿厥。他说："当刺四末之穴，疾速解之，每日取之二次。甚至有不仁而痛痒无觉者，解之十日，必渐有知。此法行之无休，待其病已而后可止针。"这种方法类似于大接经疗法，在四末因痰湿、瘀血等造成气血阻滞之时，应该有很好的效果。可见互相并不矛盾。

但本篇说的是四末束悗，那么是十根手指尖均用布条捆绑，还是只捆绑其中几根呢？捆绑多少时间为好呢？多少时间捆绑一次呢？据黄鸿舫氏的治痿方法，一般常取手太阴，手阳明，足少阴，足阳明等处腧穴治之。因此在捆绑指尖的时候，主要捆绑手大指、手食指、足小趾、足第二趾。还可以根据症状和辨证的结果捆绑其他指尖。不一定每次都将手足指尖全部捆绑起来。另外根据本篇所说，捆绑次数为1日2次。根据三八规律，2次之间应该间隔8小时以上。经过10日的治疗应该能观察到一定的效果，有效果后，还要坚持治疗直至痊愈。这种方法简单，病人也容易接受，后代虽然已经很少使用，但在当今仍不失为一种可以进行的有依据、有疗效的治疗方法。

十二、周痹

周痹一词，首见于《灵枢》，一指周身痹证；二指肌肉痹证。以周身疼痛，上下推移，肌肉紧张，寒热交错为其主要症状特点。《类证治裁》还说："真气不能周于身，浑身痹痛。风寒湿气客于肉分，内不在脏，外未发皮，命曰周痹。蠲痹汤加桂枝、白术、狗脊、薏米。"从蠲痹汤及其加减法，还可以反推出其症状要点为身体疼痛，肌肉拘急，活动受限，手足麻木等，而且多有气血不足，运行不畅的内在原因。《洄溪医案·周痹》记载一病例为："乌程王姓患周痹证，遍身疼痛四肢瘫痪，日夕叫号，饮食大减，自问必死，欲就余一决。家人垂泪送至舟中，余视之曰：此历节也。病在筋节，非煎丸所能愈，须用外治。乃遵古法，敷之、拓之、蒸之、熏之，旬日而疼痛稍减，手足可动，乃遣归，月余而病愈。大凡营卫脏腑之病，服药可至病所，经络筋节，俱属有形。煎丸之力，如太轻则不能攻邪，太重则恐伤其正，必用气厚力重之药，敷、拓、熏、蒸之法，深入病所，提邪外出。古之所议独重针灸之法，医者不知，先服风药不验，即用温补，使邪气久留，即不死亦为废人，在在皆然，岂不冤哉。"徐氏将周痹与历节混称，似不恰当。历节一名出于《金匮要略·中风历节病脉证并治》中，虽然也属于痹证范畴，但以关节、筋膜损害而致疼痛为主，治疗可以采用敷之、拓之、蒸之、熏之为主，针灸及药物治疗为辅的方法。周痹则以肌肉、筋膜损害而致疼痛为主。治疗多使用针灸和药物治疗，尤其是病程较长，正气较虚弱的时候，外治法使用需要谨慎和适量。所以在徐氏病例后的按语为："雄按：风药耗营液，温补实隧络，皆能助邪益痛。若轻淡清通之剂，正宜频服，不可徒恃外治也。"

关于周痹的治疗方法，《灵枢》提出有4个方面，一是在疼痛局部选取经络、穴位，先治继发病灶，后治原发病灶，根据虚实症候，使用补泻方法；二是在大络及络脉充盈高起处进行放血疗法；三是使用熨法，使经络通达；四是局部肌肉紧张、坚硬者，可使用导引法，现在还可以使用按摩手法。

西医所说的风湿性肌纤维炎、肩关节周围炎、筋膜炎等多有周痹的表现，可以参考中医的这些方法进行治疗。

十三、痹证

凡外邪侵入肢体的经络、肌肉、关节，气血运行不畅引起疼痛、肿大或麻木等症，甚至影响肢体运动功能者，总称痹证。痹，《中藏经》说："痹者，闭也。"即指经络闭塞，血脉不通。

痹证由风、寒、湿邪侵入肌体，闭阻经脉而致。《素问·痹论》："风寒湿三气杂至，合而为痹也。其风气胜者为行痹，寒气胜者为痛痹，湿气胜者为着痹也。"

风、寒、湿邪郁而发热形成热痹。主要表现有关节疼痛、肿胀，行走不便，或有发热恶寒，严重的可致心脏、肾脏出现病变，时间长、治疗不及时的还有可能出现关节变形。痹证可以包括西医所说的风湿性关节炎、类风湿关节炎、骨关节炎、肌纤维组织炎，神经痛等症。

表4-1　痹证的表现和治疗

分类	症状		病机	治疗		
	主症	兼症			针灸腧穴	中药处方
行痹	关节肌肉疼痛	游走疼痛时而上肢时而下肢，苔白脉浮紧	风寒湿邪留注经络关节	风邪偏胜	膈俞、风府、风池、风市	防风汤大秦艽汤
痛痹		痛有定处，疼痛较剧，得热则减，苔白脉沉弦而紧或沉迟而弦		寒邪偏胜	命门、肾俞、关元、神阙	痛痹汤乌头汤
着痹		肌肤麻木，肢体关节重着，苔白腻脉濡缓		湿热邪偏胜	以关节部位的穴位为主以肿痛点为主 丰隆、外关、内庭、临泣	苍防二妙汤薏苡仁汤
热痹		关节灼热红肿，发热口渴，舌红苔黄燥脉滑数	风湿热邪，留注经络关节，热邪偏胜		大椎、曲池、合谷	四物二妙丸白虎加桂枝汤
尪痹		久痹不愈，关节肿大甚至畸形，舌暗红脉细涩	邪留不去，血脉瘀阻，痰浊凝聚		悬钟、大椎、气海	虎骨散三痹汤
气血虚		久痹不愈，四肢乏力，关节麻木，汗出畏寒，舌淡苔黄或薄白脉沉细而缓	邪留不去，气血亏虚，肝肾不足		足三里、三阴交、脾俞、胃俞	和血散痛汤黄芪桂枝五物汤

十四、臂痛

《万病回春》将背痛分为肩背一点痛和肩背痛2种情况。

肩背一点痛，主要是因为督脉阳气不足引起。西医一般认为与脊椎有关。尤其是第4～5胸椎处，容易出现疼痛。除此之外，《金匮要略》中胸痹，不得卧，心痛彻背者，用栝蒌薤白半夏汤治疗；还有心痛彻背，背痛彻心时，用乌头赤石脂丸主之。这时多表现为背部定点疼痛，则多与内脏疼痛放散到肩背部某一特定位置有关。

肩背痛则由太阳经阳气运行受阻引起。比如手太阳小肠经在肩背部曲折绕行，一旦气机不足，或受寒邪阻滞经络，则会引起肩背痛。包括了西医所说的肩颈病、颈椎病、肩周炎、肩背肌肉强直、风湿性肌纤维炎等。

治疗肩背为主的臂痛我使用"动静长短刺"的方法进行治疗，效果较为理想，读者可以参阅《中医方药与针灸临床心得录》中"动静长短刺治疗肩颈病"一文。

十五、春温（钩端螺旋体病）

春温病多发生在春季，天气从寒转温之时。尤其是山高水冷的地域，多有发生。西医所说的钩端螺旋体病与中医所说的春温较为接近，治疗时有很多值得注意的地方。

一般每年春天插秧前后，都会发作钩端螺旋体病。病人来时病情一般都十分严重。由于病情与普通感冒比较接近，其危害性容易被忽略。这时诊断一旦错误，处方不恰当，就有可能引起疾病的恶化甚至病人死亡。钩端螺旋体病从中医理论的角度上看，应该属于温病范畴，但是其症状开始的时候主要是恶寒发热，而且恶寒重，随后（1天左右）才有明显的发热，温度可以高达40℃左右，头身疼痛，尤其是关节部位疼痛明显，脉象浮紧或数或洪。很像太阳伤寒病的情况。一不注意就容易诊断为风寒在表，进行辛温解表。而使用辛温解表会使病情更加恶化，甚至于不治。

我通过一段较长时间的医疗工作，体会到钩端螺旋体病虽然很像风寒外感，但其症状中有几点值得注意：一是舌质边尖红；二是眼结膜血管充血；三是小便赤短；四是病人有中毒状态，表现为精神委顿，食欲不振，大多数病人都是担架抬来的，很少有自己走路来的。这时处方一般为银翘散加减。

由于我们地处山区，寒湿较重，故多加用制苍术和飞滑石，而且用量很大。金银花和连翘一般需要用到八钱（合现在25g）。病情较重的时候1天服用2包药，就是1天服用4次药。这样一来的治疗效果很好，一般初诊病人给予3～6包药，也就是3天的剂量。3天后症状明显减轻，再服用3天后改用竹叶石膏汤善后即可。

此时针灸治疗多属于配合使用，一般在初期多使用风府、大椎、风池、百会等穴；中期多使用神庭、率谷、中脘、气海；后期多使用足三里、三阴交、阳陵泉、阴陵泉。水湿比较重的时候可加外关、足临泣、太白；风寒较重的时候可加肾俞、命门。针灸配合治疗能减轻症状，缩短治疗时间。

十六、春温（流行性出血热）

湿瘟病每年春夏两季容易发生，多因暑湿蕴蒸而起，西医所说流行性出血热病多与中医的春温或湿瘟病近似。这个病病程相对较长，开始的时候治疗是关键，尤其是西医不能使用解热镇痛药，中医不能使用辛温解表药，使用后在病变的少尿期会症状加重，出现无尿、弥漫性出血等，引起肾功能衰竭。但是疾病开始的时候与普通感冒很相似，很容易误诊。其症状也是发热恶寒，头身疼痛，脉浮数，有时候温度并不高，与太阳中风类似。假若处以桂枝汤其后果则不堪设想。其与太阳中风的不同点主要是：①头痛主要表现在眉棱骨、眼眶痛，眼球痛。②舌质边尖红。③血液检查的时候白细胞总数降低（风寒感冒的时候白细胞总数一般升高）。④精神较萎靡，说话无力，有一定程度的中毒表现。⑤小便短少黄赤。这时候中药处方除了使用银翘散为主方之外，还得加用大青叶、防风，若发热比较重则加用生石膏。因为山区雾气重，比较潮湿，有时会出现夹湿的表现，这时可以在处方中加入制苍术、薏苡仁、通草等，需要使用较大剂量，开始就诊的病人每天服用2包药，4次药汁，3天后改用每天服用1包药，2次药汁。一般也是使用竹叶石膏汤善后处理。

出血热一般来说病情是比较危重的，往往有谈虎色变的感觉。即使住院治疗，在度过少尿期时也是很紧张的，生命系于一线。中医只要掌握了其恰当的治疗方法，掌握开始治疗时的要点，后期治疗就比较顺利，效果很是理想。处方一般也比较简单，翻来覆去就是以银翘散为主的几个方子，往往能起到手到病除的效果。为此，很多西医医生也多采用中药进行治疗，效果也比较满意。以后这种中药治疗的方法几乎成为一种治疗常规，被大量使用着。

此时针灸治疗主要起到配合作用，病变早期，以大椎、阳白、申脉、后溪为主；发展期以百会、曲骨、足临泣、外关为主；少尿期以关元、三阴交、照海、列缺为主；恢复期以中脘、气海、太溪、足三里、三阴交为主。

十七、疟疾的中西医辨

中医认为疟疾是因风邪侵犯而引起的疾病。在《素问》中有专门的篇章给予论述，并有详细的治法，可以阅读。西医认为疟疾是由于蚊虫将疟原虫传染给人而引起。虽然二者不尽相同，但都强调了外来因素对发病的影响。

现代以屠呦呦为首的中医药专家已研究出青蒿素治疗疟疾的有效方法，造福于人类，并获得诺贝尔奖。说明中医对疾病的认识虽然由于历史的原因，还不够详尽，但所指导的治疗方法却是非常有力而准确的。中医不但可以治疗疟疾发作的一系列病症，还可以治疗顽固性疟疾及病后的很多后遗症，比如疟母（脾肿大等）的治疗，就确有一定的效果。

古时岭南之地属于边缘荒凉之处，天气炎热潮湿，丛林树木较密，外来者很容易感病，古人认为多是山岚瘴气所致，预防山岚瘴气伤人，最好的方法就是使用灸法，甚至使用瘢痕灸。《备急千金要方》就说："凡入吴蜀地游宦，体上常须三两处灸之，勿令疮暂瘥，则瘴疠温疟毒气不能着人也，故吴蜀多行灸法。"在选用穴位上也是以健脾补阳为主，如选用足三里、中脘、大椎，甚至选用气海、关元等穴。

《医学杂著》反复强调了岭南之气与中原之气之不同，治疗时也应有所区别，这在临床上很有使用价值。20世纪50年代春，中国流行性脑脊髓膜炎流行，北京的专家在北方石家庄使用白虎汤取得很好的疗效，南方的广州也接着使用，效果则大为降低。后来根据广州气候特点加用除湿的苍术后，疗效则大为增长。可见中医辨证治疗何等重要。

我这里再次强调，中医所说的疟疾或者山岚瘴气与西医所说的疟疾有相同之处，治疗时可以通用，或互相借鉴，但不能等同。中医有时所说的疟疾仅仅是有寒热往来为主症的疾病，其中就包括了少阳经证，或其他感冒。

十八、中医对疟疾的认识

1.发病原因

疟疾为以下3种因素共同作用的结果。

（1）风气：一般客于皮毛腠理，由于正气不足以抗邪，风气成为风邪，长期停留该处，在皮毛腠理关闭的时候，风气不能进入人体内部，一旦皮毛腠理打开，则进入体内，引动疟气，发为疟疾。

（2）疟气：疟气随风气一起进入人体，由于疟气的特点，风气只有从风府开张的时候才能携带疟气进入体内。进入体内后，疟气留于风府，而风气则外出留于腠理。一般来说，风府指颈椎部位（风府穴至大椎穴之间）。疟气进入人体后（主要是脊椎、督脉处），即停留在入侵部位，以后随着督脉中的卫气，逐渐向下移动，一般下行的时候，每日向下移动1个椎体的距离，向上行的时候，一般每日移动2个椎体距离。

（3）卫气：当卫气的运行高潮进入风府部位的时候，会主动对疟气进行抗争，同时会使皮毛腠理打开，因而招致风气的入侵，从而引发疟气活跃，与卫气相争，出现疟疾症状，发为疟疾病。

2.病理表现

（1）日作晏：即疟疾发作时间，每日均推迟。这是因为疟邪随着督脉之气每日向下移动1个椎体的距离，所以第2天卫气高潮循行到疟气部位，并与疟气抗争推迟了1个椎体，因此时间向后推移。

（2）病稍益：即疟疾发作时间，每日均提前。这是因为疟气随督脉之气下行到尾骨之后，进而沿冲脉向上移动，由于冲脉与督脉距离相近又互相依存，一般每日向上移动2个椎体，所以督脉中卫气高潮向下循行到时候，就能较早地与疟气相遇，产生邪正斗争，因此疟疾发作时间提前。

（3）次日作：即疟疾2天发作1次。这是因为疟气没有在督脉部位，而是直接进入了五脏之中，沿五脏行进而最终停留在募原，由于募原湿气较重，疟气的活动受到一定的限制，活动能力减弱，与卫气高潮相遇的时候，外在的皮毛腠理反应也不可能及时，皮毛腠理不开，风气不能及时进入，不能引发疟气抗争，因此邪正斗争的时间推迟，疟疾发作时间也推迟，一般需要2天的时间才能表现出疟疾症状。

3.治疗法则

依《素问·刺疟论》有以下内容：①"疟脉缓大虚，便宜用药，不宜用针。"脉虚大说明正气十分虚弱，而针刺此病，多需放血，更容易伤正，故不宜针刺。②"凡治疟先发，如食顷乃可以治，过之则失时也。"也就是在发病前1个小时左右就开始进行治疗，这样效果更好，中医称之为截疟。这点与西医的看法有异曲同工之妙。③"诸疟而脉不见，刺十指间出血，血去必已，先视身之赤如小豆者尽取之。"疟疾发病前络脉会有充血的表现，这是刺充血的络脉放血，即可以治疗疟疾病。④"刺疟者，必先问其病之所先发者，先刺之。先头痛及重者，先刺头上及两额两眉间出血。先项背痛者，先刺之。先腰脊痛者，先刺郄中出血。先手臂痛者，先刺手少阴阳明十指间。先足胫酸痛者，先刺足阳明十指间出血。"就是先出现症状的部位，应该首先进行治疗。

十九、《素问》束四末治疟疾

《素问·疟论》介绍使用束四末的方法治疗疟疾，简便而有效，尤其在缺医少药地区，是一种值得推广的治疗疟疾的方法。

根据《素问·疟论》："疟之且发也，阴阳之且移也，必从四末始也。阳已伤，阴从之，故先其时坚束其处，令邪气不得入，阴气不得出，审候见之在孙络盛坚而血者皆取之，此真往而未得并者也。"束四末是在"先其时"即发病前进行，因为要达到阻断气血流通和络脉充盈，需要一定时间，一般认为在发病前1小时左右为好。当发现络脉十分充盈的时候，治疗疟疾就在此时将络脉刺破放血。放血结束后将束带解开，然后止血消毒。

二十、感冒（气虚外感）

近代名医秦伯未老先生，在他的《谦斋医学讲稿》中就曾经介绍一例表阳虚的发热治疗：一位住在颐和园附近的居民，因为游玩颐和园受风，患了感冒，经多位医生治疗，一个多月感冒一直不能痊愈。后找到秦老，秦老认为，患者本身体质不强，已有气虚，一般医生只知解表，不知养气，经过前一段治疗，在表的邪气本应早已驱除，但由于过多地使用解表祛邪之药，反复疏理在表之邪，使在表的阳气受损，邪气反而不祛。这时邪气虽然不强，在表的正气也已经衰弱，所以在体表出现邪正交争，因而出现所谓"感冒"的表现。邪强时，固然有恶风；邪气弱时，由于正气不足御表，腠理松弛，也会出现恶风或畏风的表现，所以在治疗这类病的时候，直接补正气，即可驱表邪。表阳虚可使用补中益气汤治疗"感冒"。较长时间治疗不愈之病，在秦老正确的诊断下，很快就痊愈了。秦老的分析、处理，既在预料之外，又在情理之中。可见高人之高处，多在慎察机辨之中。

二十一、咳嗽

《素问·宣明五气篇》"肺为咳"说明咳的病位在肺。外邪自口鼻，皮毛而入，首先犯肺，肺卫受邪，肺气上逆，产生咳嗽。《素问·咳论》又曰："五脏六腑皆能令人咳，非独肺也。"说明咳嗽辨脏腑虽为肺脏，但五脏六腑之气皆能影响肺，所以五脏六腑皆能令人咳嗽。

外感咳嗽，由于六淫的性质不同，侵犯人体之后，症状表现会有较大的不同，如风寒多从皮毛而入，因此恶寒、咳嗽明显；风热多从口鼻而入，发热、咳嗽更明显。另外，虽然多影响肺脏，但也会出现传变，影响到他脏，如肺与大肠相表里，则经常同时有大肠病变，尤其小儿多咳嗽同时见到泄泻。内伤咳嗽则是因脏腑功能失调，五脏病变，累及于肺致肺失肃降所致。其中肺脏虚损，气阴两伤，肃降无权；脾虚湿盛聚痰，上贮于肺；肝失条达，郁而化火，熏灼于肺，大肠燥热，上传及肺等均能致肺失宣降而发生咳嗽。所以在治疗上不仅仅治肺，还需要多方面综合考虑。

《医醇賸义》将五脏之咳作了区分：在症状上，心咳时，症状突出的是"咳而失气"；肝咳则为"咳呕胆汁"；脾咳为"呕甚则长虫出"；肺咳为"咳而遗矢"；肾咳为"咳而遗溺"。实际上这种咳嗽还与六腑直接相关，心咳，是因为心与小肠相表里，小肠咳则气达于大肠，所以出现"失气"；肝与胆相表里，所以肝咳"则胆不安而汁内沸"；脾与胃相表里，脾咳则胃不安故发呕"呕甚则长虫亦随气而出也"；肺与大肠相表里，肺咳故大肠出气；肾与膀胱相表里，"咳则气不能禁而遗溺也"。

俗话说"咳嗽、咳嗽，医生的对头"，可见治疗并不轻松。针灸治疗效果相对满意，除了选用正确的处方和穴位之外，留针时间的长短也很重要，尤其是胸部的穴位，如膻中穴需要长时间留针，一般都在1.5小时以上，效果才会明显。肺系附近的穴位，如廉泉、天突等留针时间也要长一点，多在1小时左右为好。远端穴位，可以根据局部穴位配合留针。

《血证论》认为，咳嗽侧卧一边，翻身则咳益甚者，是瘀血为病。可以血府逐瘀汤加减变化治疗。

某些西医还认为，左侧卧睡眠时，胃酸易上出食管，有时也会引起咳嗽，所以主张老年人尽量减少左侧卧位，以减少此类影响。

二十二、咳喘的针灸治疗

中医认为慢性咳喘病，应该发时治肺，以宣肺为主；症状缓解时治脾，以化痰为主；症状休止时治肾，以纳气为主。

近年来提倡《内经》所说的冬病夏治，可在三伏天用穴位敷贴疗法进行治疗，可以减轻（尤其是冬天易发的胸肺部顽固性疾患）症状，减少发作次数，对疾病产生可控性。

特殊病情也可以使用瘢痕灸，但需征得患者的同意。近年来实验研究发现，瘢痕灸对改善人体的免疫功能，提高环磷酸腺苷含量有较好的作用。据报道，伏天用瘢痕灸其显效率为34.1%，肺阻抗图改变明显。而在非伏天则为23.5%，在伏天用非瘢痕灸则效果更差。

二十三、失眠

失眠的原因在于心和肝，主要由于心肝有火热而致。心火多属虚火，多有神气不足；肝火多属实火，多夹痰。

从脏腑来说：一是心烦汗出，思绪绵绵；二是胃中不适，睡卧则辗转反侧。

从六淫来说主要与痰湿、瘀血有关。主要表现为：一是闷乱心跳，半睡半醒；二是心内空虚，惶惶不安。

失眠在治疗的时候主要针对心和肝之火的变化来治神。另外，还得考虑睡与醒之间的变化关系；梦境与睡眠之间的关系等。

失眠可以使用《中医方药与针灸临床心得录》一书中的"失眠主方变化法"进行治疗效果较为理想。失眠方主要由三个穴位组成，其中火象重时，以大陵为主穴；痰湿重的时候，以内关为主穴；神不守舍为主的时候，以神门为主穴，对治疗失眠病效果较好，尤其是抑郁性失眠效果明显。

二十四、梦境

正常人睡觉，大都有梦。一般认为，梦的出现，是人一种正常生理反应，常有2种情况，一是日有所思，夜有所梦；日有所见，夜有所梦。这是对白天所有影像的一种整理，是一种去粗取精的过程。二是思念、思绪所成梦境。这种梦境往往是无意识中产生，是对旧日所有影像的一种梳理。这些梦境，是在情绪安定时候的一种回味，所以有人认为长时间完全没有梦境，反而说明思维过程不活跃甚至凝滞，并不是好征兆。当然有的梦境是在睡眠开始的时候出现，时间不长，醒来后没有记忆，以为没有梦境。这种情况没有什么关系，不必紧张。所以虽有梦但并没有影响休息效果，这种梦境往往是一种甜蜜的回忆，对身体是一种良性刺激，不必排除。

在身体状况开始变化的时候，往往梦境会增加，梦境出现焦虑、紧张的内容，甚至出现梦魇，这时就需要予以注意。首先是进行自我身心调整，工作进度调整，饮食调整，人际关系调整。在调整一段时间后，有可能自动恢复正常。这种情况一般不需治疗。

淫邪侵入人体后，由于正邪对人体的影响不明显，正气抗邪也不剧烈，所以正邪得以在人体中游溢，随营卫之气周游全身，进而影响脏腑的神志，出现一些比较特殊的梦境，属于淫邪发梦。由于梦境或梦魇是在睡眠中出现的，所以临床上多与失眠病联系起来认识，因为此时的梦境或梦魇影响睡眠，或睡眠不安，或睡而未眠，都会影响人体健康。这时就需要进行治疗，以阻断病理变化的过程。

1.梦境的原因和机理

出现梦境的原因是"淫邪"。"淫邪"指正邪。所谓正邪是：①指当季的外邪。如冬天吹北风，而且冬天特冷；夏天吹南风，而且夏天特热等都是，这种气候出现过分的时候，对人就可能造成伤害，他们在特定的条件下虽然可以伤人，但一般来说伤人不重；②正邪与正风不同。正风是指当季的气候，如冬天吹北风，夏天吹南风，而且风力适中，冷热适度，人们虽然可以感受到，而没有厌恶感。一般情况下这种气候对人体是一种喂养，有利于身体。因此可以说正邪是一种过分的季之气，过则为害而出现病理反应。

有时气候虽然不过分，但人体正气因某些原因出现一时性虚弱，"身形若用力出汗，腠理开，逢虚风"，也会使正风改变为正邪，从而侵入人体内。

正邪犯人病情一般不重，有时甚至没有明显感觉，"莫知其情，莫知其形"。所以正邪犯人和感受其他外邪生病不一样，很难从身体的直觉中察觉，也就是没有明确的症状表现。

由于正气不能充分祛邪，而正邪也不能十分危害人体，正邪在人体内呈现一种游离、游溢状态，随着营卫之气周流全身，进而影响脏腑的某些功能。从发梦来说，正邪影响了脏腑主神志的功能，因此神、魂、魄、意、志的安定性受到侵扰，故在睡眠中不由自主地游离扰动，出现梦境。这种梦境往往出现一些特殊的幻觉，极端的幻觉，因而影响睡眠效果，所以梦境往往和失眠联系在一起。由于正邪侵扰的脏腑不同，神、魂、魄、意、志的表现也不同，梦境也不同。如肝气受到侵扰，则主魂不安，梦中出现发怒等情绪激动的现象。肝与木合，故气虚之时出现树木、森林或在其中寻找道路，久久不能外出的梦境。也因此可以从梦境中察觉出正邪所在之处，给治疗提供依据。

2.梦境的治疗

由于梦境多与失眠病联系在一起，故主要在失眠病中一并治疗。具体方法可以参见失眠病。但是要注意的是，严重失眠或夜梦纷纭的患者，还必须使用针灸的十三鬼穴方予以配合治疗，并按古人十三鬼穴的针刺次序进行，方能取得满意疗效。《内经》提出的实则泻，虚则补是一种治疗大法。往往单纯的实证或虚证都比较少，一般为虚实夹杂证，其中当然有虚实多少不同，治疗时应根据不同表现予以对待。

在身体状况开始变化的时候，往往梦境会增加，梦境出现焦虑、紧张的内容，甚至出现梦魇，这时就需要予以注意。首先是进行自我身心调整，工作进度调整，饮食调整，人际关系调整。在调整一段时间后，有可能自动恢复正常。这种情况一般不需治疗。

在《内经》中，对梦有比较多的描述，主要为以下几种：①体质阴盛则梦大水，阳盛则梦大火，阴阳俱盛则梦相杀。②疾病上盛下虚则梦飞翔，下盛上虚则梦下坠。③五脏有病时其中肝气胜则梦怒气发动；肺气偏盛则梦恐惧、哭泣；心火偏亢则梦喜笑；脾湿偏重则梦体重不举或歌乐不止；肾气不足则梦腰脊酸软、活动不力。

二十五、汗出

1.自汗

多阳虚，除了中药方剂治疗之外，还可配合针灸的自汗方（膏肓、大椎、复溜）加合谷穴进行治疗。

2.盗汗

多阴虚，也可配合针灸的盗汗方（肺俞、复溜、谚语）进行治疗。《万病回春》认为自汗、盗汗多为腠理开放不收，故需"实腠理"，比如加用乌梅、酸枣仁、浮小麦、龙骨、牡蛎等药物。

3.心汗

因忧思悲恐惊、劳伤、郁结而成，多与情志有关。心汗的出汗部位在心下，就是解剖学说的剑突下，主要是胃腑所在的位置。在体表属于任脉巨阙、鸠尾穴。巨阙是心之募穴，鸠尾为心之络穴，均与心脏关系密切，心又主汗液，所以心气动摇，则该处容易出汗。治疗时可以配合针灸巨阙、鸠尾等穴。

4.黄汗

主要是汗液的颜色为黄色，多为内有脾胃湿热蕴蒸，向上壅遏肺气，肺气宣散受阻，而腠理间有水湿长期停留，故汗出色黄而多。《金匮要略》还说黄汗："汗出已反发热者，久久其身必甲错；发热不止者，必生恶疮。若身重，汗出已则轻者，久久必身瞤，瞤即胸中痛。"

5.脚汗

主要指脚底容易出汗。脚底为足少阴肾经的起点穴，与湿邪的关系密切，所以脚汗多有肾气不足，湿气上犯。

6.手足心均出汗

此为阴虚火旺，严重的时候可有骨蒸劳热的汗出。这时不仅阴虚火旺，而且有明显的肾精虚衰。此时除了滋阴降火之外，还应该填精补髓。

7.头汗

头汗也经常见到。一般来说头汗多为胃热而胃气不降引起，尤其是饮食之时有头汗，更是如此。所以治疗时多从芳香化湿、升清降浊入手。

二十六、惊悸

惊悸是指由于劳累或七情不节，又有心、胆气虚而导致的心跳力度和频率改变。以惊悸为主要外兆的心病，与西医所说的心脏神经症等近似。

一般认为血虚、痰火、气虚、心神不宁、魂魄不安都可能出现惊悸。心主神，是五脏之神的总管，心火太旺会引起魂魄不安，这时的魂魄不安多为实火，情绪多为亢盛，如出现魄汗、魂不归宗的精神不能集中、惊悸烦躁汗出等。但《万病回春》认为血不养肝，肝气虚弱，木不生火，则会出现惊悸不安。这一现象，过去较少医家提及，尤其是该书提出琥珀定志丸扶肝壮胆很有特色。

针灸在治疗惊悸的时候效果也很好，在虚证的时候可选百会、神门、内关、公孙等穴；实证的时候可选极泉、通里、天池、膻中等穴。

二十七、真心痛

真心痛是由于心脏本身的病理变化而产生的疼痛。马莳解释说："真心痛者，邪气自入于心而痛，非由他经之所干也。"其主要症状表现，《难经·六十难》描述为："其痛甚，但在心，手足青者即名真心痛。其真心痛者，旦发夕死，夕发旦死。"《针灸资生经·虚损》进一步小结为："难经疏言心为脏腑之主，法不受病，病则神去气竭，故手足为之清（手足节冷）名真心痛，旦发夕死。手足温者，名厥心痛，可急治也。"

厥心痛主要指五脏气机的厥逆而引起的病变，五脏中肾心、脾心、肝心、肺心之间都可形成厥逆上冲的病情，心本脏没有因自身厥逆上冲而形成的心痛，因为心脏自身厥逆上冲，出现的结果是本脏空虚，而不是阻滞，与厥心痛的概念不一致，故使用了六腑的胃，出现胃心痛。可见古人从实践中体会到，胃与心之间的关系与四脏与心之间的关系，同等重要。所谓厥心痛就是这四脏一腑气机发生厥逆上冲而引发的气机阻滞，表现以心脏为主的疼痛。

根据《内经》的观点，①真心痛应该指心脏本身疾病引起的疼痛，如心绞痛，风心病、房颤等。②厥心痛应该指其他脏腑引起的心脏疼痛，如胃心痛，就应该是胃痛，然后通过胃心反射引起的心脏疼痛等。

《灵枢·厥病》所说的厥心痛有5种（胃心痛、肝心痛、肾心痛、脾心痛、肺心痛），认为厥心痛就是这四脏一腑气机发生厥逆上冲而引发的气机阻滞，表现以心脏为主的疼痛。

治疗时以治原发病灶为主，如肾心痛选用膀胱与肾经上的穴位胃心痛选用脾经上的穴位，肝心痛选用肝经上的穴位，肺心痛选用肺经上的穴位。其中脾心痛选用的是肾经上的穴位，也是一种从本的治疗方法，应是从补火生土而来。从穴位来看主要是荥穴与输（原）穴配伍，荥穴属火，输（原）穴属土，二穴相配也有火生土的含义。也可见治疗原发病灶，也是以补原气为主。原气充足本脏，逆气回归本脏，厥逆上冲则能停止，心痛则能随之缓解。

二十八、心下痛

心下痛多指胃脘痛。不是指真心痛。《万病回春》将胃脘痛分为寒、热、瘀血、气、虫、痰火等6个方面。各有治法，可以仿效。

心下痛，主要部位在剑突下，胃体部分。属于消化道疾病，大多有泄泻。

王纶认为需要询问以下3点：曾何饮食？因何伤感？有无积滞？

其一指饮食不当，湿热内侵，脾胃受伤，多与西医所说的肠胃炎症有关，需清热利湿为主。初起可用葛根黄芩黄连汤，湿热阻滞用黄连泻心汤，湿浊阻滞用连朴饮，鼎盛期用白头翁汤，脾气阻遏时的香连丸，脾阳不足时的连理汤，脾阴不足时的黄连阿胶汤，久病滑脱时用的驻车丸等等。其二指寒邪内入，有如《伤寒论》中所说的太阴腑证，为寒邪从口腔而入，是脾胃受损。初起可用桂枝汤，中期可用理中汤，后期可加用附子，若有化热趋势，可用连理汤。其三指积滞不化，小儿甚至出现疳积，可用枳术丸。或用消食丸，以化食为主；或用消食饼，以养益脾胃为主。成人可用民间疗法"拉膈筋"的方法，对膈食（宿食不化）有很好的效果。即在人体两侧，肋骨下，髋骨以上的侧腹，用大指、食指掐住皮肤内的腹肌，向外突然弹拉，拔起后突然松开，每侧弹拉3~5次即可，效果极好。我小时候曾经被使用过，后来还给患儿使用过，往往拉膈筋1次即能取效。小儿则可刺四缝穴。由于脾胃与肝胆关系密切，所以心腹疼痛也多要考虑解郁利胆。如用越鞠丸，有热加用左金丸，有寒加用良附丸等。

西医认为胃部与心脏有一定的联系，往往重击胃部会引起心脏停搏，称之为胃心反射。古代所谓的心痛，很多时候也是指胃痛，或称心下痛，但也多与心脏有一定的联系。如任脉剑突及胃脘部位的巨阙穴是心之募穴，鸠尾穴是肓之原穴，与心均有密切相关。心本脏痛往往称之为真心痛。这在阅读中医书籍的时候是需要注意的。

《万病回春》使用灸疗，穴位是肘后陷处，应指天井穴。这在急性胃部疼痛的时候应该有较好的止痛效果。除此之外，足三里配中脘，公孙配内关，足三里配阳陵泉，足三里配三阴交等，对胃脘痛都有较好的治疗效果。气滞、胃酸过多，可以加梁丘、梁门；血虚有瘀可以加血海、地机；痰湿可以配丰隆、下脘。

二十九、结胸

结胸一词出于《伤寒论》，指邪气内结，胸腹胀满疼痛，手不可近者。主要症状有两类：一类为胸胁部有触痛，头项强硬，发热有汗，脉寸浮关沉等；一类为从心窝到少腹硬满而痛，拒按，大便秘结，口舌干燥而渴，午后稍有潮热，脉沉结等。

胸痹与结胸二者不一样，胸痹是阳气不振，下焦寒气上升，阳气和寒气互搏。而结胸多为寒热之邪内陷，与水痰胶结，更多的是痰饮等固结在胸腹中，症情比较严重；胸痹多在胸部局部，而结胸主要在心下；胸痹多在人体胸部的体表，与胸骨、肋骨、肋间神经关系比较密切，而结胸多在体内，与脏腑的关系比较密切。因证候、病情不同，有大结胸、小结胸、寒结胸、热结胸、水结胸、血结胸之分。

《医醇賸义》将结胸病因分为邪气、痰气、滞气、水气、误下等5种。

结胸证与西医所说的胃肠痉挛、胃肠梗阻、结核性胸膜炎、心肌炎等比较接近；胸痹与泰齐氏综合征、肋间神经痛等比较接近。

三十、痞满

痞满是上火下水，阻于中宫而致，病在胸膈。积聚是凝痰或里血阻滞，病在大腹。癥瘕是指腹腔内有实物成块的一类病症，多在下焦出现。《内经》

中称之为：伏梁、支膈、新积。可见痞满有食物积滞、气血积滞、血瘀之外，还有胸间的痞塞感。

痞满指胸脘痞塞，满闷不痛。《寿世保元》说："痞则内觉痞闷，而外无胀急之形也。"痞症与西医所说的胃肠功能低下相近。如胃下垂，胃肠蠕动减缓而致不饥饿、不思食等，所以有闷的感觉。而满则有胀满的感觉，如食物不当，停滞不去；排便不及时，腹腔胀满不舒，所以有满的感觉。

三十一、噎膈

噎、膈往往与翻胃连在一起论述，说明三者有相同的病机和治法，均是七情太过，五脏有火，煎津熬液，均为阴血受伤，后天运行无力而致。其中有二不治，即粪如羊屎者不治，口吐白沫者不治。需要我们给予重视。噎膈症常用启膈散治疗，若症状比较严重，可以同时加用少量礞石滚痰丸冲服。若正气虚弱，则需配合补气药；若极度虚弱，则须配合补肾药。

针灸治疗时，一般情况下，使用内关（或配公孙）即可。较重者，则应选用补气穴位，其中中脘、膻中、期门三穴主要治疗上焦气虚，肝气横逆引起的呃逆；乳根穴，主要治疗胃气上逆引起的呃逆；气海穴主要治疗原气不足，下元亏虚，虚火上逆引起的呃逆。一上、一中、一下之区别。

噎膈与西医所说的贲门痉挛，幽门阻塞，胃痉挛，食道肿物，膈肌受刺激等接近，还与某些心肌供血不足有关。

三十二、哕

哕即呃逆。本病可以单独出现，有时常在其他病证中以兼症出现。一般的呃逆预后良好，如果在久病或重病时突然出现呃逆不止，常预示疾病危重。呃逆之症，病变关键在胃，胃居膈下，其气以降为顺，胃与膈有经脉相连属，胃失和降，逆气动膈，上冲喉间，发生呃逆。影响胃气和降的原因有饮食不节，气逆动膈为呃；肝郁犯胃或横逆犯脾，痰湿内停，逆气挟痰动膈亦可产生呃逆；另外，胃气的和降，有赖肾气的摄纳，若年高体弱、久病，肾失摄纳，胃气不降，气逆动膈亦可成呃。

《灵枢》介绍了3种简易治疗方法：一是以草茎刺鼻以取喷嚏的方法。喷嚏能够宣散肺气，在人体正气较强的时候，可以有祛邪外出的效果，在治疗感冒的时候，经常有人使用此类方法。呃逆主要为胃气上冲，易使肺气壅遏不通，故宣散肺气可以申达胃气，以使呃逆停止，针灸天突穴与此种疗法相似。二是屏气疗法，就是压住肺气，以阻止胃气上逆，并引导胃气下行，故能使呃逆痊愈，针灸食窦穴治呃逆就是此类方法。三是大惊以止呃逆的方法，因为心主惊，大惊动心气，心火主降，故能同时降胃火，以达到止哕的目的，针灸内关穴止哕，也有如此含义。在《灵枢·口问》中还有"补足太阴，泻足少阴"的治疗方法可以参考。

三十三、倒仓

倒仓指用吐下之法将危重的宿食快速排除、倒掉，以去痰之根，这在积食较重的时候是可以使用的，但由于攻击力量较强，可能伤及脾胃，所以要根据实际情况而使用。若是体弱多病之人，则不宜使用此法。所以说倒仓之后，一般"宜补中气以运痰也。"

薛己所引州判蒋大用案，认为《乾坤生意》所说预防中风使用力量较强的行气化痰之方，容易引起脾胃受伤，尤其是老年人或体虚之人，伤及后天治本，会危及生命。还是应该以养气血、节饮食、戒七情、远帏幕为主，增强脾胃的功能，以防止痰湿的化生，从根本上进行预防才是正确之法。

正常健壮之人倒仓之后，胃气受到一定损害，所以一方面会有胃气虚而致痰湿增生的情况；另一方面胃腑会自身进行弥补而提升阳明之气，故有胃热出现。这时若用石膏清胃热，则容易使阳明之气受伤，损及脾胃正气，故应以补脾胃为主，王纶认为可以使用白术、白芍、甘草、陈皮、茯苓等。因倒仓后，脾胃津液损失较大，若热像很重，还可以加用补脾阴之药，如怀山药、玉竹、天冬、北沙参等。

薛己认为倒仓之后，还可能出现脾胃虚寒而见虚火上炎的"虚热证"，这是在脾胃受伤较重的时候有可能出现的情况，属于阴火之类，比王纶所说的倒仓之后的病情更重。所以不仅需要补养脾胃，有时还需要使用补火生土之法，才会收到较好的效果，故使用附子、肉桂、炮姜等温里药。

因倒仓之后脾胃虚损，中元之气不足，运化水湿功能减弱，故出现水湿阻滞，大便先硬后溏。若出现湿热蕴蒸，说明在倒仓前，由于积食已然化热，倒仓后热邪乘虚得以发展，故王纶认为可以使用黄连苦寒燥湿之药，以清中焦湿热。

所谓以香白芷作圆饼套针上，以艾针温之，应该是指先在穴位上针刺得气，然后将香白芷研末，用姜汁和成饼，中间留一小孔，将饼孔套针，向下进入，置于皮肤部位，然后在饼上放置艾绒施灸。施灸的壮数按病情和患者身体情况而定，一般7~14壮，患者腹中有较明显热感即可。这样能达到针灸并施的目的。可选用足三里、中脘穴施灸。病情较重者，可加用关元穴。

一般来说酒能行气活血，但白酒有增湿之弊，红酒有增热之弊，且并无化痰之功。所以倒仓之后不宜饮酒，尤其是较大量饮酒。王纶认为五加皮浸酒，可以适当服用，是因为五加皮为温热药，行气活血之外，还能祛寒通经，所以有一定的温里祛痰作用，对病情有利而无害。但正如后文薛己所说，如不应，当求其本而治之。

三十四、下利

古时下利一症，包括当今所说的泄泻、痢疾，所以有时又统称为下利。

急性下利，多为外邪从口而入，其中泄泻多为寒或寒湿之邪为祟；痢疾多为火热，或湿热所祟。燥邪为患，历来叙述较少。

慢性下利，可由急性下利发展而来，可发展为伏邪；也可以因为伏邪引发，"此外感六淫，与五脏相应者也"。过去一般认为下痢多为肠胃道疾病，除治疗痢疾之邪外，还得考虑五脏的特点，进行不同的气机保护和修缮，这样就能取得更好的效果。

三十五、泄泻

泄泻亦称腹泻，是指大便次数增多，粪便溏薄或完谷不化，甚至泻如水样而言。古人称大便溏薄者为"泄"，大便暴下者为"泻"。泄泻古有"鹜泄""濡泄""溏泄""洞泄""注下""下利"等名称。泄泻在《内经》中多冠以"泄"，如濡泄、飧泄、洞泄、注泄等，汉唐方书多称为"下利"，宋以后则统称为"泄泻"。现代统称为泄泻或腹泻。临床以大便次数增多，粪便稀薄或下如水注为特点，常伴有腹痛、肠鸣，但无脓血、里急后重等表现。一般无发热，但近代西医所谓的肠道流感则有发热表现。本病可见于多种疾病，受病脏腑主要在脾、胃、大肠、小肠。古代文献中对本病症的名称和分类繁多，但可概分为急性泄泻病和慢性泄泻病两类。本病症一年四季皆可发病，但以夏秋季多见。本病预后良好，但暴泄无度，易耗伤气阴，如失治误治，可导致亡阴、亡阳，或转为久泄。

《万病回春》对泄泻病的认识有独到之处。如认为泄泻病也有死症，一般著作很少提及，"若泻不止，手足寒、脉虚脱、烦躁发呃、气短、目直视、昏冒不识人者，皆死症也"。在治疗泄泻病的时候，由于治疗不得法，容易引起脱水，内环境紊乱，出现手足寒，脉虚脱，烦躁和脾胃衰败等表现，古代由于抢救手段的缺乏，可能引发死症。另外还认识到，在治疗泄泻病的时候不能过早使用甘温大补之药，那样容易造成湿热蕴蒸，反而延误病情。还有不能泛用消食利水之剂，那样容易伤阴，最终损伤元气，而造成久泄。在久泄的时候，则应该使用针灸的方法，如灸百会以升提阳气，或灸神阙以温中焦，就是一种很好的救治方法。值得提出的是，虽然本书多次提到使用针灸的方法，已经与其他中医著作不同，但在泄泻病中则提及更多，说明即使是使用中药方剂为主的大夫，也应该注重药、针并行，才会取得更好的效果。

西医所说的急慢性胃肠炎、胃肠功能紊乱、过敏性肠炎、溃疡性结肠炎、肠结核等疾病引起的腹泻。

三十六、霍乱

古代也有霍乱一名，首见于《灵枢·经脉》："足太阴厥气上逆，则霍乱。"《素问·六元正纪大论》："土郁之发，为呕吐霍乱。"多指下利时有挥霍缭乱的感觉，与现代所说的霍乱不是一回事。古代霍乱和泄泻的主要区分是泄泻以下利为主，霍乱除泄泻之外还伴有呕吐，而且症状较为剧烈，有挥霍缭乱之势。但治疗除了增加呕吐治疗之外，其他治疗基本相同。清代以后，尤其是近代，由于对瘟疫病认识逐渐明朗，所以将霍乱与泄泻给予了区分，将霍乱另外立论认识。

霍乱的主要发病时间是暑天，症状主要是腹绞痛，四肢厥冷。湿霍乱还有吐泻，甚至剧烈吐泻，干霍乱有恶心、欲呕，没有剧烈吐泻。中医所说的霍乱与西医所说的霍乱，也不完全是一回事，中医所说的霍乱包括了西医所说的霍乱、副霍乱、嗜盐菌性胃肠炎、某些食物中毒、阑尾炎、肠道流感或胃肠痉挛、胆囊绞痛、中暑等。现在中医霍乱病名使用较少。

《万病回春》还认为湿霍乱的治疗，在急性期一般使用藿香正气散或香薷饮加减。干霍乱首先用针灸的方法，刺委中出血，并适量放血，还可以在十指尖放血，以泻热、泻邪。然后使用理中汤加减等固本。为了预防霍乱病，可以在暑热天，适时服用藿香正气散（水、丸、胶囊）。湿霍乱相对容易治疗，干霍乱则治疗较为困难。治疗不当，都有可能出现死症。死症的主要症状是转筋入腹、舌卷囊缩，脉沉伏或无脉。霍乱病发作往往急遽，应该使用一切医疗手段进行治疗或抢救。若与瘟疫有关，则需要将患者进行必要的隔离。

三十七、痢疾

《医学杂著》认为痢是湿热及食积所致，治者别赤白青黄黑五色以属五脏，说明应该按脏腑分类进行考虑，遗憾的是，后文并没有详细印证这一看法。但治疗总则为通因通用，值得重视。

红痢有火，白痢有寒，赤白相间为寒热错杂。一般来说痢疾病有发热症状，疫毒痢有高烧。疫毒痢，与西医所说的中毒型痢疾相近，发病很急，往往首先出现神志昏迷，抽搐，而后才有痢疾症状，容易误诊为乙脑、流脑等疾患，需予以注意。由于中毒型痢疾有发热、晕厥、惊搐等表现，所以治疗时，应以退热、制止惊搐为两大要点。此时一是症状比较凶险，二是容易误诊，所以应该予以特别注意。需要及时使用大剂量的解毒清热、利肠祛湿药物治疗，并尽早配合西医抢救方法。

1.中药方剂治疗方法

①痢疾病在初发病的时候，多用清热理肠的方法。比如葛根黄芩黄连汤变化。②假若热毒侵犯可用白头翁汤变化。③在脾气阻遏时可用香连丸。④脾阳不足时可用连理汤；脾阴不足时可用黄连阿胶汤。⑤久病滑脱时可用驻车丸。⑥湿热阻滞时可用黄连泻心汤。⑦湿浊阻滞时可用连朴饮等。

2.中药方剂治疗特点

①中医过去也有以某中药为核心的辨病治疗法，与辨证治疗有相等的价值。②痢疾病的治疗，黄连都起到了十分重要的作用，说明黄连对某一个或某一些病有针对性的治疗效果，值得我们重视。

3.针灸治疗可以选用《针灸处方新解》中的处方

①止痢方：下脘、天枢、照海。②久痢方：中脘、天枢、脾俞、三焦俞、大肠俞、足三里、三阴交。③脏毒下血方：承山、脾俞、精宫、长强。非常重要的一点是，留针时间要比较长，一般在得气后1小时以上为好，病症越重留针时间越长，不排除1天针灸2次（中间相隔8小时以上为好）。慢性痢疾可加灸。

西医所说的细菌性痢疾、阿米巴痢疾、溃疡性结肠炎等可参照中医痢疾辨证治疗。

三十八、三消

三消即指消渴病。中医的消渴病，包括西医所说的糖尿病和尿崩症等。

消渴以多饮、多食、多尿为主症。其中口渴引饮为上消、善饮易食为中消、饮一溲一为下消，统称消渴。消渴的发病原因为饮食不节致脾胃运化失职，积热内蕴，化燥耗津，发为消渴；情态失调，气机郁结，进而化火，消烁肺胃阴液亦可产生消渴；素体阴虚，劳欲过度，损耗阴精，导致阴虚火旺，上蒸肺胃成为消渴。本病虽有上消属肺、中消属胃、下消属肾之分，但其基本病机都是阴虚燥热。阴虚为本，燥热为标。两者往往互为因果，燥热甚则阴愈虚，阴愈虚则燥热愈甚。迁延日久，还可造成气阴两伤、阴阳俱虚。这里强调了痰湿对消渴病的影响，多加用半夏等药，这是很有见地的，值得重视。另外，一般来说尿崩症多与中焦脾胃关系较为密切，我在临床中多加用糖参。

历来消渴使用针灸比较少，尤其是西医所说的糖尿病类疾病使用更少。原南昌工农兵医院谌剑飞大夫较早使用针灸疗法对糖尿病进行研究，获得一定的效果。其主要穴位为背俞穴，如脾俞、胃俞、肝俞、肾俞、膏肓俞等。目前使用针灸治疗糖尿病的研究逐渐增多，也获得了一定的效果。

我使用针灸时，比较重视三焦分治。首先辨证该糖尿病是属于哪一焦为主。

若属上焦为主，则选用以下方法：①少商、隐白、风府、膀胱俞横三间寸（膀胱俞，当骶正中嵴旁1.5寸，平第二骶后空）、脾俞下四寸、侠脊梁一寸半二穴（气海俞）、后溪、申脉。②金津、玉液（廉泉）、承浆、肺俞、中府、外关、足临泣。③列缺、照海、大肠俞、上巨虚、膻中、劳宫。④百会、曲池、行间、廉泉、心俞、鸠尾。

若属中焦为主，则选用以下方法：①承浆、意舍、关冲、然谷、脾俞、章门。②内关、公孙、小肠俞、下巨虚、中脘、胃俞。

若属下焦为主，则选用以下方法：①玉堂、明堂、行间、涌泉、复溜。②阴谷、肾俞、腰俞、京门、中膂俞。③承浆、太溪、太冲、手足小指穴（至阴、少泽）。④肝俞、期门、复溜、譩譆、三阴交。⑤膏肓、志室、膀胱俞、阴分、关元。⑥气海、中脘、百会、膻中、复溜、食窦。

若三焦皆病，则从上焦开始治疗，逐渐转向中焦、下焦。整个疗程为2～3个月。这里要注意的是：①治疗时，根据辨证，适当加减穴位。②一组穴位一般使用一个疗程，即7～10天，然后换用另一组穴位。③除了正常休假之外，一般不停止治疗。④若某一焦的病情好转，则可以提前转为下一焦的治疗。

三十九、眩晕

中医所说的眩晕主要包括风火、痰湿两大病因。西医一般多从高血压、直立性蛋白缺乏、血糖降低、缺钙、耳蜗管积水、身体虚弱等方面考虑。

中医所说的火象包括实火和虚火两方面，实火多为肝火上亢，风火相生；虚火多为寒湿下滞，阴火上炎，虚风内动。从西医的角度上看，此时都有血压高的表现。但有实火者，使用抗高血压药，效果相对较好；而有虚火者则使用抗高血压药效果并不理想。和我一起临床的一些西医也曾经给我说过此种感受。他们也知道这时使用中药方剂附子汤、真武汤效果更好。他们很难理解虚火是什么意思，也觉得奇怪，既然有火象，为什么还要使用温热助火药。

若是实火引起的高血压，针灸一般使用泻肝火的穴位，如太冲、阳陵泉；若症状比较重的，则使用行间或八风穴，甚至点刺放血。前者降火较慢，一般需要1个星期左右，血压才有明显下降；八风则只需要2～3天左右。若是出现高血压危象则可以使用捏脊疗法，从脊椎上端大椎穴开始沿脊柱向下捏脊，一直到尾椎骨，一般3～5次，也可以反复多次，直至眩晕减轻症状缓解。

若是虚火引起的高血压，可使用外关、足临泣。其中寒湿为主的可以加用百会、气海，或关元、水道（均加灸）；痰湿为主的可加用中脘、关元，或中极、丰隆（均加灸）。

《医醇賸义》认为肝风和肾风虽然都显风象，都有头目眩晕，但患者的感受是不一样的。肝风的头目眩晕为肝阳上亢，上重下轻，上实下虚，所以有如登云雾，如坐舟中的感觉；肾风为虚火上炎，目精不养，目光恍惚，心慌意乱，故心中悬悬，惊恐畏人。在病理上也不一样，肝肾同居下焦，肝火旺，则易伤肾水，肝火极易上冲，形成所谓肝风，此时治疗以平肝为主，同时祛风，如该书的滋生青阳汤；肾精不足，不能养肝，则肝阴虚，而肾火上炎，也会有肝火旺，但此时的肝火属于阴火，所以此时以养肾阴为主，兼以祛风，如该书的滋肾息风汤。

西医认为高血压不可能治愈，所以需要长期服药，以保持血压稳定。但高血压除了有血管硬化之外，还可以因为激素分泌、情绪、环境、时间的不同而加重。所以血压高多是综合因素引起，有些人血管硬化程度并不高，仍然显示高血压征象，此时使用中药或针灸的方法，是可以较快使血压恢复正常。中医的治疗可以对内环境进行调整，所以从中医的角度上说，不仅可以降低血压，而且可以治疗高血压病。有时这种治疗需要较长时间，不可能一蹴而就。

四十、流涎

流涎多见于小儿，成人也会有流涎病，《灵枢》称之为"奇邪"所致。脾主涎，流涎病人开始都可以使用补脾的方法，但"久病及肾"，也可以出现肾气虚衰的状况，此时治疗相对比较困难。

20世纪50年代，我曾见到一位中年妇女，长期大量流涎，每天靠在躺椅上，旁边放着一只石灰桶，侧着身体，口中痰涎下流不止，身体虚弱，面色恍白，多方求医，并不见效。20世纪80年代，我在北京接受某单位邀请去讲学，中午安排在某领导家中吃饭，其家中长者就患有流涎症，年纪较大，表现为吃饭困难，流涎不止，反应迟钝。据说去过很多医院，均无效果，同吃饭者有颇感恶心者，中途而退，我望之亦感叹不已。

现代有报道，治疗小儿流涎，一般贴涌泉穴，多使用白附子，不能时间太长，只要局部起水泡就可以拿下，然后将水泡挑破，注意消毒后包扎即可。

西医把本病称为"流涎症"，其发病原因多是由于口咽黏膜炎症、面神经麻痹、延髓麻痹、脑炎后遗症或小儿呆小病等神经系统疾病所引起。

四十一、呵欠

中医认为肾主欠，肾主纳气，所以呵欠是肾气奋起纳气的表现。在《灵枢》中也属于奇邪所致。《灵枢·口问》认为，卫气白天行于阳夜晚行于阴，在阴阳交接的时候，阳不能顺利进入阴分时，阴阳互为相引而出现呵欠。《血证论》从病理上说，呵欠是以肾水不足，冲血不足，无所润养而致。欠伸者，明系肾病。

《针灸大成》认为五脏皆可致呵欠，初期多在心肺，可使用肺俞、通里、太渊等穴；中期多在脾胃，可使用脾俞、大迎、冲阳、三阴交、内庭等穴；后期多在肝肾，可使用肾俞、肝俞、至阴、通谷等穴，多难治。

我认为从肾不纳气的角度上说，可以选用气海、关元、太溪、太渊、百会、中脘、膻中等穴。由于临床来看病的患者较少，此只作为参考。

西医对呵欠的认识不统一，有说是脑缺氧，有说是为脑降温，有说是血管硬化，有说是放松情绪时出现等。

20世纪70年代，在某山区农村还见到一位中年妇女，面色灰白，身体疲惫，拄杖慢走，呵欠连天，每行走3～5步就得呵欠1次，呵欠开始则伸腰仰天，数十秒钟才能将呵欠打出，因此行走十分困难。由于条件所限，求医不易，而放弃治疗。当地医生也说，曾经治疗过，毫无进展，对此束手无策。

四十二、积聚

关于积聚的概念，《难经》说："病有积有聚，何以别之？积者，阴气也；聚者，阳气也。故阴沉而浮，阳浮而动。气之所积名曰积，气之所聚名曰聚。"积者其始发有常处，其痛不离其部，上下左右的界限明显。而聚者时聚时散，痛无定处。但积聚均是一时的气机聚合，聚合的时间长短不一，以疼痛为其要点。

积聚为病名，见于《灵枢·五变》。《难经·五十五难》："故积者五脏所生；聚者六腑所成也。积者阴气也，其始发有常处，其痛不离其部，上下有所终始，左右有所穷处；聚者，阳气也，其始发无根本，上下无所留止，其痛无常处，谓之聚。"积为脏病，脏有五；聚为腑病，腑有六，故又有五积六聚之名。

积聚与痞满有基本相同的地方，但有程度上的不同。积聚有可触摸征象，如肠蠕动，胃肠鼓气，食物或糟粕停留，而痞满主要是个人感受。

《万病回春》重申"积在本位，聚无定处。"就是积有块状物，固定在一处，不能移动，如食积、血块、痰积等积聚而成；而聚是气所聚集，当气聚集在某一处的时候，就可见某一处或高起或硬结，而且聚散无定，时有时无。治疗上均用行气破气，行血化瘀，涤痰去积的方剂。该书所选的方剂，制作很繁杂，也很有特色。

四十三、鼓胀

鼓胀属于中医四大难症之一，是以腹部绷急胀大为主要特征的疾病。古代鼓与臌相通，故又可写成臌胀。《医林绳墨》："臌胀者，如鼓之形，外坚中空，击之有声，按之有形，皮肉之急胀，脾肺之大病也。"病由情志郁结，饮食不洁，嗜酒过度，或虫积日久，肝脾受损，气滞血瘀，水湿不行所致。亦有由癥瘕、积块发展而成。有气臌、血臌、水臌、虫臌、食臌之分。所以治疗时又得依具体情况而处置。臌又与蛊通，所以又认为与蛊有关，治疗相对较难。

本病与西医所说的肝脾肿大、肝硬化、某些水肿（尤其是腹部水肿）病、血吸虫病、腹腔癌症等病相近。

四十四、癖块

癖块指生于两胁的癖块。开始时如《杂病源流犀烛》所说："潜匿两肋之间，寻摸不见，有时而痛，始觉有物。"此时称之为癖气，时有时消。逐渐痰湿阻结，形成癖结，如《诸病源候论》所说："此由引水聚停不散，复因饮食相搏，致使结积在胁下，时有弦亘起或胀痛，或喘息短气，故云癖结。"最后可以发展为癖积，如《医超类编》所说："陈飞霞曰：癖者，血膜裹水，侧癖胁旁，时时作痛，时发潮热，或寒热往来似疟。"这一疾病的过程，这里称之为癖疾。小儿疳积病也可发展为癖疾。

癖疾与西医所说的腹内各类肿块相关。由于见于小儿，多与消化系统疾病关系密切。

《万病回春》介绍了一种灸法，即灸癖之根。这里所说的穴，在小儿背脊中，自尾骶骨将手揣摸脊骨两旁，有血筋发动处两穴。这两穴多在肝俞、脾俞、胃俞、胆俞附近，皮肤上有红黑色小淤斑，揉按时，皮下有较硬的筋状物，即可施灸。

《神灸经纶》也介绍说："凡治痞者须治痞根，无不获效。其法于十二椎下当脊中点墨为记，墨之两旁各开三寸半，以手揣摸自有动处，即点墨灸之。大约穴与脐平，多灸左边或左右俱灸，此痞根也。或患左灸右，患右灸左亦效。"十二椎下旁开1.5寸是胃俞穴，再旁开1.5寸是胃仓穴。可见这一横层面与胃的关系很密切，可见此处对调整胃气有效。

四十五、胀病

所谓胀病是指病变在皮肤、胸腹部之内，脏腑之外，脏腑、胸腹、肌肉、皮肤之间互有挤压感，如胸水、腹水、痰湿结节等就是。与脏器本身的胀，如胃胀满、膀胱胀满等不一样，但可以因为脏腑的疾病引发胀病，如《灵枢》所说当肝气郁结不能疏松脾土，则可能引起水湿泛滥而成胀病。

胀病的产生主要由于下有厥气，而厥气产生的原因又主要是肾气不能驱除在下之寒邪，以致肾主纳气的能力减弱，而促成厥气逆上。厥气产生上逆之后，直接影响了营卫之气的正常运行，使卫气留滞经络，进一步影响到营气，出现邪正相搏而产生胀病。可见本篇所说的病因包括了既有寒邪侵犯下焦，同时肾气又不足以抗邪而出现肾不纳气两方面。

胀病的治疗，《灵枢》提出了以下几点，可以参考。

1.当泻则泻，当补则补

这是治疗总则。

2.无问虚实，工在疾泻

这里不是说胀病只有使用泻法一种方法，而是说无论何种病证，祛邪都是首要的。因为胀病多为虚实夹杂证，只有或虚多或实多的区别，所以往往需要考虑补泻的先后关系。泻实相对比较容易，补虚更难，所以很强调祛邪即所以补正的思想。此时若需要使用补法，也应该先泻后补，才能取得满意效果，如采用阳中隐阴法等。

3.泻足三里

胀病由于是厥气上逆，影响到营卫之气停滞，造成胃气虚损。因此选用足三里穴，一方面调整营卫，补正以祛邪；另一方面可以直接泻厥气之气。足三里穴属于合穴，能直接对胃肠本脏进行调整；另一方面足三里从作用上说又属于补穴，一般针刺之时其作用偏补，今手法用泻，则能同时起到补泻两方面作用。

4.近者一下，远者三下

这里的近者、远者，不是指穴位与病变部位的远近，而是指病程的长短。病程短称近者，病程长称远者。一下、三下，是一个约数。不是指具体的补泻次数或治疗次数，而是指这些次数的少与多。次数少称一下，次数多称三下。也就是说病程短的治疗时间也比较短，病程长的，治疗时间也会比较长。

5.三而不下，必更其道

指治疗一段时间之后，效果不理想，就应该考虑治疗方法的正确与否或改用其他方法。

6.气下乃止，不下复始

气下指厥气停止向上逆乱，说明胀病的根本原因已经解除，故应适可而止，不可过分治疗。若是厥气仍然逆乱向上，则需要重新考虑治疗方法。

四十六、水肿

水肿病与鼓胀病的共同特点是都有水肿，因为中医认为人体水液代谢，与肺、脾、肾、三焦有关，前者的水肿以四肢、头面为主；后者的水肿以腹部为主。前者以肺脾脏功能受损为主；后者以肝肾脏受损为主。三焦为水道，主要运行水液和原气，所以无论何脏受损，都会影响到三焦的功能。无论何脏引起的水肿，都必须通调水道，运化三焦。

我们所说的水肿为"手按成窟，举手即满者"，应该包括了水气肿胀、皮水等病症。若是气虚引起的水肿，手按凹陷不会随手而起。治疗上主要是健脾利水。

《灵枢·水胀》篇中，对水胀、肤胀、鼓胀、肠覃、石瘕、石水作了论述，可以结合此处的内容进行参阅。

表4-2 水胀的各种病症表现

病名	病因、病机	症状	诊法	刺治	中药处方治疗
水胀	风寒湿邪外入，肾气不足，外邪直入阴经	水始起也，目窠上微肿。如新卧起状，其颈脉动，时咳。阴股间寒，足胫肿，腹乃大，其水已成矣	以手按其腹，随手而起，如裹水之状	解表去水，如选用大椎、肾俞、中极等	消阴利导煎
肤胀	寒气客于皮肤之间，阳气不通，水湿停留	罄罄然不坚，腹大，身尽肿，皮浓	按其腹，窅而不起，腹色不变	先泻其胀之血络，后调其经，刺去其血络	祛寒建中汤
鼓胀	长期气滞血瘀，肝脾虚衰	腹胀身皆大，大与肤胀等	色仓黄，腹筋起		扶抑归化汤
肠覃	寒气客于肠外，与卫气相搏，气不得荣，因有所系，癖而内着，恶气乃起，瘜肉乃生	其始生也，大如鸡卵，稍以益大，至其成如怀子之状，久者离岁	按之则坚，推之则移，月事以时下	温补脾胃，如选脾俞、胃俞、中脘、足三里，多用灸法	桂枝茯苓丸
石瘕	寒气客于子门，子门闭塞，气不得通，恶血当泻不泻，衃以留止	石瘕生于胞中，日以益大，状如怀子，皆生于女子	月事不以时下	可导而下（如选关元或中极、次髎、三阴交等）	琥珀散或桂枝茯苓丸加减
石水	阴阳结斜（邪），多阴少阳	腹冷足冷，小水不利，或小腹肿，腰间痛，面色黑黄或有癥瘕积块痞块	肝肾脉沉	温通经络，如选肝俞、肾俞、章门、期门、气海，多用灸法	附子汤，真武汤

四十七、小便不通

这里包括小便闭，小便不通，不得小便，溺如米泔色，小便下坠等几个方面。

本论强调了小便不通，用利水药不效者，此积痰在肺。所以此时在治疗的时候，还应该注重肺气的宣降功能和生痰之源的脾胃功能。如此处的二陈汤，就是在原二陈汤的基础上加有养肺清热利尿的药物。

另外，老人小便不通，本论认为是下元虚冷转胞和气短血虚两个因素。转胞最早见于《金匮要略·妇人杂病》："妇人病。饮食如故，烦热不得卧，而反倚息者，何也？师曰：此名转胞，不得溺也，以胞系了戾，故致此病，但利小便则愈。"多指尿潴留。所以在治疗的时候，先是补中焦脾胃的元气，如补中益气汤；然后是补肾中的原气，如六味丸等。男子年老之后，多有前列腺增生肥大，对排尿会有不同程度的影响，甚至引起尿闭。平时，可以用六味丸；尿淋漓不尽时，可以用金匮肾气丸；尿闭时，需要导尿。还可以配合针灸气海、关元，或《万病回春》所说的在下腹部熨之亦可。

注意，小便不通是急则治其标的重要指标。

四十八、虚劳

虚劳，病名，见于《金匮要略》，包括了虚痨的内容，属于中医四大难症之一。包括以虚为主的气血、脏腑等正气损伤而致的虚弱症和以痨为主的某些具传染性，表现为虚弱症候的疾病。一般将前者称为虚损，后者称为痨瘵。

《万病回春》又将虚劳称为虚怯症，"皆因元气不足，心肾有亏"而致。是以多有阴虚火旺，而且多和痨瘵有关，所以还有骨蒸劳热，咳嗽喘息，虚羸消瘦等表现，治疗相对较为困难。本病证与西医所说的结核病相近。

劳主要是指内伤。以说明自我耗损精力而引发疾病的病理变化。劳包括思虑、语言、怒郁、饥饱行役、酒色等，这些行为过分都会使精血受伤，以致五脏虚损。提出劳病一说是强调了精血在人体中的作用。这里的劳病与我们常说的痨病不完全等同，因为"痨"多有痨瘵的含义，而"劳"，则多指劳损。可见"劳"的范围更宽，"痨"仅是其中之一种表现。与中医所说的肺、心、肾之"劳"有相近之处。《医醇賸义》还强调了内劳之时容易感受外邪，一旦引动外邪入侵，则病情相对比较严重。若此时有寒邪外入，则经口鼻而入肺，扰上焦而伤心，若传入中焦进入脾胃，后天受损，若再不能控制，则治疗上就很困难了。若此时有热邪入侵，则会伤阴而直伤肾脏，扰下焦进而伤肝，精阴空虚，先天受损，若进而伤及脾胃，后天又遭损害，则治疗就更为困难。

四十九、痨瘵

痨瘵又名传尸劳，劳极，尸注，殗殜，鬼注。指其病有传染性。《杂病源流犀烛》说："痨者，劳也，劳困疲惫也；瘵者，败也，羸败凋敝也。虚损痨瘵，其病相因。"是古来风、痨、臌、膈四大难症之一。

从现代来看，"痨"多有结核杆菌对人体的损害，以肺痨为主，进而多出现结核性脑膜炎、肾结核、子宫内膜结核等。

痨瘵的症状有咳嗽，潮热，梦遗，滑精，盗汗，赤白浊，以及各种血证。

《血证论》认为辨别痨瘵病，可以使用辨虫之法。认为病人腹中有块，或脑后两边有小结核，是痨瘵病的重要特征。也可用乳香熏手背，以帛覆手心，良久手上出毛长寸许。白黄者可治，红者稍难，青黑者死。若熏手无毛，非痨虫证也。又或用真安息香，烧烟吸之。不嗽者非传尸，烟入即嗽，真传尸也。这些方法后人使用不多，所以其他医书少有转载。

《万病回春》说：又有传尸劳瘵之症，乃脏中有虫嚼心肺者，名曰瘵。所谓瘵，与西医所说的结核病相近似。

《明医杂著》对劳瘵提出了以下三点也很重要：①治疗时间较长，所以患者需要坚持治疗才会有明显效果。如他说："轻者必用药数十服，重者期以岁年。然必须病患爱命，坚心定志。"②注意情绪和身体的调养，如他说："绝房室，息妄想，戒恼怒，节饮食，以自培其根，否则虽服良药，亦无用也。"③患病后尽早治疗。如他说："此病治之于早则易，若到肌肉销铄，沉困着床，沉伏细数，则难为矣。"

虽然古代对瘵虫的治疗虽然方法很多，但由于治疗的难度很大，效果往往不是十分理想，所以才成为四大难症之一。为了提高疗效可配合针灸治疗，如针灸鬼眼穴（腰眼）、四花穴、膏肓穴等，往往效果很好。其具体治疗方法在《神灸经纶》一书中有较详细介绍，可以参阅。

五十、脚气

《万病回春》所说的脚气不是指香港脚等脚癣病,虽然某些脚癣病有脚气的表现,但脚癣病属皮肤病,一般不放在内科病中讨论。在治疗中脚癣病大都用局部涂抹等方法,若同时使用内服药,效果会更好。脚癣使用梅花针可有奇效。

脚气又可分为两大类,即湿脚气和干脚气。所谓湿脚气是由于常年居住湿地,饮食厚味,受湿邪侵犯引起。与西医认为的维生素B_1缺乏症近似,有筋脉弛长而软,或浮肿,或生臁疮之类等表现,严重的脚肿逐渐向上,直至出现脚气冲心等危象。《万病回春》所出的处方,大都与治疗湿脚气相关,可以参阅。干脚气是由于阳虚内热,湿热、风毒之邪从热化,伤营血,筋脉失养所致。症见足胫无力,麻木酸痛,挛急,脚不肿而日见枯瘦,饮食减少,小便热赤,舌红,脉弦数。与西医所说的脚气病干型近似。

脚气冲心使用附子末津唾调贴涌泉穴,是一个不错的方法,能起到引水气下行的作用。曾有人介绍用此法治疗流涎不止,尤其是小儿效果理想。一般贴涌泉穴,多使用白附子,不能时间太长,只要局部起水泡就可以拿下,然后将水泡挑破,注意消毒后包扎即可。

五十一、白淫

见于《素问·痿论》:"思想无穷,所愿不得,意淫于外,入房太甚,宗筋弛纵,发为筋痿,及为白淫。"王冰注:"白淫,谓白物淫衍,如精之状,男子因溲而下,女子阴器中绵绵而下也。"从西医的角度看,男子应与前列腺液相近,女子应指白带。

由于白淫与精液分泌相关,所以二者经常同时出现。白淫与遗精,滑精病因相同,病症相近,故治疗时常常一起考虑。

五十二、痔漏

《万病回春》依痔漏发生部位,形态,及与血的关系将痔分为5种:即牡痔、牝痔、脉痔、肠痔、气痔。除此之外还有酒痔和血痔。但在基本治法上是一致的,但可依辨证进行药物的加减。所说痔漏的治法,有清热法、养血法、行气活血法、活血化瘀法、行气止痛法等。可用内服熏洗、锭插入、局部涂擦、敷贴、灸法、结扎等手段。但无论何种方法，一定要戒酒、色，戒怒，及戒羊、鱼、大肉等发物。

还可以使用民间常用的挑羊毛疹的方法治疗痔疮。即在患者背部靠近脊椎下端的皮肤上（越靠近臀部越好）寻找皮肤上的黑色斑块，将其划破一小口，用三棱针伸入将皮下的白色筋膜挑出划断即可，然后消毒敷贴，以防感染。这种方法对于怕痛者，可以使用局部麻醉药，挑针结束后注意消毒包扎。

五十三、脱肛

《万病回春》认为脱肛可以分成寒热两种情况，均与肺脏有关。但论中只谈到了肺寒气虚的治疗。实际上还有肺热气虚和湿热阻滞等多种情况。除此之外，论述了脱肛后肛门回收的方法，如用冰片、秋后浮萍、五倍子等外敷，可作参考。

脾肺气虚阴气的脱肛，多见于各种虚弱之人，如本论所说的泻痢久虚，老人气血虚怠，产妇用力过度，小儿脱肛等，这时的治疗主要在于培补气机，如用补中益气丸等补提中气。属虚热者，可用北沙参，加天冬、川贝、天花粉等；属虚寒者可用红参，加熟地、姜半夏、枳壳等。若属于湿热引起，多在下焦，此时则应清理湿热，如使用萆薢胜湿汤等。针灸疗法效果较好，中气下陷者，可以选用百会、膻中、中脘、足三里、长强等；若属于湿热气滞者，可选用膻中、中脘、关元、天枢、带脉等。这时使用灸壮较多，留针时间较长。

除了治疗之外，肛门的及时回收也十分重要，所以《万病回春》介绍的几种肛门回收方法，可以使用。①大凡脱出肛门不收，用热尿洗后，用烘热鞋底揉进，恐迟则冷燥难进。②或用冰片点上，亦收。③于秋暮取霜露打过浮萍，不拘多少，以净瓦摊开阴干。其瓦一日一易，不可见日，务要阴干，用纸包起。凡有前疾者，临时研为细末。先取井中新汲水洗净脱出肛，次以药末掺上，其肛徐徐即进，一时即愈。不拘男妇大小儿并治。④五倍子炒黄为末，放热鞋底上抵之，即收。

五十四、狐臭

本论所说的体气、腋气、狐臭，都是身体异味。现在一般称之为狐臭，多表现在腋下。在治疗上内服药物，主要使用芳香化浊法，将体内的湿热从大小便排出；另外局部给药，如用洗药、贴药等。

中医认为，狐臭与肝经湿热有关。肝胆经脉行走于身体两侧，肝胆之火易旺，而脾胃受肝胆之气疏泄，肝胆之气太过，脾胃受损，也容易出现湿热蕴蒸。而腋部等闭塞部位，湿热蕴蒸受阻，久而不去，故出现狐臭。所以中医治疗，除了局部用药之外，还应该清泻肝胆之火，时间较长的应该同时清理脾胃湿热。

《兰室秘藏》中曾介绍："一富者前阴臊臭，又因连日饮酒，腹中不和，求先师（注：指张洁古）治之。曰：夫前阴者足厥阴肝之脉络，循阴器出其挺末，凡臭者，心之所主，散入五方为五臭。入肝为臊（注：还应有心臭焦、脾臭香、肺臭腥、肾臭腐，五脏各有臭，而皆心主之故），此其一也。当于肝经中泻行间是治其本，后于心经中泻少冲乃治其标。如恶针当用药除之，酒者，气味俱阳，能生里之湿热，是风湿热合于下焦为邪。故《经》云：下焦如渎；又云：在下者引而竭之。酒是湿热之水，亦宜决前阴以去之。"很有意思的是，《针灸聚英》不但引用了该说法，还补充说："腋臭亦属臊。故治法与前阴臊臭不殊。药用柴胡、草龙胆、车前子、黄连。以泻心肝二经也。"实际强调了针药并用。

五十五、㿉疝

一是由肝经气机不畅，二是湿热邪久蕴，寒邪外束而引起。病分为盘肠风、膀胱气、小肠气、偏坠、水肾气、奔豚气等。其中除了腹部内容物向外突出，还有鼓肠等内容。古代医家还将阴囊疾患、妇女阴户凸出等也列为㿉疝的范围。

《万病回春》认为若肾经虚弱，膀胱为邪气所袭，也可结成寒疝。出现阴囊偏坠痛，牵引脐腹，或生疮疡时出水。这时可使用茱萸内消丸治之。

㿉疝出现的时候，多与腹部压力突然增大有关，需要尽早使疝气回收到腹内，否则，时间越长，自动回腹的可能性就越低。《万病回春》介绍的灸法，即灸囟门和脚两中指（应该是指足第二趾）合缝处。这种疗法很特别，从最后的那一例病案来看，属阴部或阴囊肿痛有关的疝气，应该有止痛的效果。针灸足大趾大敦穴，在当作鬼穴使用的时候，也是足底相对，并将足大趾捆上，用稍大艾炷灸。可以治疗某些鬼病（主要指精神神经方面的疾病），也可以治疗疝气。二者有异曲同工之妙。

还有男子之疝和女子之疝的区别。男子之疝包括遗溺、闭癃、阴痿、胕痹、精滑、白淫；女子之疝包括血涸不月、月罢腰膝上热、足躄、嗌干、癃闭、少腹有块（或定或移）、前阴突出、后阴痔核。不过通常女子不称作"疝"，而称之为"瘕"。因为足厥阴肝经绕阴器，所以均与足厥阴肝经湿热阻滞经络有关，治疗的时候多清热泻火利湿。

肝肾同居下焦，肾阴对肝阳也有很重要的协调作用。但此时肝经湿热，多是水湿停滞而致肝火较旺，多与脾之运化水湿相关，所以薛己说不干脬（pāo）肾小肠之事，而从肝脾论治。

五十六、瘰疬

瘰疬，又名鼠瘘、鼠疮。其小者为瘰，大者为疬。因部位不同，又有特定的名称。如项前为痰瘰，项后为湿瘰，左右两侧形软，遇怒即肿为气疬，坚硬筋缩为筋疬，若连绵如贯珠者为瘰疬。瘰疬病情严重以后，出现溃烂穿孔，则多以鼠瘘名之。多因肺肾阴虚，肝气久郁，虚火内灼，炼液为痰，或受风火邪毒，结于颈、项、腑、胯之间。初起结块如豆，数目不等，无痛无热，后渐增大串生，久则微觉疼痛，结块粘连，推之不移，溃后脓汁稀薄，其中或夹有豆渣样物质，此愈彼起，久不收口。可形成窦道或漏口。与现在所说的淋巴结结核、慢性淋巴结炎相似。治疗比较困难，需要坚持一段较长时间的综合性治疗，方可获得好的效果。灸法在中医的治疗中所占的地位很重要，方法也十分多，尤其是骑竹马灸法治疗瘰疬更是享有盛名。还有介绍使用独头蒜、巴豆、莨菪根、癞蛤蟆等施灸的方法。在使用针刺上，《素问·骨空论》说："鼠瘘寒热，还刺寒府，寒府在附膝外解营。"注家一般认为此处是指膝阳关穴。后世医籍中，还有将肘尖穴作为特效穴的。《灵枢·经筋》说："寒热在颈者，治在燔针劫刺之，以知为数，以痛为输。"燔针，指进针后在针柄部加艾烧灼，使热经针体传入穴位中，属温针灸。劫刺，是一种快进快出的针法，如火针刺，多属泻法范畴。具体的针灸方法，可参看有关著作。

五十七、跌打出血

首先一是要止血，二是要化瘀。可外用花蕊石散敷之；内服化腐生肌散治之。

《血证论》指出跌打最危险者，则有血攻心肺之症，需要予以特别注意。所谓血攻心肺多指瘀血为患，《千金翼方》说："猝血攻心，被打，内有瘀血"。属于瘀血阻滞心肺的经脉，引起心神和心脉的异常变化，所以化瘀就是当时的治疗重点。血攻心者，可以归芎散，加乳香、没药治之，失笑散亦治之。血攻肺者，当急用参苏饮救之。而一切血证，其当清金保肺，虚而制节不行者，则宜人参以保肺。肺实而制节不行者，则宜葶苈以泻肺。肺寒而制节不行者，则宜姜、半以温肺。肺热而制节不行者，则宜知、芩以清肺。

该书中对血攻心的治法有介绍，一是用针灸的方法："皆恶血攻心而致之也。自古以来，无人论此，但有患此疾者，无方可治。唯以砭针于两手曲池青筋上刺之，出瘀血不胜其数。"二是自制白虎丸内服：千年锻石（不拘多少，刮去杂色、泥土，为末，水飞过。）上晒干量可，丸如梧桐子大。每服五十丸，看轻重加减，烧酒送下。

五十八、疠风

疠风即大麻风、麻风病。为慢性、传染性皮肤病。《素问·风论》："疠者，有荣气热胕，其气不清，故使鼻柱坏而色败，皮肤溃疡。"治疗很困难，患者往往需要长期隔离。

疠风可用以下方法治疗。

（1）直接用锐针在肿上针刺，然后去挤压肿处，由于针体比较大，针孔也比较大，可以将肿物内的恶性物质挤出（一般为恶血），直至挤干净为止。《针灸逢源》即有在黑紫搭上刺出恶血的记载。

（2）在《素问·长刺节论》中还有一种以出汗的方法对疠风进行治疗的记载，其为"刺肌肉为故，汗出百日，刺骨髓，汗出百日，凡二百日，须眉生而止针。"在《张氏医通》卷六中也记有出汗的方法，可以参考："疠疡砭刺一法，子和谓一汗抵千针。盖以砭血不如发汗之周遍也。然夺汗者无血，夺血者无汗，二者一律。若恶血凝滞肌表经络者，宜刺宜汗，汗用一味浮萍，曝干为末，每服三钱。以黑豆淋酒，食远临卧调服，温覆取汗。"治疗中的注意事项是：按照一定的要求进食，一些容易动风发毒，聚湿成痰的食物，比如烹炸的食物、容易过敏的食物、荤腥的食物、油腻的食物、五味过重的食物都不要吃。食物尽量清淡，而且具有营养。

五十九、失音

失音病，《内经》中称之为"喑"。暴喑为突然失音，是其中的一种表现。暴喑主要有两个原因，一是情绪突然之间出现大的变动，造成气逆，咽喉阻塞，以致发音不出，如"卒然忧患"之说；二是寒邪突然侵犯，影响咽喉部的发音功能，如"寒气客于咽，则厌不能发，发不能下至，其开阖不致"之说。另外，《内经》还认为一些误治，也会引发喑症。

1.喑症的病理

①认为主要是太阳气衰，入中之气不足，不能内助肾气，肾气阻绝不通，而影响到咽喉的发音功能。如《素问·脉解篇》所说："所谓入中为喑者，阳盛已衰，故为喑也。"②认为是五脏之邪引起的气机运行混乱。《素问·宣明五气篇》所说："五邪所乱：邪入于阳则狂，邪入于阴则痹，搏阳则为巅疾，搏阴则为喑。"邪气进入五脏之后，与五脏之气相互搏杀，因而影响了气机的正常运行，而五脏之经脉多与咽喉有联系，故很容易发生喑症。《灵枢·九针论》也说："邪入于阴，转则为喑"，可见一斑。

2.喑症的治疗

《灵枢》主要说到"两泻其血脉"，其中还专门提到了天突穴。这些治法主要是针对任脉和足少阴脉而言。而对阳明经引起的喑症，在《灵枢·寒热病》中说："暴喑气鞕，取扶突与舌本出血。"扶突为手阳明经上的穴位，又位于颈项部，有治疗失音的功能，舌本即舌体，这里出血，应该是点刺金津、玉液。《灵枢·杂病》中还说道："唇漯漯然，暴言难，甚者不能言，取足阳明。"因为足阳明经循面环口唇，因此可以选用口唇附近的穴位，如地仓、巨髎等。另外足阳明经在口唇部位与任脉、手阳明经脉有所交汇，故还可选用承浆、迎香等穴。近代在治疗用嗓过度引起的喑症，可以选用手阳明经上的天鼎穴，效果较为明显。

曾有报道，选用巨阙穴深刺（注意深度，不要刺伤腹腔内主动脉），治疗暴喑，一次获得痊愈。还有介绍说，从鸠尾穴进针，沿腹斜刺向下，穿过巨阙、上脘穴，称之为一针透三穴，治愈暴喑症。

六十、耳鸣、耳聋

肾开窍于耳，手太阳小肠经入耳，手少阳三焦经系耳后，足少阳胆经、足阳明胃经走耳前，均与耳相关。耳主听，影响听觉的原因：一是耳鸣；二是耳聋；三是耳闭；四是重听。

《万病回春》认为从脏腑来说：耳左聋者，忿怒动胆火；耳右聋者，色欲动相火；两耳俱聋者，厚味动胃火。从症状上说：有耳肿痛、耳出脓、耳气闭等表现。治疗上各有方法，可以参照。注意，这里所说的耳聋，不是真性耳聋，而是一时性、因疾病引起的耳聋。气闭是指耳内有堵塞感，听力下降。使用吹耳散和吹麝香，并用葱塞入耳中，是一种直接取效的方法。重听可仿耳鸣治疗。

耳病使用针灸疗法，效果也很好。肝胆火旺引起的耳鸣耳聋，可以选用听会、行间等穴；肾虚耳鸣耳聋，可以选用听宫、后溪等穴；湿热引起的耳鸣耳聋，可以选用耳门、中渚；外感引起的耳鸣，可以选用翳风、完骨等穴。

除此之外，梅尼埃病，也会有耳鸣耳闭的感觉，这时使用针灸和方剂苓桂术甘汤加减效果很好。

耳聋若属于药物引起，往往会有部分听力残留，所以有一定的治疗价值；若是先天性耳聋，往往听力全部丧失，则治疗价值不大。

六十一、鼻病

鼻病，主要有鼻塞、鼻渊、酒糟鼻、鼻不闻香臭4种。鼻塞即鼻气不通，多因感冒引起，只要解表除邪后，就能解除。可用通窍汤，使用于感冒后并发鼻炎者。在实际生活中，可以按压或针刺迎香穴，可很快解除鼻塞症状。鼻渊，指鼻腔内流出脓液，而且量大，除了鼻炎症状较重之外，多有鼻窦炎或额窦炎，治疗相对较困难。多认为是胆移热于脑，可使用荆芥连翘汤。酒糟鼻有两种病情，一是热血入肺；二是血冷凝滞。前者可用清血四物汤，后者可用当归活血汤。鼻不闻香臭，除了鼻腔内分泌物增多外，还有可能是嗅觉因某种原因不灵敏。多为鼻窍堵塞，所以多用开窍之药，《万病回春》用补遗方，就是此种用法。若鼻不闻香臭时间很长，嗅觉失灵，则治疗效果往往不佳。可以针灸迎香、印堂、上星、巨髎、颧髎、鱼际、合谷等穴，有比较好的效果。

六十二、脑漏

脑漏多称之为鼻渊，与现代鼻窦炎或额窦炎相近。《素问·气厥论》曰："胆移热于脑，则辛頞鼻渊，鼻渊者，浊涕下不止也，传为衄蔑瞑目，故得之气厥也。"《医醇賸义》将脑漏的发病原因，总结为三，即风、寒、火，并自制三方相对应。其中风、寒所指脑漏，虽然二者病因不同，实指外邪入侵之后引起的鼻流清涕，及肝火内燔或化热后出现的时流浊涕，可见此处所说的脑漏多为病变初中期。

脑漏一症，外因多因长期感受外邪，肺气不畅，滞留不去，逐渐化热，上循足太阳膀胱经而上脑，以致脑内津液下渗，湿热熏蒸而成。《素问玄机原病式》认为："彼但见鼽、嚏、鼻塞，冒寒则甚，遂以为然。岂知寒伤皮毛，则腠理闭密，热极怫郁，而病愈甚也。"说明一般的流涕和脑漏相比，一为寒，一为热，前者多在肺系，后者多涉脑系，病程长短不同，病情轻重不同，病性不同，病位不同。

脑漏使用针灸治疗效果相对较好，可选用上星、迎香、阳白、巨髎等局部穴，配用远端的辨证穴，如火象重，配鱼际、合谷、行间、内庭；痰湿重，配列缺、照海、外关、足临泣等。

六十三、经闭

经闭，又称为闭经。女子年龄超过18周岁，仍不见月经来潮，或曾来过月经，但又连续闭止3个月以上，除妊娠、哺乳期等生理性闭经外，均称之为经闭。在情绪紧张、激动，运动剧烈的时候也会出现月经不来的现象，但只要不良因素消除后，月经照常来临，则不要以经闭对待。

《血证论》认为经闭可以分成四类，即寒、热、虚、实。依此来认识和治疗经闭证。

另外还有暗经之人。指妇女终身未见有月经来潮，但能正常孕育者。

《医宗金鉴·妇科心法要诀》说："然亦有两月一行谓之并月者；有三月一行，谓之居经者；有一年一行，谓之避年者；有一生不行而依然能孕育，谓之暗经者。此所禀之不同，而亦非病，不须治也。"

《万病回春》将经闭分为血实气滞、气血虚弱、半实半虚3种类型。血实气滞用痛经丸专攻；气血虚弱则用通经调气汤；半实半虚则应攻补兼施，用通经汤治之。其中腹内有块者，可用四物汤加行气化瘀的药物治疗。若属干血痨，则用一粒仙丹进行阴道内栓塞。但干血痨与西医所说的子宫内膜结核近似，所以治疗相对比较困难，除了使用栓塞剂外还应配用其他中药辨证治疗。另外针灸学中的四花穴、膏肓穴治疗痨病有较好的效果，可以考虑使用，详情可参阅《神灸经纶》。

《血证论》治疗经闭的处方中使用大黄较多，大黄除了有肠道攻下的作用之外，还能入血祛瘀，值得重视。

现在中西医都有以药物或针灸的方式进行人工月经周期的方法，对经闭病证有一定的疗效。

六十四、带下

带下指妇女阴道内分泌物。一般在月经前或妊娠期会有白带增多的情况。但若出现白带量超常、异味、腰酸背痛，甚至颜色改变，则可以诊为带下病。带下病有五色带之分，一般白带多为阴道受异物（如滴虫等）刺激分泌增多引起；黄带多有湿热，西医多认为有明显炎症；红带多有阴道或子宫某处出血；青带多为情绪长期压抑，寒湿内蕴所致；黑带多有寒湿长期侵犯，阳气虚衰所致。五色带，即多种颜色出现在带下病中，是多种原因混合而成。尤其是妇科的癌症中多可见到，患者身上甚至居住地都有明显异味。

《万病回春》认为妇女在血虚、痰湿之时，可能出现白带增多，且有寒热之辨。但从该书的3例病案来看，多用补脾胃的方法。故可见中焦脾胃在带下病中有很重要的作用。

除此之外，带脉松弛，不能约束诸经，也是一个很重要的原因。所以治疗带下病的时候，除了针对带下的颜色进行辨证，使用不同方剂之外，还可配用针灸的方法。如《罗遗编》中的止带方（命门、神阙、中极），还可加用四花穴等。另外直接针灸带脉穴，也是一个不错的选择。

六十五、验胎、安胎

即怀孕后不适引起的各种症状。验胎包括怀孕初期和妊娠期的验证。初期主要是验证是否已经怀孕，妊娠期主要是验证胎儿知否平安。前者用验胎散和艾醋汤，以艾叶为主，对胞宫进行温和刺激，若有动、痛反应的，则为已孕。孕期则用佛手散，对胞宫进行验测，若不损，则痛止，子母俱安；若胎损，即便遂下。

古来以脉验胎的内容较多，一般认为妊孕初时，寸微五至，二部平匀，久按不晰。也就是说与正常脉象没有太大的差别。四月辨质，右女左男；或浮或沉，疾大实兼；左右俱盛，胎有二、三；更审经脉，阴阳可参。而怀孕3个月左右，可以鉴别胎儿的性别，一是左右手的脉象都很旺盛，无论浮沉，一般应该以滑脉为主；二是左右手脉象对比，右手更旺盛的为女，左手更旺盛的为男。

胎儿位置不恰当，如横位胎、坐位胎等，现在虽然西医可以使用手法复位，但效果不是十分理想，往往需要反复多次使用手法，胎儿的发育也会受到一定的影响。中医认为胎儿与母体之间应该是一种阴阳相合的关系。母亲头为阳，脚为阴，则胎儿头为阳，应该是头向下与母亲之阴相交通，脚为阴，则脚应在上方，与母亲之阳相交通，故胎儿正常应该倒置。若出现胎儿异位，与母体不能阴阳交流，则需要给予矫正。多年前，南昌妇幼保健院的医生摸索出针灸足太阳经上的至阴穴，以矫正胎位的方法，效果较为理想，可以参照使用。这种方法可使肾经与膀胱经阴阳交通，从先天入手，使胎儿自动、逐渐矫正与母亲之间的阴阳关系，达到与母亲之阴阳互为交通的目的，从而使胎儿得以正常发育成长。

六十六、乳岩

乳岩是指乳房有硬结物，包括了西医所说的乳房小叶增生等乳房结节。因为足厥阴肝经循行人身两侧，妇人多忧郁积怨，肝气多抑郁，气机容易壅遏，而乳房属胃，肝气刑克脾胃，故多发于乳房的外上侧，一般形成的时间较长，五七年方成疮，多为良性。

我的老师张海峰教授曾介绍用荸荠7个，海蜇头1个煮水，连水和荸荠一起吃，每日1次，煎水后分多次服用。连用1个月左右，乳岩即可见消退。

其中荸荠化积，海蜇头咸寒软坚，二者相配，针对性很强，而且属于食疗，患者容易接受。当然在服用期间还得重视情绪的调节，医生可以运用心理疗法，逐渐诱导，才是正确的治疗。一旦有效，可以停一段时间后再继续服用，反复进行。

一般良性乳岩，最好不要进行手术治疗，不要过分对其进行刺激。主要在于调解情绪，同时服用中药或针灸，如《针灸大成》中的通乳方（少泽、合谷、膻中），胁痛方（支沟、章门、阳陵泉、委中）等。否则，反而容易引起其他变故。我曾经工作过的医院里，一位优秀的妇产科医师，因情绪不好时间较长，患乳腺小叶增生，刚好当地最好的某位医生与其关系好，就请他进行手术摘除，手术后一段时间，出现恶化现象，最后不仅出现乳癌，还转移成肝癌，以致英年早逝，曾使人感慨不已。

《万病回春》中十六味流气饮治乳岩方，值得重视和使用。

六十七、癥瘕

癥瘕与积聚有基本相同的地方，也有程度上的不同。

癥是有明显癥象，有硬性块状物，是能用手触摸到硬块，一般能持续存在该处，如肝、脾硬化，各种瘤子、结节等。在治疗时，一般以软坚固本为主进行辨证治疗。

瘕在出现的时候，也是一种块状物，但质地不很硬，位置不很固定，且时有时无，但不易消失，而是隐匿或减轻。所以《类经》说："瘕者，谓其隐伏秘匿，深沉不易取也。"其中疝瘕与疝气相关；水瘕与水液代谢有关；血瘕为留着肠胃之外及少腹间，其苦横骨下有积气；石瘕为子宫口紧张收缩后引起的宫内堵塞；虫瘕为肠道寄生虫引起；大瘕表现在颊下逆颧，为面部色泽的变化和轻度浮肿，表现在下牙车为腹满，颧后为胁痛，颊上者膈上也。都属于一时性集聚，呈现为时聚时散状态。在治疗时一般以行气行水，活血化瘀为主。

《圣济总录》说："癥瘕癖结，积聚之异名，症状不一，原其病本大略相似。"《杂病源流犀烛》说："痞癖见于胸膈间，是上焦之病；痃积滞见于腹内，是中焦之病；癥瘕见于脐下，是下焦之病……故积聚痃癖痞多生于男子，而女子偶患之；癥瘕多生于女子，而男子偶患之。"

六十八、关于小儿病证

小儿之病，主要在呼吸道和消化道，所以和肺、脾的关系比较密切。而脾为后天之本，除影响肺脏之外，也会影响身体的其他脏腑。脾胃气机的变化在五脏中又与肝脏关系十分密切，所以在考虑脾胃气机的时候，还得同时考虑肝胆的影响。因此，王纶认为小儿病，大概率属脾土、肝木二经。小儿则主要由于脾胃之气不足，而引肝气横逆，主要原因还是脾胃。所以小儿出现肝经症状的时候，急则治其标，先治肝，一般情况下则主要治疗脾胃，以脾胃养肝。影响脾胃的主要外因又是饮食，所以调饮食、化积滞是治本，需较长时间坚持治疗。

小儿呼吸道疾病，多与肺相关，发热等急症时，主要治肺，平时则主要使用培土生金之法，治疗上也需较长时间。

小儿肺和脾胃病变经常互相影响，如小儿肺炎，多出现泄泻，西医往往认为是两种病，治疗时必需二病分治，开了肺炎的药，还要再开泄泻的药。而中医往往认为肺和大肠相表里，所以治疗的时候只要治先病者即可。如肺先病，大肠后病，则只需治疗肺病即可使大肠病获得痊愈；大肠先病，肺后病，则只需治疗大肠病即可使肺病获得痊愈。

六十九、小儿吐泻

小儿吐泻多为急性发作。因为小儿肠胃道功能比较脆弱，容易发生紊乱，所以一时照顾不周，即可能出现吐泻。小儿吐泻的最大伤害是脱水，尤其是长时间泄泻得不到有效治疗的时候，更关紧要。所以西医补液疗法很有作用，这成了当今儿科大夫的必修之课。

《万病回春》用绿豆粉拌鸡子清外用敷涂，是一种很有效的辅助治疗方法。以吐为主，则敷涂脚心，以引上向下；以泻为主，则敷涂囟门，以引下向上，属于针灸常用的远端穴治远端病的方法。而且方法简单，药物平常，家属容易接受。

七十、小儿伤食

小儿伤食多为进食过多，超过了小儿的消化能力，或脾胃功能因疾病受伤而不能对食物进行有效消化而引起。主要表现为胃腹胀满，不愿进食，泛口水，打嗝，口臭，疲乏，大便不畅等，民间称之为膈食。前者有如《万病回春》所说的宿食不消，后者如《万病回春》所说小儿时常伤食。前者用消食丸，以化食为主；后者用消食饼，以养益脾胃为主。

针灸的效果也较好，一般使用点刺疗法，可点刺中脘、足三里、阳陵泉、胃俞、脾俞、肝俞、胆俞等穴位。

曾有人介绍一民间疗法"拉膈筋"，对膈食（宿食不化）有很好的效果。即在人体两侧，肋骨以下，髋骨以上的侧腹，用大指、食指掐住皮肤内的腹肌，向外突然弹拉，拔起后突然松开，每侧弹拉 3~5 次即可，效果极好。我小时候曾经被使用过，后来还给患儿使用过，往往拉膈筋 1 次即能取效。

七十一、变蒸

变蒸指婴儿在生长过程中，或有身热、脉乱、汗出等症，而身无大病者。此说始于西晋王叔和，隋唐医家，日相传演，其说益繁。张景岳则对此持有异议，他说："凡属违和，则不因外感，必以内伤，初未闻有无因而病者，岂真变蒸之谓耶？"陈复正支持这一看法。多数医家认为变蒸不是疾患，而是小儿发育的自然现象。

王纶认为变蒸属于小儿正常生长时所出现的自然现象，变换五脏，蒸养六腑，小儿才能渐长成人，故只需等待不需治疗。薛己引《全婴方》所说，轻则体热，虚惊，耳冷，微汗，唇生白泡，三日可愈；重者寒热，脉乱，腹疼，啼叫，不能乳食，食而即吐，五日方愈。其候与伤寒相似，但以唇上白泡验之。亦有受胎气壮实，不热不惊，或无证候而暗变者。认为此症为小儿所不能免，故不必服药。

七十二、疳

小儿常见疾病之一。有 3 种主要表现：一是疳瘦腹大；二是二便色白如疳；三是出现疳疮，包括溃疡、疮疖、糜烂等。治疗难度相对较大，治疗所需时间也相对较长。

主要是脾胃消化能力受阻，饮食淤积，产生的营养不良，进而影响到肝胆功能。由于疳与积关系密切，所以有时又可统称之为疳积。王纶用治疳丸，薛己用安神丸治疗。

由于营养不全，营阴亏损，虚火泛滥，还可以在内影响到五脏，出现各种疳症。薛己在脾疳时用肥儿丸，肝疳用地黄丸或芦荟丸等。《小儿药证直诀》中肝疳用地黄丸、心疳用安神丸、脾疳用益黄散、肾疳用地黄丸、肺疳用益黄散、筋疳用地黄丸、骨疳用地黄丸等。并认为诸疳，皆根据本脏补其母及与治疳药，冷则木香丸，热则胡黄连丸主之。

在外也可出现五官、皮肤、阴部等处的疳症。薛己在口鼻生疮时用安神丸，走马牙疳敷雄黄散，服大芜荑汤等。《小儿药证直诀》认为在外之疳，如鼻下赤烂，目燥，鼻头上有疮不着痂，渐绕耳生疮，可用兰香散。

由于疳与积常常同时出现，治疗难度较大，若配合针灸治疗，效果会更好。以四缝穴为主，再配合辨证选穴，如有脾火时加血海、内庭；有肝火时加用行间、太冲；有心火时加用大陵、劳宫；有肺火时加用鱼际、少商；有肾火时，加用太溪、照海等；在上可加合谷，在下可加大敦等。往往能提高疗效。

七十三、疳疾

疳疾是一种脾胃运化失常所引起的慢性营养障碍性疾病。临床上可见小儿面黄肌瘦，头大身小，肚腹膨胀，青筋满布，毛发稀黄，食欲反常，大便失调等。与西医所说的消化系统功能紊乱，结核病后期，或其他传染病损害近似。

一般将疳疾分成肝疳、筋疳、肾疳、脾疳、疮疳、骨疳。《万病回春》还提到五疳，即五脏疳。古人认为"无积不成疳""积是疳之母"，多先有积，而后逐渐成疳，所以又统称之为疳积。由于疳积多有肠胃道湿热，故易生虫，称之为疳虫。所以在治疗时，首先得驱虫，如用消疳丸，肥儿丸等，然后要壮脾胃，消饮食，清肝火，磨积块。

用针灸的方法治疗疳积也是一种很好的选择。其中包括点刺四缝穴，又称之为挑积；割治大鱼际等处；捏脊疗法等。

四缝穴左右共8个穴点，是每个穴点都刺还是部分刺，是出血好还是出液好，需要连续针刺还是间隔一些时日再针刺呢？通过比较长时间的治疗和观察，我感到四缝穴的针刺需要注意的有几点：首先是看四缝穴点处（即手指第二关节处）的皮肤，凡是皮肤下看不见血管的或看不清血管的，穴点处稍有隆起的，就是可以针刺的点。因为这时皮肤下有比较多的液体，据我想这种液体很可能就是指关节内关节液过多引起的，说明人体津液运行分布出了问题。而引起人体津液运行紊乱的主要原因有三脏，即脾、肺、肾。其中与饮食有密切关系的是脾胃功能不协调，脾不能正常运化水湿，水谷精微物质也包含其中，因此四肢肌肉瘦弱；水湿行于手指远端，返回困难，停留过久，则成黏液，而穴位为转运站，故黏液多见于穴位处。

从理论上讲，足趾关节相当于手指四缝穴处，也应该出现黏液停滞现象，但不容易观察到，故多见于四缝穴处的黏液停留。但由于病情和归经的不同，不是每一位病人的每一个四缝穴点都有黏液停留，故首先需要观察四缝穴处的表现，不要以为只要是小儿疳积，就四缝穴的每一个穴点都要刺破。所以在大多数情况之下，都不需要刺破四缝穴的8个点，一般多在3~5点之间。刺破四缝穴在一般情况之下，应该以出液为好，若是小儿火积，则可适量出血，但出血量不能大。所以在三棱针针刺的时候，不要用力过大，不要刺得太深，一般刺破皮肤就行。刺破皮肤后，有黄色黏液流出，但由于黏液浓稠，不能完全自动流出，故还需要由医生进行挤压，将黄色黏液完全挤出即可，过分地挤压就可能出血。治疗结束后，要注意局部消毒，避免引起感染。一般使用三棱针一次即可达到治疗效果，很少进行第二次点刺。

过去还经常使用割治疗法治疗小儿疳积，就是在手大鱼际处或食指、中指之间的根部（手掌部）将皮肤直行切开约1.5厘米长的口子，用手术钳将皮肤下的脂肪拉出，用手术刀切下米粒大小到绿豆大小的脂肪块，然后将切开部分消毒包扎即可。效果也很好。一般割治一次就行。

捏脊疗法一般沿脊柱从下向上捏，从脊柱的末端向上一直捏到大椎处，反复进行，在捏到肝俞、胃俞、脾胃附近的时候，在该穴位上进行按压揉15秒左右，然后继续向上捏脊。每次捏脊15分钟左右即可，7天1个疗程。

七十四、虫积

虫积胃脘痛，中医多认为是脾胃湿热为主要内因，湿热不除，虫积还会发生。除了蛔虫症之外，急症多表现为胆道蛔虫症。这时可以使用乌梅丸，运用"虫见酸则伏"的道理，也就是说蛔虫在酸性环境中不会躁动。儿时经常肚子疼，服一片阿司匹林，疼痛明显缓解，还以为止痛药还可以治肚子疼。现在看来，当时多为蛔虫引起的疼痛。从这一认识出发，后来我在治疗胆道蛔虫的时候也很注意酸性药的使用。在西药中阿司匹林在出诊箱中是必备的药品。它就是酸性的解热镇痛药。在使用时，从中医的角度理解，解热药一般具有辛味，因为只有辛才能发散，发散才具有解表的能力。为了消除阿司匹林中可能的辛味，我用镊子夹着它在酒精灯上烧片刻，我曾开玩笑说这是火烧阿司匹林，炮打蛔虫症。烧后的药片成松脆状，很容易研成粉末。在出诊遇见胆道蛔虫症的时候，让患儿食用火烧后的阿司匹林，一般每次半片或者1片，蛔虫很快就能安定下来，疼痛很快消失。然后使用打虫药打虫，效果很好。现代西医在治疗胆道蛔虫的时候也和以前不一样，在疼痛比较明显的时候也可以使用盐酸哌吡嗪打虫，我想其主要原因也不外乎与酸性有关。看来中西医之间还真有认识相同的地方。

七十五、青筋

青筋指人体体表异常显露的青色筋脉。青筋与西医所说的肝脾硬化、静脉曲张、某些水肿病相近。主要是肝气上逆，恶血攻心所致，治疗方剂白虎丸等有一定的效果，刺灸疗法也都很有特色，值得重视。

除此之外，疳积、痧症也可引起青筋。肝气上逆、虫积者，多病程较长。痧症则多发生急促。《症因脉治》说："肚大青筋，此虫积腹痛之症也。"而《古今医鉴》中所说的青筋，则症似痧症。

针灸疗法是一个很好的选择。《万病回春》介绍在曲池穴附近的突出青筋上进行针刺出血。除此之外，还可以直接在青筋部位点刺出血，但一次出血量一般不要超过3毫升。若属于静脉曲张，还可以用梅花针沿青筋的经络循行线敲击。同时服用当归四逆汤、《金匮》下瘀血汤、抵当丸等。

若是疳积引起的青筋，可以针刺四缝穴。由于四缝穴左右手共有8个穴位，不是每次这8个穴位都需要全部点刺，一般在四缝穴处看不见细小络脉的部位上点刺出液即可。

若是痧症，则可使用刮痧疗法。一般在手肘关节凹陷、膝关节凹陷，或背部足太阳经、颈部手足少阳经上刮痧即可。

七十六、风斑

按王纶的说法和薛己的病例来看，除了指风疹（荨麻疹）之外，还包括小儿瘙痒症、小儿风湿热引起的关节红肿疼痛，阴囊肿痛，淋巴管炎症等疾病。

风斑，一般来说主要指风疹，西医认为从体质原因上说，是对某些食品吸收消化过程中产生过敏，治疗以抗过敏为主，目前尚无很有效的治疗方法。中医认为主要在于脾胃虚热，以及血中有内热，治疗以养脾阴为主，同时清血热，祛内风，如使用生地黄、怀山药、牡丹皮、赤芍、黄芪、防风、白鲜皮、地骨皮、甘草等。薛己认为大抵安里之药为主，发表之药为佐，又分成脾气不足，食郁内热，风邪收敛腠理等证型，以针对性治疗。中药的疗效尚好，能较快地控制症状，很难彻底治愈，往往有反复发作的情况。可以配合针灸治疗，一般可以使用曲池、血海为主穴，再按辨证加用穴位，若有实火表现，则可在太冲穴处适当针刺放血。

七十七、脐风

又名风噤、风搐、噤风、马牙风、出生口噤、四六风、七日风，即新生儿破伤风。《证治准绳》使用撮风散以通经开窍，镇痉熄风。王纶推荐使用桑树白汁涂脐带破口处；薛己认为艾灸疗法较好。

脐风撮口，一般灸然谷三壮。还可以小艾炷隔蒜灸脐中，俟口中觉有艾气即效。凡脐风症必有青筋一道自下上行至腹而生两岔，即灸青筋之头三壮；若见两岔即灸两处筋头各三壮，十治五六，否则上行攻心不救。

七十八、急惊风

急惊风多与发热有关，西医认为，小儿神经系统发育不完善，自控能力较弱，一旦发热，甚至高烧，就会引起抽搐。尤其是小儿脾胃功能不好，身体处于缺钙的时候，更加容易出现抽搐的症状，所以补钙是治疗小儿抽搐的重要环节。王纶认为急惊风主要由于肝、心之火引起，但必须注重补养脾胃。祛风、化痰、清火是主要的治疗方法。可见中西医对急惊风的看法十分近似。王纶还强调，芳香走窜之药不宜使用，因为这类药，容易伤气损脾，更容易助胃火，加重急惊风的病情。薛己更提出如何辨证治疗的方法，值得学习。

急惊变慢惊，和一般的急性病治疗不当转成慢性病的概念不完全相同。因为急惊风一般都会有饮食积滞、脾胃虚弱，由于急性发热甚至高烧，促使肝风内动而致惊风抽搐。治疗后发热虽去，但体质不足犹存，或急惊风时治疗不当使脾胃进一步受伤，或发热虽去，但饮食不调并未解除，时间一长，终至出现慢惊风。可见无论急、慢惊风，脾胃不足是根本原因，是本，其他原因都是标。

王纶认为惊风平息后，仍有自动切牙，说明肝、胃、肾之火还没有完全消除，还可以继续清热。但在清热的时候，要以补养为主，其中更要注意脾胃的补养。因为小儿体质稚嫩，对过于滋腻之药的吸收消化能力差，反而容易引起其他不良后果。

七十九、慢惊风

饮食劳倦容易引起慢惊风，临床以发病缓慢，反复发作，无热，抽搐时发时止，缓而无力为其特点，抽搐、目上翻等风象时有时无。临床虽然多见于小儿，成人也时有发生，尤其是老人更是经常见到，多表现为偶发抽筋。发病原因，一是因各种原因引起的营养极度缺乏；二是缺钙。脾胃虚弱招致肝气乘伐，所以抽搐、目上翻等风象时有时无，此时治理脾胃（成人或老人多应主动补钙）是主要的方法。

《万病回春》介绍慢惊风病元气虚损而致昏愦者，急灸百会穴，若待下痰不愈而后灸之，则元气脱散而不救矣。是指慢惊风长期得不到有效治理，而身体元气逐渐衰少，最后出现元气不能归位而脱散，出现脾胃衰败现象，故出现危症。用百会穴主要在于提升原阳，属于补火生土之法，平时可以振奋脾阳，危时可以挽救垂危，所以可以及早使用。由于慢惊是多种疾病过程中的一种症状表现，所以调理脾胃的同时还应同时治疗原发疾病。

慢惊多见于小儿，临床以发病缓慢，反复发作，无热，抽搐时发时止，缓而无力为其特点。使用针灸疗法是一种很好的选择，除百会穴外，还可以针刺中脘、气海、足三里、公孙、内关，三阴交、阳陵泉等，每次选用3个穴位针或灸均可，灸法每次每穴灸5~8分钟即可。若患儿哭闹，可以使用点刺的方法。病情较重者，可以加灸食窦穴、章门穴。

慢惊风主要是由于脾胃运化能力减弱，加以饮食积滞，消化吸收受影响，主要病位在脾胃。王纶认为应当主以补脾养血，佐以安心、清肺、制肝之药。薛己更明确说：慢惊之症，外虚热而内真寒也，无风可逐，无痰可驱，但温补脾胃为主，这才是其要旨。

王纶认为小儿惊风，若见急症，则需镇痉清热，但必须中病即止，不可多服，也不可常服。若属慢性惊风，只用轻剂，病退便宜和中调理，注意补养脾胃。薛己进一步说明急性发作多病位在肝胆，慢性发作病位多在脾胃。前者多为邪气有余，当泻邪为主，后者当补中焦元气为主。

八十、关于小儿无补肾之法

王纶认为小儿无补肾之法，有3层含义。

（1）肾藏精，肾中之精为先天所来，如《内经》所说："人始生，先成精，精成而后脑髓生。""两精相搏合而成形，常先身生是谓精。"肾精为父母所给，后天是不能自创或自生的（注意，肾精可以在后天的生长或治疗中逐渐自我完善。也就是说肾精的量不能增加，但肾精的功能可以逐渐完善或强化）。人一生下来就开始使用肾精，直至肾精消耗殆尽，则会精丧人亡。所以王纶说若受胎之时，禀之不足，则无可补；禀之原足，又何待于补耶？先天之精不足或有缺陷，则会有薛己所说的小儿行迟、齿迟、解颅、囟填、五软、鹤膝、肾疳、齿豁、睛白、多愁等表现。

（2）所谓补肾起到的是强化肾精的作用，是使用比平时更少量的肾精，发挥更大的作用。也是促使肾精自我完善的一种方法，所以薛己仍然用六味地黄丸、鹿茸丸对小儿诸多不足予以治疗。这种治疗实际上是一种保肾、养精，可以缓解此类疾病对小儿的进一步伤害，这样做，能使小儿在发育过程中逐渐得以改善或逐渐恢复正常。

（3）人生下来之后，先天之精，还得需要后天之精的供养，既然先天之精无法增加，那么，王纶认为小儿此时应该主要是补养脾胃，以生脾精而养肾精，以使肾精逐渐发育完善。

八十一、养病

王纶说到了2点，一是不怕死；二是不畏病。总之就是静下心来，敢与疾病作抗争。只有这样才能很好地配合医生的治疗。这在中医的治疗中是非常重要的。

　　薛己从神志的角度对这两点进行了解读，认为心火妄动，则五脏之火翕然随之，火邪为患，必然加重病情。虽然是针对患者所说，也是对医生的一种告诫。就是要注意心理因素对疾病的影响。中医医生不仅要重视病理变化，还要重视心理变化，这样就能有效地提高疗效。

第五讲
经络洞察

一、经络现象

人体可见的经络现象，主要指沿经络路线出现的感觉传导或感觉异常现象，以及经络出现的各种可见的变化，如循经出现的带状皮疹、血疹、红线、白线、出汗、汗毛竖立、脱毛等现实。其中一类为自发者（包括内脏诱发，如循经皮肤病、循经脱毛等），一类为激发者（即刺激经穴而产生一过性红线、皮丘带等）。在经络现象中以感受传导现象为最多。

经络现象近代还可以从声、光、电、热、磁、频率等手段检测出来，可以通过这些手段明确知道经络的走向和气血的强弱。可见经络虽然没有解剖形态，但有可读指标，因此可以证明经络在人体内是客观存在的。

经络的发现与古代修炼气功密切相关，所以经络是人体的一种生命现象的体验，是生命力的表现。因此：①人在活着的时候才有经络现象，死去后经络现象即消失。②经络不是一种人体解剖学上的组织结构，所以没有明确的、单一的解剖形态。

二、循经感传现象

循经感传的感觉性质以酸、麻、胀为主，另有冷、热、虫爬、电麻、水流、跳动感。路线与经脉循行一致，但有变异。一般来说在四肢与经脉循行基本一致，躯干常有所偏离，头部则变异较大。循行宽度一般为0.5～5厘米，一般在四肢部分较窄，在躯干部较宽，常有清晰的中心线。循行深度基本在皮下，但肌肉多的部位在肌肉。循行方向从四肢末端诱发，多向心性，躯干部则呈双向性或与经脉循行同向。循行速度为慢速传导，从每秒几毫米到十几毫米之间，通过关节时较慢。按照《内经》记载应为每秒3.2厘米左右（未曾折成现代的度量衡）。

感传三性：①趋病性指当感传在伸延过程中接近某一病灶时，常常偏离循行路线，趋向病灶部位。②可阻性指感传可因机械压迫、刀口、瘢痕、冷冻等而受到阻滞。③回流性指刺激停止后，感传则停止前进，并向原路回流，逐渐淡化和消失。

刺激强度与感传：一般说刺激强度大，感传反应强，感传线也长，但过强则原有感传停止。

三、经脉的窄与皮部的宽

经脉不是有人理解的管状运行，气血都在管道中，无论处于管道的哪一个部分，气血多少都是一样。而实际上经络应该是河床状运行，气血在其中运行（流淌或传递），由于河床有深浅不同，所以较深的部分应该是气血最多的地方，也就是经络的主要循行线；而较浅的部分，就是经络中的皮部。可见皮部是人体表皮部的经络，是十四经经络循行线的扩展。

十四经经络是气血运行的通道，多可分为天、地、人三部，其中天部属于经络的皮部。皮部的循行线包括了所有较浅表的部分，所以循行线就较为宽，而经络的循行线主要指气血较多部分，所以循行线较为窄，经络的循行线一般在皮部循行线的中央。

由于皮部的气血相对经络循行线而言较少，所以通过皮部进行治疗时，一般采用梅花针大面积敲击，或使用皮刺法，多针浅刺。能使气血得到大面积调整，更全面提升皮部的抗邪、祛邪能力。

四、标本与根结的关系

在《灵枢·卫气》篇中，标本也是一种部位名称，本部在根部附近，标部在结部附近。标本概念主要是用以阐述经脉（运行气血的通道）的起止部，经气汇聚后进入经脉的部位称为本部，经气从经脉中游散出来和进入人体内的部位称为标部。如张志聪所说："标者，犹树之梢杪，杪绝而出于络外治径路也。本者，犹木之根也，经脉之血气从此而出也。"

可见根结主要是指经气而言，标本主要是指经脉而言。犹如水和水管一样，是既互相关联又有所区别的事物。可以认为，经气从根部开始汇聚，成为一定规模之后，通过本部进入经脉之中，从下向上运行，从远端向心性运行。在标结部沿着经脉逐渐向外渗透流出，弥散充盈，渐浸渐深而进入体内。所以一般来说，根部之后为本部，而结部与标部却比较接近。

五、开阖枢与关阖枢

中医学术上历来有"开阖枢""关阖枢"的争论。在现存王冰所注《内经》中，均为"开阖枢"，而杨上善所注《黄帝内经太素》中为"关阖枢"，由于简写或习惯的原因，有时将"阖"字写成"合"，此时二者没有原则上的区别。由于杨注《内经》比王注《内经》要早，所以后世有些注家认为应该以杨上善所注为准，因而引起"开""关"的争论。

李锄教授认为，①在繁体字中开为"開"，而"关"字为"關""闗"，但有时将"門"字内的"絲"字写成"关"字或"并"字，成为"関""開"，与"開"字外形接近，因此繁体字中，开与关二字极易混淆。②开阖枢是从动词来理解的，而关阖枢是从名词来理解的。从动词理解，说明开阖枢，是人体经络、脏腑气机的一种变化，也就是太阳、太阴经络及其脏腑的气机是向外开放、鼓动的；少阳、厥阴经络及其脏腑的气机是在表里之间进出的；阳明、少阴经络及其脏腑的气机是内敛、收藏的。而从名词来解释则说明他们是同一扇门上面的三个部分，"關"代表"门禁"，即门闩，说明太阳、太阴主抵御外邪，留存正气，"膀胱足太阳脉主禁津液及于毛孔，故为关也"；"阖"代表扉，即两扇门板，说明阳明、少阴主隔断内外，"胃足阳明令真气止息复无留滞，故名为阖也"；"枢"为"户枢"，即门开关时的转动轴，"胆足少阳脉主筋，纲维诸骨令其转动，故为枢也。"

争论的主因是认为杨上善所注，时代最早，所以代表了《内经》的本意，因此列出了王冰所注的种种不足，及其与《内经》经文相冲突、相违背的地方。争论的主要区别有如李锄教授所说，是应该将其动词化理解，还是应该将其名词化理解。而且认为"两者只是一字之差，但实际上其意义却大相径庭"。

我认为："开阖枢"与"关阖枢"，说明了事物的2个方面，即静态方面和动态方面，这样的解读，是希望我们从不同角度来认识经络脏腑气机对全身的影响，使我们了解中医对事物的认识是辨证的、全面的。有如近年来对

"生命在于运动"和"生命在于静止"的讨论一样，其实是各自代表了局部真理，只有结合二者认识生命的形式，才真正开启了生命长寿之门。至于是否有脱简或误写，就得具体问题具体分析，不能以某一处的解读有"困难"，就证明"开"或"关"谁是《内经》中的唯一，进而排斥对方。古代中医在发展过程中，与古代天文学、气象学、地理学、物候学、哲学等有着密切关系，在中医中占有重要地位的运气学说，阴阳五行学说就是其代表之一。这些学说很重要的要点就是动静分明，动静共存，没有静就没有动，不了解静，就无法了解动。如太极图，就有常态图、静态图和动态图；阴阳五行中所指也有静态和动态的区别，如本书在"理论新解"中所说；运气学说中也有平年，不及之年，太过之年的区别等。即使在同一文献中，根据文中需要，可能某处写的是"开阖枢"，而在另一处写的是"关阖枢"，这种情况并不能排除，所以没有必要二选一。非要统一成某种说法，以对错来辩，或者说此时"二选一"反而不是明智之举。而是应该二者并存，犹如阴阳一样，共同来解释中医中纷繁复杂的现象，这才是值得我们期待的。

六、督脉气血为什么有上下两种运行方式

关于督脉的起处和循行方式，历来医家有不同看法，就是在《内经》中也有上行和下行两种看法。督脉起于下而向上循行是一源三歧的来源。而《灵枢·营气》说："循脊入骶，是督脉也。"则是指督脉起于上而向下循行。在《素问·骨空论》中也说到督脉有与足太阳膀胱经大体相同的循行路线。

我认为督脉向下循行，强调的是以营气为主的循行方式，与任脉的气血循行相连接。而督脉气机上行强调的是以卫气为主的循行方式。与十二经营卫之气循行的特点一样，二者并不冲突矛盾。这种认识还可参阅本书前文"人体气血运行的两大方式"和后文"五输穴为什么向心性排列"所说。

第六讲
腧穴透视

一、腧穴的三维结构

既然腧穴像容器一样具有盛装作用，那么它该具有怎样的三维结构呢？这个形状虽然不能从解剖角度予以描述，但依据腧穴的特点和形成条件是可以表达的。

从平面的二维结构看，穴位有明确的定位，是一个点。从具体部位看，它又具有凹陷和孔隙。凹陷和孔隙的大小与穴位的大小相关，凹陷和孔隙越大，则穴位所占的位置越大，孔隙和凹陷成什么形状，则穴位就是什么形状。所以他们的形状不规则、不统一。如在关节部，穴位可能就是条状；在头顶部，可能就较成圆形。在腕关节可能较细长，在脊椎部可能较粗长；合谷穴成小不规则圆形，足三里穴成大不规则圆形等。穴位的中心点是气血高度集聚处，临近部位气血逐渐减少。可以描述为其中心浓度最高（气血集聚最多）、逐渐向外淡化（气血集聚逐渐减少）的一个气血集聚处，形状不规则，有相对边缘（气血集聚很少，反应不出功能来），无绝对边缘（不断向外淡化）。

从深度（立体的三维结构）看，穴位可分为3层，其功能各异。即在表浅部（最外层）可祛阳邪，在较深部（中间层）可祛阴邪，在最深部可出谷气。也就是说，穴位的表浅层有一定量的气血云集，有抗邪外出的能力；穴位的中间层气血聚集较多，能将深入人体的邪气消除；穴位的深层有调动正气的能力，当正气不足时，它就能发挥很好的作用。

总之穴位是一个不规则的立体结构（这个结构的形状与其所在的凹陷和孔隙的形状相似）。腧穴的定位在这个结构的中心点上，立体结构中集聚气血。由于气血集聚受各种内外条件的影响，以致气血时多时少，故腧穴则表现为时大时小，功能时强时弱。

二、临床如何确定穴位位置

从以上可知，从皮肤上说，只要在气血浓度相对较高的部位扎针，就能表现出穴位的功能来。离中心高浓度越远，主治功能的表现能力就越差。由于气血浓度的范围可大可小，那么临床如何确定这个范围呢？主要就是利用腧穴的阿是特性进行寻找。也就是说，在确认穴位时，先根据穴位的定位（预计中的气血浓度最高点），在定位点及其附近按压，若出现明显的酸麻胀重感，那么这个部位就是穴位的扎针部位（实际的气血浓度最高处），就是选准了穴位。如足三里定位在犊鼻下3寸，只要是上法所认定的穴位范围内，比3寸多一点或少一点都是正确的。

穴位深度分3层，每层都能得气，故以得气作为深浅层次的标准。所以历代医家都提倡慢捻针，细心体会得气情况。若是外感病人，只需进针到浅层（第1次得气）即可。若是属于正气虚弱的慢性病，则需继续向下进针，直到第3次得气方可停止进针。过深的进针除某些穴位有危险外，还可能刺到它穴的部位，临床上也有以此为一针透多穴的方法。若是斜刺和平针透刺，则应以针刺目的来决定角度和方向。若巨阙透中脘治胃下垂，可取巨阙开窍化痰以去阻滞，中脘行气补气以利提升，那么从巨阙穴进针，到达中层（即第2次得气后）将针斜向中脘，透到中脘穴下的深层即可达到上述目的。其中针过上脘穴，刚好在中、深层之间，起到补正祛阴滞的作用。头皮等肌肉较少的穴位，很难以得气分清深浅层次，则可以皮肤为第1层，皮下为第2层，骨膜上为第3层，可供学者参考。

我们将以上方法，简述为8个字，即"相对位置，得气为准"。所谓"相对位置"必须受绝对位置的制约，如足三里公认是犊鼻穴下3寸左右，若相距太远，甚至超过1寸，就不合适了。所谓"得气为准"，必须受治疗目的的制约，不得气说明穴位没选准，但又不能一概以得气即停止进针。得气也得分浅中深三种层次上的得气，根据治疗目的进行选择深浅，从而达到补正或祛邪的实际要求。

可见，针灸工作者只有对穴位的三维结构有一个既抽象又明确的概念，才能提高取穴和扎针的准确性，从而提高疗效。

三、腧穴的五大常规效应

一般效应指过去在理论上阐述的比较清楚，临床上考虑和使用得比较多的一些特性，也可以说是腧穴的本性，只要正常地针刺腧穴，这些特性就能表现出来，与一般的针灸技巧关系不大。可以说是腧穴的第一效应或基本效应。但从深层的角度上看，一般效应的潜力是很大的，往往可通过较好的技巧与方法使它发挥出高层次的效应。

一般效应指遥联性、整体性、特异性、双向性、层次性。

1.遥联性

所谓遥联性，是指腧穴与距其较远的部分能遥相呼应。它有以下两个特点。①腧穴与内脏相连，如"五脏有疾，当取之十二原"的原穴和"合治内腑"的合穴等。这是一种不经过经脉关系的相连，我们称之为短线，即直接联系。②远程穴治远程病，如脚部穴可治头部病，这虽然是一种循经相连，但也属于直接效应性相连。

2.整体性

所谓整体性，是指相互间的排斥性和认同性。

（1）排斥性：是指穴位之间在不恰当配伍和选取穴位过多时，出现互相排斥的作用。因此每次临床针灸时达到的目标不要太多，否则腧穴间有可能互相影响功能的发挥。针灸界曾有人提出每次针灸不宜超过8个穴位或8个方向，超过8个穴位或8个方向后，其相互间就可能出现排斥作用，从而影响疗效。

（2）认同性：是指穴位之间能互相加强功效。如十二经腧穴左右对称，左右同名腧穴就有认同效应。虽然同侧取穴（除手阳明经外）均治同侧疾病，但巨刺或缪刺法却主要是指治疗对侧疾病。交叉取穴虽然有人从神经交叉角度进行解释，但从腧穴的角度上来说，是同名穴的认同感比刺激同侧穴位效果更好。所以在一般情况下不需要双侧同名穴同时针刺就可以取得预期的效果。

3.特异性

所谓特异性，是指每个腧穴都有独特的作用。从经络联系上说，同一条经脉的腧穴有大致相同的治疗作用，但每个穴位有其独到之处，如肺经上的腧穴都有能治肺脏病的共性，但少商开窍泻热，鱼际行气泻热，太渊培补肺气，列缺通宣肺气等又各具特色，而且互相之间不能完全性替代。

从局部相关上说，局部穴治局部病，这是腧穴的共性。但不同的腧穴所起到的治疗作用则各有不同。如眼周围穴都能治眼睛病。但睛明行气明目，承泣清热明目，瞳子髎去风明目等治疗方向不一。

4.双向性

所谓双向性，即指腧穴有使机体趋向稳态的功能，使阴阳的各类偏移化为阴平阳秘。

（1）从病机上看：胃火引起的腹泻可用足三里取效，胃寒引起的腹泻也可用足三里取效。

（2）从症状上看：腹泻可用足三里取效，便秘也可用足三里取效。

（3）从治法上看：针刺腧穴可出现补泻两种作用，灸焫腧穴也可出现补泻作用。

5.层次性

所谓层次性，是指腧穴在不同的深度可表现出不同的作用。如《灵枢经》中多次提到的"三刺"。即一刺出阳邪，二刺出阴邪，三刺出谷气。就主要是从针刺深度上说的。

后世烧山火、透天凉等复合手法中，提到天、人、地三部，都是利用腧穴的层次性以达到治疗目的的方法。

近年来有人对三阴交、内关等穴作了层次性研究。如认为三阴交浅层主要治肝脾病，中层主要治脾病，深层主要治脾肾病，这主要是从经络循行的深浅层次和经脉相交的相互关系上说的。

但层次性更主要的还是指治疗效应。如阳邪患人，病程不长，针刺浅层即可取效。若阳邪转阴或病程较长，针刺应入中层。若正气已虚，病情缠绵，则针刺需入深层方可取得满意疗效。《灵枢·官针》中的五脏刺法，其半刺、豹文刺就是在浅层中针刺，关刺、合谷刺已入中层，输刺则进入深层。

所谓全息性，在腧穴的研究中又称之为穴位的全息率，是指人体任一肢节或其他较大的、相对独立部分的穴位，如果以其相应的整体上的部位来命名，则穴位排列的结果好像是整个人体的缩小。

四、腧穴的全息性

上海中医药大学首届博士刘立公等人通过《针灸大成》中腧穴位置与作

用关系的研究，发现人体的大全息现象。如双掌合十，指端与头顶（包括脑部）相应，大指方向与面部相应，小指方向与颈项相应。针刺手部的腧穴，头部（包括脑）相应部分会产生治疗效应。修瑞娟发现指端的微循环与脑部的微循环相应，在研究上可以互替。

笔者根据《洁古云岐针法》中的大接经疗法发展的全息相应疗法治疗偏瘫已经获得比较好的疗效。大接经的实质现在看来与刘立公、修瑞娟的发现与认识有异曲同工之妙。

大接经疗法虽然针刺的是十二井穴，但是通过肢端微循环与脑微循环的相应关系，其治疗作用出现在脑部，这有利于脑部疾病的恢复，而且避免了血脑屏障的阻隔，因此比药物治疗更直接有利。

最早从事全息研究而成书的，有张颖清的《生物全息诊疗法》，可供参阅。

时间性是指穴位在一定的时间（第四维空间）中的变化。也就是指穴位的最佳疗效时间。这种研究自古就有，金元时期称之为子午流注。子午流注的种种计算都是寻找穴位最佳疗效时间的方法。笔者研究认为子午流注中的灵龟八法所依据的九宫图，用现在的眼光来看，它就是一座古代的模拟生物钟，用它来寻找人体气血流注的穴位，当然有其一定的可靠性。

五、腧穴的时间性

1.用针时间

（1）停针时间（停针休息以达到去敏）：现在一般在两个疗程之间停针7～10天。

（2）针灸治疗时间：一般遵循三八规律。所谓三八规律是指3个8：即1天之内，2次针灸的时间需要相距8个小时以上；一组固定穴位连续针灸的时间不要超过8天或8次（若是每次针灸时穴位不断换动，则不受此限制）；每次针灸所选穴位不要超过8个或虽超过8个，但不超过8组（如牙痛病清热为一个治疗方向，可以选用颊车、内庭两个穴位，此时只算一组穴位）。

2.捻针时间

（1）慢性病时捻针次数一般遵循河图的数字变化。肝脏病每次捻针时捻转3次，心脏病捻转2次，肺脏病捻转4次，脾脏病捻转5次，肾脏病捻转1

154

次。或在此基础上各加5次也可，因为5为脾土所居之处，为培补脾土，扶正祛邪之意。所以《内经》认为是，东方其数8，南方其数7，中央其数5，西方其数9，北方其数6。有人将上面所说的河图数称之为生数，《内经》所说的数为成数。所谓生数，就是有生长能力；所谓成数，就是在生数上加了一个5，5为脾土所属，使有生长能力的种子长成，是成就万物，所以称成数。

（2）急性病时捻针时间一般遵循经脉长度和气血循行的速度。按照计算，经脉中气血运行速度为每秒3.2厘米左右。若牙痛针合谷穴，合谷穴在手背，距离牙齿的距离若为80厘米，则需捻针25秒钟左右。

3.留针时间

一般按气血的循行周期（见《灵枢·五十营》），即每次留针30分钟左右，也就是针刺后，气血进入调整过程，让这个过程保持30分钟，即气血在全身运行一周的时间。或为30分钟的倍数，如1小时、1.5小时等。

4.治疗时间（即疗程的确定）

（1）总则是按《内经·寿夭刚柔篇》所说："形先病而未入脏者，刺之半其日；脏先病而形乃应者，刺之倍其日。"通俗地说，就是急性病需要针灸治疗的时间为患病时间的一半左右，如病了3～4天，则针灸治疗需要2天左右即可治愈；慢性病需要针灸治疗的时间为患病时间的一倍，如患病已经半年，则需要针灸治疗1年左右，疾病才有可能治愈。这是指正确的治疗所需时间，若治疗上出现了偏差，或医生的针灸能力较差，则在以上约定的时间之内不能治愈。

（2）每天针灸时间则根据病情来定，如《伤寒论》中所说的伤寒病七日转归。又如瘫痪病人肌肉恢复以下午针灸为好，因为下午为阳明主令，而阳明主肌肉之故。

值得说明的是在子午流注中所说的时间穴不是万能穴，他是穴位在时间条件下的高层次启动，从穴位本身来说，无论他是时间穴或不是时间穴，都有相同的功能，只不过在某时间内疗效最好而已，但是，因种种原因使医生对时间性的认识比较淡漠，临床上使用的人相对较少，可以说在时间性方面，中医的认识远远早于国外，但在研究上颇为滞后，和以上所说的客观原因不无相关，故值得今后予以重视。

六、腧穴的放大性

放大性指腧穴对针灸的刺激有放大的作用。

（1）针灸的治疗作用是通过腧穴和经络的效应体现的，刺灸对疾病是一种间接作用，腧穴与经络的效应对疾病才是直接的作用。因此笔者认为刺灸是第一推动力，它的作用是激发腧穴与经络，而腧穴与经络的效应是第二推动力，只有第二推动力才是直接推动力。只有恰当的第一推动力，才会出现最佳的第二推动力，第二推动力是第一推动力的生物性放大。

（2）由于第二推动力是第一推动力的放大，所以第一推动力的恰到好处至关重要。刺激量过大过小，刺激频率的过强过弱，刺激次数的过多过少，都可能使第二推动力达不到最佳状态，甚至抑制第二推动力的出现。如近年来针灸界普遍认为面瘫的刺激量不宜过大，否则不利于面瘫的恢复，可以说，这就是对两种推动力相关的一种认识。从这一认识出发，笔者认为针灸手法的运用不是可有可无，而是很重要的。如呼吸补泻可以理解为在第一推动力中加入人体的呼吸频率，以提高第二推动力的一种方法。当然刺激量的大小等，目前还没有一个明确的客观标准，它只能体现在医生临床能力高低上。因此，它是今后科研的一个重要课题。有时我们能见到对穴位的很轻刺激就能获得很佳疗效。如治疗长期失眠、精神疲乏，身体虚衰者选用程氏治失眠方（内关、大陵、神门），针轻轻刺在皮内就能获效。近年来，有人称为"针针倒，病包好"。实际确有此事。

七、腧穴的耐针性和嗜针性

所谓耐针性，是指较长时期针灸某一个穴位或一组穴位，造成的腧穴"破损""疲劳"，而降低敏感度，以至于降低疗效。所谓嗜针性，是指长期针灸某一穴位或某一组穴位，以致穴位已经适应这种刺激，需要这种刺激，没有这种刺激反而不能适应，这种刺激仅仅是患者的感受和需求，已经与疗效无关。

针灸的耐针性和嗜针性历来没有人提及，甚至还有人认为中医中药、方剂没有耐药性，针灸没有耐针性和嗜针性，实际上这是一种误会。这是因为针对人体肌肤来说，针刺毕竟是一种创伤性或破损性治疗，遭受损伤的腧穴局部会降低气血的收藏、转输能力，若当腧穴修复还不到位的时，再次进行针刺，会加重对腧穴损伤，而产生耐针性，甚至嗜针性。

八、腧穴的三八规律

对于针灸时间包括针刺的间隔时间、持续时间的把控也是关乎疗效很重要的一环。曾在20世纪50年代针灸界有学者提出了三八规律，所谓三八规律是指3个"8"：即8小时规律、8天规律及8个（组）穴位规律。其中前两个规律与针灸时间有关，临床实践中发现，如果能准确把握三八规律，可有效地提高疗效。

1. 8小时规律

指1天之内如需针灸2次，时间最少应该相距8个小时，这与阴阳气血循行有关，也与穴位在针刺后破损，需要一定的时间进行修复有关。若破损修复不全，效果就会变差。8小时规律说明穴位修复一般需要8个小时，所以每天从常规工作时间上来说，1天可以针灸2次。

2. 8天规律

即一个针灸处方的固定运用一般不超过8次（或8天），这与腧穴的耐针性和嗜针性有关。长期针灸，穴位得不到休养生息，修复受限，而且产生疲劳，尤其对于长期接受针灸治疗的慢性病患者，长期固定穴位的针灸会让穴位产生耐针性和嗜针性。故8天左右需要更换处方，否则效果会变差。

3. 8个穴位规律

每次针灸时不要超过8个穴位，因为穴位太多，就是对身体的反应性要求太多。人体的反应能力是有限的，过多过高的要求在人体上不一定能反映出来，有时甚至互相干扰，降低疗效。所以穴位的数量不能太多，目的就是为了达到穴位的最佳疗效，取得最好的针灸效果。8个穴位的认识，我后来改为8组穴位。因为有时穴位可以互相配对，如肺俞和中府配伍，内关与公孙配伍等，而且配对后所起的作用效果更好，这样穴位数就可能增加。处方加起来就可能超过8个穴。还有如大接经疗法，十二井穴同用，就已经是12个穴位，但他们所起的作用是一致的，而且还缺一不可，就是打通井穴，促进十二经大周天循环，类似这样都可能超过8个穴位。所以我认为以组为计算单位更切实际。若是属于"毛刺"疗法，则不属此限制。

九、阿是穴的来源

阿是穴的内涵是由《内经》发展而来，但"阿是"这一名称首见于《备急千金要方》："有阿是之法，言人有病痛，即令捏其上，若里当其处，不问孔穴，即得便快或痛处，即云阿是，灸刺皆验，故曰阿是穴也。"（原句为："凡人吴蜀游宦，体上常须两三处灸之……故吴蜀多行灸法。有阿是之法……"《针灸学词典》将故字删去，将该句作为教材所引句之句首，似不妥）《扁鹊神应玉龙经》认为："不定穴，又名阿是穴。"《医学纲目》称其为"天应穴"。

从上引经文可知，"阿是穴"为吴蜀之地的人所用，今察《简明吴方言词典》："阿表示疑问的语气，跟'可''是否'近似，阿好？阿要？"等。可见"阿是"是一种应答声，是在医生针刺穴位时问病人："是不是？"病人回答："阿是。"即穴位内有感觉的意思，是病人对穴位的一种认定。过去有人认为"阿"是痛的意思，其原引自《汉书·东方朔传》，但原理解有误。原文是"上令倡监榜（打的意思）舍人，舍人不胜痛，呼詟（bó）"，颜注为："谓痛切而叫呼也……令人痛甚，则称阿詟。"可见"阿"无痛的意思，仅仅是一种回应声，而"詟"才是痛的意思，因此将"阿"解释为"痛"是不合适的。

阿是穴在人体任何部位都可以出现，是人体气血运行中一时性受阻而引起的，所以只要气血通畅之后，阿是穴现象就能消除。

十、五输穴为什么向心性排列

五输穴的井、荥、输、经、合呈向心性排列，是由于卫气运行的特点形成的。卫气随营气顺手太阴肺经出指端，营气及部分卫气进入到手阳明大肠经，由于卫气剽悍（《灵枢·邪客》："卫气者，出于悍气之剽急，而先行于四末分肉皮肤之间而不休者也"），不易受脉道约束，故有一部分出于脉外而不回到脉内。但卫气属阳，营气属阴，阴阳相属（《灵枢·邪客》："营气者，泌其津液，注之于脉，化以为血，以荣四末……"），卫气又不可能离开营气的约束而毫无方向地乱行，故卫气循脉道而行于脉外，所以在肢端溢出的卫气均循十二经脉之外运行，只可能出现向心循行的一个方向。也就是说，脉内气血是由手走头胸，脉外卫气必然是向心性。而脉内气血是由胸走手，脉外的卫气也只可能由手走胸（因为肢端聚集较多，只有向外布散，而沿脉布散与脉内气血相应，故方向相反，虽然运行方向相反，但互相呼应和约束则是不变的）。

五输穴之间的排列，主要是表达了卫气运行由少到多的情况，故出现井荥输经合的特点，而且必然是向心性的。

卫气运行与营气运行形成了体内的二环运行结构。营气沿十二经如环之无端，卫气从肢端沿经脉向心性运行至气海、气街。

十一、为什么阴井为木，阳井为金

五输与五行的配属关系，原则是阳井金，阴井木，然后阴阳经分别按相生关系向后发展。为什么呢？

阴阳五行学说及运气学说，在《内经》成书年代颇为盛行，这些学说互相影响和结合，既有条件和可能，也有必要。井穴的五行属性及其相互关系即由此而来。根据运气学说，天干配五行的规律是：甲乙配木，丙丁配火，戊己配土，庚辛配金，壬癸配水。因为甲乙为天干之始，因此计算五运时就以甲乙为始，从而大运、主运都是以木运为始。井穴是"澹渗皮肤之血从井木而溜于脉"（张志聪语），为经脉之气始发之处，按天人相应思想，上二者主要含义相同，故井应与甲乙相合。从五行上来说就是井与木相合，阴井是阴经上的井穴，而甲乙两天干之中甲为阳干，乙为阴干，阴与阴合，故阴井与乙木相合，这就决定了阴井的五行属性为木，天干之中为乙。

那么为什么不用阳井来配甲木，而要用阴井来配乙木呢？这是依据阴阳关系而来的，因为阴生阳长，从阴化阳，才能阴平阳秘，所以先从阴经开始而不从阳经开始，既然开始的位置被阴经所占，那么阳井就是从阴化阳而来。阴井和阳井的关系就是化生关系。根据天干化五运的规律是甲己化土，乙庚化金，丙辛化水，丁壬化木，戊癸化火。可见属于阴井木的天干乙，应化生为金。由于井穴的阴生阳关系，所以阳井为金。这就是《难经·六十四难》所说："阴井乙木，阳井庚金，阳井庚，庚者乙之刚也；阴井乙，乙者庚之柔也。"

这也是生克关系决定的。从《难经·六十四难》引"十变"所载，可以看出：①五输穴的五行属性从井穴开始，向相生关系发展，如阴井木，木生火，故阴荥属火等。②阴阳经五输穴的关系是阳经之行克阴经之行，如阳经金，金克木，故阴经属木等。那么阳井为金，阴井就必定是木。

这些表现说明经脉与经脉之间，腧穴与腧穴之间的阴阳相合，刚柔相济，生中有克，化中有制的关系。这种穴位之间的复杂关系，我们可以将其看成是人体内结构在人体表面的一种反映。这种穴位联系给了临床治疗选穴以很大的方便，如"虚则补其母，实则泻其子"的选穴方法，子午流注纳甲法中，气纳三焦，他生我，及血归包络，我生他的选穴方法都是以这种穴位生克关系为依据的。

十二、"阿是穴"与"以痛为输"的区别

二者相近而又有区别。

1. "以痛为输"

出于《灵枢·经筋》篇："以痛为输，燔针劫刺"，讲的是经筋病的选穴及刺灸方法，原意是为治经筋病而用，病种主要是痹证，治疗的主要对象是疼痛，是以压痛点为选定穴位的唯一要点。

2. "阿是穴"

以"快""痛"来确定穴位。"快"感与"痛"感是显然不同的感觉。可见"阿是穴"包括了"以痛为输""阿是穴"的范围更宽。《内经》中除了以痛感作为选穴的根据之外，也还有以快感选穴的内容，如《灵枢·五邪》："邪在肺……取之膺中外腧，背三节五脏之傍，以手疾按之，快然，乃刺之。"《素问·刺腰痛论》："循之累累然乃刺之。"关于以医生诊察来确定阿是穴的内容，《素问·骨空论》中也有记载："切之坚痛，如筋者灸之。"（阐述以痛为输的原文还有《素问·缪刺论》："疾按之，应手如痛，刺之。"）近年来有人把"以痛为输"与"阿是穴"等同起来，显然是不合适的。

十三、经穴、奇穴、阿是穴三者的关系

1. 发展关系

阿是穴可以说是古人选穴治病的朴素认识的总结，是从无意识选穴治病转到有意识选穴治病的标志。随着阿是穴不停地临床应用和总结提高，对病与穴位的关系有了进一步认识，对穴位的功用和位置有了相对固定的认识，有了记录传颂的必要，经医家写进著作中，从而上升为奇穴。经过进一步认

识和使用，得到大多数人的认可，最终成为经穴。如膏肓俞原属阿是穴，唐代医家因其疗效显著而载入《备急千金要方》成为奇穴，发展到宋代《铜人腧穴针灸图经》则将其列为腧穴（即经穴）。可见这是经穴由少到多不断发展的一个主要途径。

2.互通关系

由于腧穴有这么一个很重要的发展过程，因此腧穴保持有一些共同的原始本性，即阿是性。这就是我们选取穴位和认定穴位的一个十分重要的依据，如奇穴中的阑尾穴、胆囊穴虽然有定位，但在选穴时，又必须在定位的位置处或附近寻找压痛或特殊感应，以此为最后确定穴位的标准而刺灸，否则效果就不理想。选取经穴同样需要如此。在文献中有明确记载，如《灵枢·背输》中说："肾俞在十四焦（椎）之间，皆挟脊相去三寸所，则欲得而验之，按其处，应在中而痛解（懈），乃其腧也。"另如选用谚语穴也是如此。这就是我说的"相对位置，得气为准"的依据。

从前面所说的腧穴形成的条件和这里阐述的阿是穴、经外奇穴、十四经穴三者关系来看，寻找新的穴位，必须有一定的依据（穴位有否形成的条件）和逐步深化认识（从定位、主治、刺灸法等各方面得到公认）这两点才行，不能人为地指定穴位，否则花大量精力仍然会一事无成。

十四、原穴的含义

原穴既是本经气血流止之处，又是本脏脏气通达之处，也是三焦的原气进入该经脉的部位。由于此处是脏腑的原气汇集之处，所以原穴的变化最能反映脏腑气机的变化。（注意：原气与命火的区别，原气是肾中阴阳气冲突、融合后化生出的气机，命火仅指肾中之阳。）

原气主要经过三焦的作用到达全身，但其运输途径共有三条：①进入三焦经，然后沿大周天运行到其他经脉和脏腑，这种运送方法须十二经按序传递，这样从首条经脉传至最后一条经脉所需时间较长。②沿三焦布散到整个胸腹部，直接进入脏腑，相对大周天的传递方法要快一些。③让原气直接到达各经的原穴，从原穴进入各条经脉中，这种进入方法比沿大周天方法传递更直接，能更快地让各经接受到原气。

十五、关于阴经以输代原

在《灵枢·九针十二原》中提出了五脏的原穴，他们是肺原太渊，心（心包）原大陵，肝原太冲，脾原太白，肾原太溪。这五个原穴在《灵枢·本输》中又称之为输穴，而阴经又没有另设原穴，故认为阴经的输穴与原穴是同一穴位，称之为以输代原，又称之为"输原合一"。

十六、为什么阳经另有原穴

《难经·六十二难》："三焦行于诸阳，故置一俞，名曰原。"

上海中医学院编《针灸学》认为："阳经脉气盛长，故于输穴之外，另有原穴。"也就是说，输穴虽然也有原气进入，但由于阳经的经脉较长，原气大量、主要进入经脉的位置，离输穴还有一段距离，故另设一个原穴，以说明原气更准确的进入点。而阴经经脉较短，原气的进入点较集中在输穴附近，故没有必要另外设置原穴点。

十七、关于大络（穴）

所谓大络，就是指能将脾胃之气迅速传送到全身的络穴。一般的络穴是指相应阴阳经脉互相交流的穴位。为什么脾胃都有大络而胃之大络又没有被采用？①脾胃为后天之本，精微物质迅速传遍全身，故需另设一大络与全身五脏六腑沟通。②胃之大络为虚里，《素问·平人气象论》说："胃之大络，名曰虚里，贯膈络肺，出于左乳下，其动应衣，脉宗气也（后文有'乳之下其动应衣，宗气泄也'，故'衣'字不确，因此任应秋教授认为'衣'字应为'手'字的误写）"。提出了虚里为胃之大络，但是胃之大络虚里在心脏位置，无法针灸，所以没有被采用。故理论上是十六络，但实际使用上只有十五络。

十八、阴郄治血（瘀），阳郄治气（痛）

郄穴的穴位的特点是比较深陷、狭小，在气血流动过程中很容易发生阻滞。阴经中气血流动，主要以阴血为主，阴血在郄穴中受到阻滞，最明显的结果是不同程度的瘀血，所以瘀血时多需针刺阴经的郄穴以解除经络中血液的阻滞。阳经中气血主要表现为气，气在郄穴部位一旦发生阻滞，就会容易出现"不通则痛"的痛症，因此气滞的时候，或出现痛症的时候，需要针刺阳经的郄穴。

十九、为什么背俞穴都属足太阳膀胱经

（1）背上只有足太阳膀胱经双支运行（左右对称）。

（2）脏腑气外达，一般应到达穴位（或形成穴位），而背上只有足太阳经左右对称有穴（或曰在经脉上形成穴位）。

（3）在寻找穴位时，通过按压循摸，可以找到背俞各穴的具体部位。《灵枢·背俞》："则欲得而验之，按其处，应在中而痛懈，乃其俞也。"

（4）背俞穴中以五脏六腑命名的穴位，均离本脏腑实体所处位置较近。如肺俞在第三椎旁，心俞在第五椎旁，基本在肺脏与心脏附近；肝俞在第九椎旁，脾俞在十一椎旁，基本在肝脏与脾脏附近；肾俞在腰二（十四）椎旁，基本在肾脏附近。所以背俞穴是本脏气机外达体表而形成的穴位，因此对本脏气血的调整有较好的作用。

二十、背俞穴的内线穴与外线穴的区别

内线穴靠近督脉，所以阳气较旺，和内脏的阳气交流更多，所以主要用于治疗脏腑阳气不足。外线穴主要与脏腑功能有关，尤其是与神志方面的表现有关。从俞穴的名称上就可以看出，如肺俞的外线穴位名称是魄户，心俞外线穴是神堂，肝俞穴的外线穴是魂门，脾俞穴的外线穴是意舍，肾俞穴的外线穴是志室。其魄、神、魂、意、志，就是五脏所主神志。治疗能力自然就与其相关。

比如肺气不足之时，一般使用俞募配伍，选肺俞（配中府）；而宣散、肃降无力之时多属功能，则多选用魄户，然后配伍申脉、照海（八脉配伍法）。余脏亦如此。

二十一、有关募穴的新认识

近代海德氏首先记述了内脏器官的疾病一定程度的规律引起皮肤的过敏，出现于发生学上属于同一分节的体表部位，其中一些部位较为显著，称

为极点（最高过敏带）。在这以后麦肯齐氏发现深部同一层（肌肉，结缔组织，骨膜）也有变得非常过敏的现象，因为两者常是一起出现，故称为海德氏过敏带。

表6-1　海德氏过敏带与募穴的关系

内脏	海德氏过敏带	募穴	穴位节数
肺、支气管	胸1～3	中府	胸2
心、心包	颈8～胸3	巨阙、膻中	胸6、4
胃、脾	胸6～9	中脘、章门	胸7、9
大肠、小肠	胸9～12	天枢、关元	胸11、12
肾、三焦、输尿管、睾丸、卵巢、子宫	胸11～腰2	京门、石门	胸12、腰1
膀胱	胸11～骶4	中极	胸11

从上表可以看出，海德氏过敏带说明俞募穴直接与脏腑相通，是生物内在的必然性。

二十二、八会穴的特点

1.使用特点

①多作配穴使用；②多治虚证。

2.治疗特点

①主要在于人体8个方面的疾病：如脏会章门，故凡脏病，均可取章门。（主要是脏气虚弱，脏之精气不足之时，若为外邪引起的脏病，则多属实，一般不会选用会穴，而选用经穴。）②治疗内热证：指因虚而致的虚热证。若为外热、实热则多选经穴。具体使用时按辨证选穴。如中气不足而致阴火亢旺，则可选脏会章门，腑会中脘。如骨蒸劳热则可选髓会绝骨等。

二十三、八脉交会穴的特点

1.形成特点

八脉交会穴是8个穴位，经常组成4对穴使用。由于这4对穴并没有经脉直接相通，所以历来对他们的组合形成颇有疑问，那么，这4对穴相关性形成的原因是什么呢？

（1）因是穴位功用相近而互相相关。

（2）八脉交会穴所属的正经与奇经八脉相通，所以形成穴位功用的相近。

（3）八脉交会穴的相应穴位所属经脉功用接近（包括循行部位），所以穴位功用相近。

（4）八脉交会穴的相应穴历来古籍记载的功用、主治接近。如《针经指南》中所载公孙与内关有10个主治完全相同，有9个主治基本相同，占公孙27个主治的70.3%，内关25个主治的76%。

（5）因全息相应的原因而相关。如内关与公孙，从全息的角度上看，其位置十分接近。八脉交会穴每相关的两个穴位，有全息相应的关系，故功能比较接近，所以配合使用力量更强，效果更好。

（6）因其经脉气血相通而相关，但手足各四穴在部位上能相互呼应，功用上互补，能起到协同作用。

2.配伍特点

（1）成对配伍：在使用中，选择了其中某一穴，则相配的另一穴也同时使用。内关配公孙；外关配足临泣；后溪配申脉；列缺配照海。

（2）左右配伍：成对穴位使用时，其中一穴选择在左边，那么相配的穴位就选择右边。如左内关配右公孙，右内关配左公孙等。

3.治疗特点

（1）内关配公孙：主要以消化系统的症状为主。由于胃为心下，心与胃的关系很密切，所以也可治疗心脏出现的问题。

（2）外关配足临泣：主要以治疗水液代谢系统方面的疾病为主。

（3）后溪配申脉：主要与卫外系统有关，主要治疗外邪（尤其是寒邪）引起的疾病，以及外邪稽留不去停留肌肉腠理筋脉所引起的疾病。

（4）列缺配照海：主要治疗阴液不足或阴精缺乏所引起的疾病。

可见八脉交会穴主要与人体四大系统有关，所以无论作为主穴或者配穴，在临床上使用都是非常多的。

二十四、下合穴设立的要点

下合穴即六腑在下肢的合穴。足三阳经循行到达下肢，已有"合穴"（五输穴之一），而手三阳经不循行到下肢，其"合穴"在上肢，但六腑的位置偏下，故在下肢另设下合穴，以与腑气相通。足三阳经的"合穴"已与膀胱、胃、胆相通，故以经的"合穴"作为腑的"合穴"，所以他们既是"合穴"又是下合穴，可称其为本经用穴；大肠、小肠与胃一管相通（胃为六腑之长），故将大肠的下合穴与小肠的下合穴置于足阳明胃经上，可称之为借经设穴。（《灵枢·本输》："大肠小肠皆属于胃，是足阳明也。""六腑皆出足之三阳，上合于手者也。"）三焦为决渎之官，司水道，与足太阳膀胱经属水、主藏津液关系密切，因此将三焦经的下合穴置于足太阳膀胱经上，以此借经设穴。

为什么五脏没设下合穴？因为足三阴经在下肢已有合穴，为五输穴之一，而手三阴经所属脏器心、肺、包位置在上，与下肢距离较远，故不必在下肢设下合穴，故五脏没有下合穴。

为什么五脏不设上合穴？因为手三阴经较短，经气的代表点（穴位）已经较为密集，故不必另设穴位作为上合穴。

二十五、"合治内腑"的含义

"合治内腑"中的"合穴"，应是指足三里、上巨虚、下巨虚、阳陵泉、委中、委阳6个穴。其中上巨虚、下巨虚、委阳分别为大肠、小肠、三焦的下合穴。这三腑，从经脉上说与手之阳经相连，其合穴（即五输穴中的合穴）在手之阳经，但下合穴在足之阳经上。下合穴在《灵枢·本输》中称为"下腧"，是腑气下达之处，与腑有直接联系。阳陵泉、足三里、委中分别为胆、胃、膀胱的合穴（属五输穴中的合穴），文献记载中，五输穴中的"合穴"，只是气血进入体内的地方，没有笼统认为他与脏腑有直接沟通关系（实际上合穴确与脏腑有直接的联系，但其除直接联系脏腑之外，还与体内气街、气海有直接联系，因此他所联系的范围更宽），仅认为"合穴"中的这3个穴是"下合穴"，除了有"合穴"的共性外，还能与脏腑之气直接相通。即"膀胱合于委中，胆合于阳陵泉，胃合于三里。"因此与下合穴有相同之处。这3个穴既归于腑又位于足阳经上，因此归于下合穴之内。

　　为此，曾引起过争议。首先就是"下"字不好理解。其实不然，所谓"下"，主要是指腑气下达，不仅仅是指上下位置而言。从《灵枢·本输》篇所说"六腑皆出于足之三阳，上合于手者也。"一句来看即可明白。由此可以说明六腑之气除灌注到该腑所属经脉之内，还与足三阳经有直接的灌注关系，这个灌注部位即所谓"下合穴"，并且经过"下合穴"与手三阳经之气相通。因此下合穴的定义应为"六腑之气下达于足阳经上的腧穴。"具有联系手足阳经和六腑的作用。组成是上面所说的6个穴，如足阴经上的合穴不应列入下合穴之中。

　　"内"是指在内的邪气。据《灵枢·官能》篇说："大寒在外，留而补之，入于中者，从合泻之"来看，大寒进入体内，可用合穴泻之，这个"合"当然包括了下合穴在内。其"中"并没有指具体部位，仅仅是与外相别而言。所谓"中"是指"大寒"入"中"，是邪入内的意思。大寒之邪，只要在"中"，无论具体部位如何，都可用"合穴"泻之。所以说"内"字主要是指在内的邪气而言，不仅指内外部位而言。所以"内"字可指筋脉骨脏受邪，不仅指六腑。"腑"据随后的经文来看，是指六腑，从《素问·咳论》："治脏者治其俞，治腑者治其合"来看，也可证明"腑"在这里是指六腑。当然，从《内经》的总体思想来看，"腑"可以包括脏和腑。因此"合治内腑"既可以说下合穴治疗六腑为主，也可以推而广之说五输穴中的"合穴"，可以治脏腑病。

　　总之，合穴是卫气从此进入人体内部的地方，与内部的脏腑、气街、气海等相通。下合穴是六腑之气下达足阳经的地方，因此下合穴与六腑直接相通。合穴中包括下合穴，统而论之，二者可以称为一类穴；分而论之，则合穴与下合穴分属两类特定穴。

二十六、天牖五部与人体阳气带

　　天字穴中，对"天牖五部"的提法，历来有3种认识。

　　（1）以《黄帝内经太素》为代表，称"天牖五部"为"颈项之间脏腑五部大输"，也即"胃之五大腧五部也"。其理由是："唯手、足阳明谷气强盛，手少阳三焦之气（有本为足少阳，检例误耳），足太阳诸阳之长，所以此之四脉，并手太阴，入于五部大输之数也。与彼《本输》之中脉次多少不同，彼中十二经脉之中，唯无足之三阴，手之少阴，手足诸阳皆悉具，于奇经八脉之中有任与督，以为脉次。此中唯取五大要输，以为差别。"说明取这些穴位的原因，主要是因为其所在经脉阳气充足（手太阴肺经，是循行第一经，所具有的营养成分充足，故称为五条气机旺盛的经脉），而称其穴位为大腧。而"天牖"是"大输"之误。

（2）以《类经》为代表，认为"以天牖居中，统前后上下而言"，即天牖穴在五穴中居中，《针灸逢源》说是"天牖五部者，举一穴以统前后上下而言也"，也就是以某一个穴位为名举例而已，并无其他什么含义。

（3）张志聪认为，牖为窗，而这些穴位在人体上部，有如天窗一样，故称其为天牖。那么天牖就不是指穴位名，而是指人体上部之窗口。

以上这些看法各有千秋，因为历史悠久，很难说长道短，但是当我们仔细对比这些穴位的时候，我们会发现，除了天府穴在手臂部之外，其他四穴，从后发际向前沿着下巴颏基本在一条弧线上，在这条弧线上的穴位还有天窗，附近还有天容，天鼎、稍远有天突等"天字穴"，而天府旁有天泉、天溪、天池、稍远有天宗、天髎、天井等"天字穴"，涵括了除天枢穴、天冲穴之外的所有"天字穴"。那么在人体出现了两处"天字穴"集中的部位。这两个部位，一上一下，即下巴颏弧线，上臂线两处。因此可以理解成，天字穴集中所在的两个部位，应该具有"天"的明显特点（天冲、天枢也应具有天的特点，这里暂略。因此在"天字穴"中，天冲在上，天枢在下，"天字穴"集中的两个部位在中），即穴位、经脉阳气充足；穴位在上（中）部等。这两个部位可以称之为人体的主要阳气带，这两个阳气带，又分别以天牖和天府为中心。天牖又在天府之上，故将他们称之为"天牖五部"是合理的。

二十七、阳三角

临床常以风池穴与大椎穴相配，我们称之为"阳三角"，因其三穴形成了一个神奇的等腰三角形，结构稳固地支撑着头颅起到温阳益气、祛风散邪之作用，因大椎穴属督脉，为诸阳之会，《针灸甲乙经》曰："三阳，督脉之会。"具有温阳固表，补益虚损的作用；而阳跷入风池，又是足少阳经上主要的祛风穴。大椎、风池均在头项部，与阳气变化关系密切，故阳三针又有温阳铁三角之美誉。

临床运用阳三角为主,针刺治疗各类疾患。①治阳虚所致的内脏病。《黄帝内经》曰:"阳气者,若天与日,失其所则折寿而不彰,故天运当以日光明。"即人体中的阳气就好像是天体中的太阳一样,阳虚则可引发脏腑疾病。如肺阳虚则卫阳不固,人体防御能力下降,容易诱发感冒、咳嗽、鼻炎、哮喘、慢性阻塞性肺疾病等,老师配合风门、肺俞;脾阳虚则运化功能失调,易患胃肠道类疾病,老师常配合阴陵泉、足三里;心阳虚则血不养心,推动力不足,血液循环不畅,易心悸、心痛、胸闷等疾患,老师常配内关、心俞;肾阳虚则气化功能失常,导致泌尿系统、生殖系统等疾病,老师常配合太溪、肾俞。②治颈肩腰腿疾患。正如《黄帝内经》曰:"阳气者,精则养神,柔则养筋。"通过阳气的濡养,使我们的筋脉保持柔韧灵活。阳虚则风、寒、湿邪易于入侵,筋脉失于温煦,得不到濡养,从而导致颈肩腰腿疼痛或僵硬不适等。③治未病以调整体质。如体质属阳虚甚者,可在阳三角基础上,加督脉之风府穴,督脉乃阳脉之海,故能增强阳三角的功效。曾有一女患者常年畏寒,即使夏天都要戴帽子,坚持针刺阳三角之四穴后,症状明显好转,她感慨地说:朋友像发现新大陆一样发现她冬天可以不戴帽子了。中医认为"春夏养阳,秋冬养阴",因此在春夏之季针或灸阳三角就能达到温阳护卫,提高人体的免疫能力。(万文蓉教授提供)

二十八、七星台穴

七星台是指手少阳小肠经在肩胛部的7个穴位(肩贞、臑俞、天宗、秉风、曲垣、肩中俞、肩外俞),其位置分布与北斗七星相似(见图6-1)。七星台组成北斗星的图形,星柄就指向大椎。大椎以上(包括头颈76、上肢64、腹部建里穴以上40)为180个穴位,大椎以下(包括背部59、腹部建里穴以下40,下肢81)也是180个穴位,加上大椎穴为361穴。在围棋棋盘中就可以看出,361就是天地变化的大数,因为有如此相关,所以后世所发现的奇穴虽然还有很多,但都没有进入经穴的范围,不能不说这是其中一个很重要的原因。

七星台可以治疗肩颈病,效果很好。在针刺的时候多使用苍龟探穴的方法。

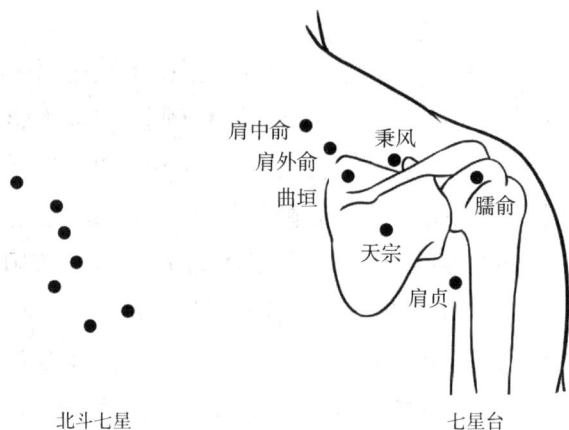

肩中俞　秉风
肩外俞
曲垣　　　　臑俞

天宗
肩贞

北斗七星　　　　　　　　　　七星台

图6-1　北斗七星及七星台

二十九、天星十二穴及"合""担""截"

天星十二穴为马丹阳所写，马丹阳即马钰（1123年–1183年），道教支派全真道二代掌教，原名从义，字宜甫，入道后更名钰，字玄宝，号丹阳子，世称马丹阳。山东宁海（今山东牟平）人。在出家前，马钰与孙不二是夫妇。马钰是全真道祖师王重阳在山东收下的首位弟子。大定十年王重阳逝世后，马钰成为全真道第二任掌教。在道教历史和信仰中，他与王重阳另外六位弟子合称为"北七真"。著有《洞玄金玉集》十卷。

其中天星十二穴歌为：

> 三里内庭穴，曲池合谷接，
> 委中配承山，太冲昆仑穴，
> 环跳并阳陵，通理并列缺。
> 合担用法担，合截用法截，
> 三百六十穴，不出十二诀。
> 治病如神灵，浑如汤泼雪，
> 北斗降真机，金锁教开彻。
> 至人可传授，匪人莫浪说。

1.合担、合截的含义

《针灸大成》认为担、截为补泻法；《针灸神书》认为担、截为迎随法；

《针灸问对》认为是双穴和单穴（包括上下、左右等）；原河南中医学院曹大明、路玫认为是近端取穴和远端取穴之说等。

那么，"担"和"截"到底是什么意思呢？下面谈谈我的理解。

（1）合：①符合，或者说根据病情需要。如病情需要通经接气或者需要调整上焦、下焦时，则各选用"担"或"截"的方法。②"合"为"二者合一"，认为2个在一起才能称之为"合"，也就是"偶"的意思。如针灸时需要选用2个相应穴位，或使用2根针。

（2）担：即挑的担子，担子分2个才能放在肩上挑。用在针灸上，就是在病变部位（如肩）的该条经脉上前后或上下选用2个穴位（如担子）。

（3）截：横向截断，拦截。如在《拦江赋》中就是使用的"拦"字，"胸中之病内关担，脐下公孙用法拦"。或者说根据病情需要在某一横截面上针灸。也就是在病变部位的两侧（形成横切面）选用两个穴位进行针灸（截断病邪）。

2.此6对穴的特点

（1）在同1条经脉上的有4组，如足三里、内庭；曲池、合谷；委中、承山；环跳、阳陵泉。每条经脉的穴位同时针灸，很明显就是通经接气（包括通关过节）。

（2）在不同经脉上的有2组，如太冲、昆仑；通里、列缺。若太冲、昆仑同时针灸，两穴都在足部，属于肝肾之间的组合，能调整下焦之气。二穴同用，形成连线，对经络的循行方向来说是横截；若是通里、列缺同时使用，属于心肺之间的组合，能调整上焦心肺之气，二穴同用，形成连线，对经络的循行方向来说也是横截。

（3）可见这6组穴位，前4组主要是对经络（病症）顺经式针刺；后2组主要是对经络（病症）进行横截式针刺。

3.真机、金锁的含义

这两个词组，过去很少人重视。认为仅仅是神化穴位效果的一种提法。其实是有深刻含义的。

（1）真机：指人身气机顺天而运转。因为本处指的是天星十二穴，所谓天星，指的就是北斗星，所以称之为北斗降真机。北斗星的特点是在天空固定不移，日月星辰围绕它转动，形成天的机转特点，这种机转特点就是真机。从人体上说，在小周天上的丹田、膻中、印堂、百会、灵台、命门、海底等处也是人之真机之处，由于天人相应的原因，说明人体气血也是在循经不停地传输着。

（2）金锁：又称之为金锁玉关。古代由于风水、堪舆的兴起，很多珍贵的记载，放进藏物柜中，用金玉之锁锁住。所以这些文物又称之为金锁玉关。所谓风水，说简单一点，主要就是研究风从哪里来，水往何处去。由于人处大自然之中，风水的变化，对人体健康影响极大。明白了风水的动态变化，就能健康长寿。所以要将金锁打开，取出其中的文物精华。从人体来说，人病了也就是气血被锁住了，需要打开才能通畅。从经络来说，一要通经顺气，所以就要使用"担"法；二要阻拦邪气，所以就要使用"截"法，所以就有担、截一说。二者若能配合起来，也可称之为"合"。

4.小结

从以上的分析可以看出，马丹阳天星十二穴，主要说到了两种针灸方法：即担和截。即顺经络循行方向针灸为担；截断经络循行方向针灸为截。对疾病来说，担就是上下围刺以通经活络，截就是左右围刺以阻拦邪气。二者合起来就是四面围刺的方法。这强调了一个总的治疗原则，即上下围刺、左右围刺以及四周围刺。这种方法适用于所有病症的治疗选穴，因此说"三百六十穴，不出十二诀"。

第七讲
刺法要诀

一、如何选择进针方法

针刺进针方法一般分为快进针和慢进针两种。快进针的好处是患者的疼痛感较少，容易接受针刺治疗。一般使用在急性病或比较怕痛的病人身上，有些第一次接受针灸的患者，由于有一定的恐惧或担心，也多使用快进针的方法。慢进针的好处是针刺对经络的刺激较为全面，从皮部开始逐渐向络脉、经脉进入，所以能调动全部经络的功用，治疗能力更强。一般在慢性病或耐痛的患者身上使用。

二、刺灸穴位时的先后顺序

临床上，针灸穴位孰先孰后有关系吗？有的。包括针灸目的之先后及病位远近之先后。

1. 针灸目的之先后

所谓目的就是针灸治疗的主攻方向，一般来说就是首先针灸处方中的主穴。因为这是针灸对穴位及机体的第一个刺激，机体会因此而产生明显的反应，以后其他穴位对针灸刺激感受，就会围绕第一刺激展开，也就是围绕主穴的作用而进行治疗。这样治疗的目的就会非常明确，效果也会得到提高。如失眠方中的3个穴位：大陵、内关、神门，若失眠因心火为主，则应先针大陵穴；若以痰湿为主，则应先针内关穴；若神不守舍为主，则应先针神门穴，然后再针灸其他穴位。

若病情较重，需配伍其他穴位，则在针完处方穴后（尤其是主穴）再立即针灸其他配穴。如火象很重，则针大陵穴后，可立即配合针内庭穴，或太冲穴等；痰湿很重，在针内关穴后，可立即配合针支沟穴，或丰隆穴；如神不守舍很重，再针神门穴后，可立即配合立即针靳氏神三针等。这样就能加强处方穴位（尤其是主穴）的治疗能力，治疗目的就更容易达到。

2.病位远近之先后

我们知道，痛证是针灸治疗的优势病种，在临床痛证尤其是躯体痛又称痹证，首先想到的治疗方法是针灸。根据我们的临床经验，痹证和内脏痛的针刺先后是不同的，前者先近后远，后者先远后近，也就是说，躯体痛以近部选穴为主为先，远端穴位为辅为后；内脏痛以远端穴位为主为先，近部穴位为主为后。这是因为躯体痛定位明确疼痛局限，以痛为输是其主要的治疗原则；而内脏痛的发生部位深且定位模糊，同时伴有蠕动、充血、牵涉痛和自主神经反射等复杂的临床表现和特点，所以以远治作用为主。经络顺畅之后，各种局部症状减轻，然后再在内脏部位针灸，这样既不会伤及内脏，效果也会更好。如"肚腹三里留，腰背委中求"正是远治作用优先的体现。

3.其他针灸之先后

腧穴针灸时的"出场顺序"一般来说也决定了其在处方中君臣佐使的地位，而这正是区别于中药处方的君臣佐使的不同之处。

（1）同类穴位针灸之先后：有时医生自己选用穴位，如哮喘病，从"痰瘀伏肺"乃哮喘之宿根考虑，临床我们常选间使穴和支沟穴这一组对穴，但总是先针间使穴后针支沟穴，为什么？中医有"血不利则为水"之说，故先针手厥阴心包经之间使穴，又是鬼穴之一，通过化瘀利水以切断水之源头，然后再针刺支沟穴以疏通水道，给予水湿以去路。

（2）脏腑辨证之先后：如临床治疗湿证，常以化湿方针刺治之，按阴陵泉、三阴交、支沟、少商、太溪、束骨次序针刺，体现了针灸处方君臣佐使的关系。因既然是湿证，首先我们弄清楚"湿"从哪里来呢？明代医学家李中梓说："脾土主运行，肺主气化，肾主五液。凡五气所化之液，悉属于肾，五液所行之气，悉属于肺，转输二脏，以制水生金，悉属于脾。"可见"湿"的产生与肺、脾、肾三脏关系密切，所以临床祛湿化湿的思路是宣上，畅中，渗下。但是三脏之中，脾运化功能之强弱与湿关系尤为重要，正如《素问·至真要大论》云："诸湿肿满，皆属于脾。"就是告诉我们凡与湿、肿、胀满有关的疾患都与脾相关。所以我们第一步取足太阴脾经之阴陵泉穴、三阴交穴为君就是健脾强脾以畅中化湿。脾强健了，那么水湿往哪里走？《素问·灵兰秘典论》说："三焦者，决渎之官，水道出焉。"什么意思？告诉我们三焦乃水道，是水液升降出入的通道。三焦通则上焦可宣、中焦可运、下焦可渗，有利于水湿从不同的渠道外泄，所以第二步取手少阳三焦经之支沟穴为臣。第三步取少商、太溪、束骨，乃佐使之职，以助君臣之宣上渗下之能，有利于水湿之化。"肺为水之上源"，属木之少商应肺，或可取络穴列缺穴；"肾乃水脏"，原穴太溪应肾。那为什么要针束骨呢？我们讲过开阖枢理论，太阳主开，束骨为足太阳膀胱经的输穴、属木，主疏泄，借助阳气的开泄，更利于水湿的排泄。可见从我们针刺顺序的层层递进，可以看出化湿方的作用机理。

三、针刺深度的确定

经络在深度上一般有天、地、人之分，烧山火、透天凉等复合针灸法就是利用这一特点进行的。但在一般病情的时候，则可根据经络主要气机运行的深浅度来考虑。比如三阴交是足厥阴肝经、足太阴脾经、足少阴肾经三条阴经经脉相交的穴位，肝气运行在比较肤浅的部位，所以针刺足厥阴肝经为主的时候，就应该较浅；肾气运行在比较深的部位，所以在针刺足少阴肾经为主的时候，就应该较深；针刺足太阴脾经则在二者之间。

在阳经针刺也是同样的道理，太阳经为藩篱，其气较浅，所以急性外感病，针刺时一般较浅；阳明经气血较多，主要运行在肌肉较多的部分，所以血热之时（如高烧不恶寒或荨麻疹）针刺就较深；少阳经由于气机较为弥散，所以根据病情，既可深刺也可浅刺。

如何确定每一部的位置呢？一般以得气为准。即肌肉较多的地方，进针的时候，都有三次得气感，第一次出现得气感就是天部，第二次是人部，第三次是地部。

在肌肉比较少的部位很难分清深浅，一般可以按照皮肤为天部，皮下为人部，骨上为地部的方法进行。

《素问·刺齐论》说："刺骨者无伤筋。刺筋者无伤肉。刺肉者无伤脉。刺脉者无伤皮。刺皮者无伤肉。刺肉者无伤筋。刺筋者无伤骨。"有人不理解，认为既然已经刺到脉，一定要经过皮，为什么说无伤皮？张志聪解释说："前四句言宜深者勿浅；后三句言宜浅者勿深。所谓各至其理，无过其道。"这就说明，针刺的深度是指针尖所在的位置，在针尖部位出现的针感，才是我们针刺所需要的针感。针尖虽然穿过了皮肤，但没有停留在皮肤部位，针尖不在皮肤，仅仅是针体与皮肤相接触，所以说针感与皮肤的感觉无关。

四、进出针的力度要求

根据辽宁中医药大学的研究，进出针的力度一般不要超过0.5千克。有些患者针灸时比较紧张，肌肉收缩，这时使用慢进针就比较困难，要么就要使用很大的力量才能将针刺入皮肤，这时的力度就有可能超过0.5千克。所以在针刺前医生需要注意这一状况，尽量使患者放松，或医生在针刺前适当对针刺部位进行按摩，然后再进针。

留针后，由于穴位的得气较为明显，出针时也会出现明显的牵拉，这时勉强出针就可能超过0.5千克的力度。若出现这一情况，则应先将针轻轻、慢慢地捻转几下再出针。若还是不行，则可在穴位附近轻轻按摩几下，使肌肉放松，然后再出针。

因此针灸治疗既不是刺激量越大越好，也不是刺激次数越多越好，关键是恰到好处，目的是使机体既能接受这种刺激，又能对这种刺激做出最有效的反应。

五、得气的要点

得气，我认为应该包括4个方面。

1.病人的感觉

即病人在针刺部位有酸、麻、胀、痛、重的感觉。

2.医生的感觉

即医生持针手进针后有如鱼吞钩的感觉。

3.客观可以观察到的表现

①针孔周围皮肤上出现红晕，一般在针刺后0.5～3分钟时开始出现。②在做一般提插手法时，皮肤随针的上下动作而有上下起伏的表现，这时提插动作不要太大，针尖不要离开得气点。③留针时，针体周围皮肤会稍稍高起。

4.仪器测定上的数据

前2种感觉属自我感觉，受很多因素的影响。如与病人的耐受能力和表达能力、正气的强弱有关，与医生的感受能力和水平，甚至与医生的精神状态有关。而第4种测定仪器主要在科研中使用，很少在临床上使用。所以第3种感觉有一定的可视性，相对明确。过去一些初学针灸的医生很难体会得气的感觉，往往需要不停地问病人有没有（感觉）？而某些病人在多次被询问后也会违心地应付医生，形成假得气现象，从而影响治疗效果。第3种表现，即穴位处红晕及皮肤随针体上下而上下是可视性指标，医生和病人都能看见，比较客观，可用性极强。但是红晕的出现的时间有早有晚，出现早的可以在针灸穴位的同时看见，出现晚的往往在留针（或停针待气）时才有。所以又容易影响对得气的认定。总之，从临床医生来说，其中的1、2、3点都是重要的，应该互相配合印证，才不至于出现假得气现象，从而提高临床疗效。

刺进入皮肤后，一般在经络的天、地、人三部都有得气感。可以根据病情需要，停留在其中某一部的位置上。在使用烧山火或透天凉等手法时，提插动作不要太快、太大，手法尽量在天、地、人三部的得气点上行针。

六、捻转手法的要点

进针有时需要捻转，补泻有时也需要捻转。进针捻转的关键是在捻转的时候针体不能弯曲，弯曲了疼痛感就会增加。也就是我们常说的练针的关键是练习合力，将捻转的力量顺着针体向下到达针尖。我的导师程莘农常说他进针的特点是无论多长的针，进针时，都不会让针弯曲。进针不是看你手的力量有多大，而是看你捻转时的合力是否能直接到达针尖。

捻转补泻在古籍上常有争论，即左旋为补还是右旋为补，我认真研究过古籍中说的内容，所谓左旋为补，是指右手捻转，而右旋为补，是指左手捻转时。实际上是一回事。因为左右手活动是对称的，右手顺时针捻转时，相对应的，左手就会自然逆时针捻转。所以双手捻转时就会出现看起来捻转方向不同，实际上都是很自然出现的顺手顺心顺意的方法，效果是一样的。

七、补泻法的要点

针刺手法要到达补泻的效果，其要点有三。

（1）必须在得气点上进行手法，无论何种补泻方法动作都不能太大，比如提插补泻，提也好，插也好，都不能将针提插出得气点。假若像在豆腐中提插一样，上下随意，那么就失去了得气的意义，补泻手法就无法完成。

（2）对皮肤、肌肉实施下压或者上拉。比如腹痛，判断是寒或是热，是虚或是实，很重要的一点就是压腹，若压腹后更加疼痛的一般是热或者实，若能缓解疼痛的一般是寒或者虚。针刺中提插补泻就是要使穴位得气处出现压迫感或者上提感。有压迫感时就有补的作用，有上提感时就有泻的作用。

（3）由于捻转补泻的要害不是左旋或右旋，而是是否出现压迫感或者上提感。由于动作的习惯，右手顺时针捻转时容易出现下压感，所以这时称之为补法。由于左右对称的习惯，左手逆时针旋转时也会出现下压感，所以这时也是补法。因此千年的所谓左右旋转的争论并不矛盾，实际上说的是一回事。

八、关于捻转的次数

捻转次数的多少，主要以急性病和慢性病两类病情进行区分。

（1）急性病一般按"气致病所"的要求，也就是穴位与病变部位之间的距离多少，决定捻转次数的多少。一般来说经络气血运行的速度是每秒3.2厘米左右，比如急性牙痛，选用合谷穴，若牙齿到合谷穴之间的距离是80厘米（大约距离即可），则80÷3.2=25（秒），即得气后捻转25秒钟就能达到气至病所（若按心跳频率大约捻转为30～35次，若按呼吸频率大约捻转为7～8次）。

（2）慢性病主要与脏腑有关，留针后捻转次数则如《内经》所说东方其数8，南方其数7，中央其数5，西方其数9，北方其数6。也就是与肝脏关系密切的疾病每次捻转8下；与心脏密切的每次捻转7下；与脾脏密切的每次捻转5下；与肺脏密切的每次捻转9下，与肾脏密切的每次捻转6下。

（3）若是急性病或者是以气为主的病变，可以按照以上的次数进行；若是慢性病或者以血为主的疾病，还应该增加5次。5是中央脾土所属之数，增加一个5，就是加入了土性，借助于后天之本以提升脏腑的功能。所以历代医家称前者为生数，后者加土数5之后称为成数，就是还要借土能生长万物的能力，以促进脏腑功能的快速成长修复。

九、关于捻转的频率

这时的频率主要从捻转速度表现出来，也就是每秒钟捻多少下。我们捻针的时候主要不是看表来进行计算，而是按照呼吸或心跳的次数来计算。比如呼吸补泻，实际上就是运用呼吸的频率来调整捻转的频率，以提高治疗效果的方法。

一般来说：①肺脏疾病主要以气机变化为主的时候，按照捻转次数的要求，一般每次需要捻转9次，就是每呼吸1次捻转1次，呼吸9次捻转9次即可。②肺脏疾病以血脉变化为主的时候，就按心跳频率捻转，每心跳1次捻转1次，心跳9次捻转9次即可。余脏类推。

我习惯的用法是：与血关系密切的疾病按心跳次数捻转，与气关系密切的疾病按呼吸次数进行捻转；与阴相关的疾病按心跳次数捻转，与阳相关的疾病按呼吸的次数捻转。

十、留针时间长短如何确定

留针时间的长短，过去争论比较大。那么多长时间最恰当？

根据《灵枢·五十营》的理论，人体内气血每天运行50周，白天25周，夜晚25周。用现在的每天24小时计时的标准来看，每运行1周所用的时间是28分钟多。针灸治疗的关键是调整和调动人体的气血，得气后就开始这一过程，要是让这一过程持续28分钟多，那么对人体气血的调整和对疾病的治疗无疑是非常有益的，因此我认为留针时间定在30分钟是恰当的。

这种看法在太极拳的运动中也得到验证。太极拳虽然属于体育运动，但是这种运动有治疗疾病的作用，其中一个主要原因就是练习者在阴阳互相转化、阴阳互动的过程中持续了28分钟左右（指打全套太极拳所用的时间）。这主要是针对慢性病说的，因为慢性病有内环境的改变，有脏腑实质性的变化，有正气的变化，需要对气血进行调整，需要对阴阳进行调整，需要对内环境进行调整。

急性病，则不必按这一时间进行，其原因是急性病没有内环境的明显改变，主要是外邪对人体的侵犯，只要驱除了外邪，疾病就能获得痊愈，所以我一般按气至病所的时间进行捻针，然后让这种情况留针一段时间即可，具体留针时间可按疾病轻重决定，可多至几个小时（如胆道蛔虫症），也可以少到十几分钟（如一般较轻的感冒）。

十一、刺络放血

一般属于泻法，故主要针对实证或虚实夹杂证使用。由于刺络放血的过程中可能出现其他各种变故，所以必须诊断清楚，尤其是望诊，需要看清络脉的颜色，充盈度，并掌控放血量的多少等，达到"无失其数"的要求，才会取得满意的疗效。除此之外还有虚证，如《灵枢·口问》说："故邪之所在，皆为不足。故上气不足，脑为之不满，耳为之苦鸣，头为之苦倾，目为之眩；中气不足，溲便为之变，肠为之苦鸣；下气不足，则乃为痿厥心悗。"此时则应使用补足太阳膀胱经的方法。

《灵枢》叙述了刺络放血后的10种综合表现。

（1）正常出血，血量可控。

（2）有2种血液颜色表现：①血黑；②血淡。

（3）有4种血液流量出现变化：①突然大量出血（喷射状）；②血量多少不定（若多若少）；③出血量多；④不出血（肿者）。说明针刺的部位、深度没有掌控好。

（4）有3种患者身体表现：①扑倒；②烦闷；③面色苍白。这说明对针刺的患者，刺激量没有掌控好。还有一种人经过刺络放血后并没有什么特殊反应，说明患者身体体质较好。

可见其中9种表现都说明医生的医疗能力有待提高，也因此说明刺络放血并不是随便可以使用的。需要十分了解患者的体质、刺络放血的部位，在放血的过程中掌握好放血量，随时处理并发症、后遗症等。以达到"各如其度"的要求。否则会出现"失数而反"的可能，也就是不但不能治愈疾病，反而可能出现其他病情或危急病情，危害身体健康。

第八讲
施艾温灸

一、灸疗的内涵

1.温焫

一指温度比较高的热量或明火；二指直接对皮肤某个点、穴位或较小的局部进行温热刺激；三是指直接热源，就是直接将火源与皮表接触。如艾炷灸、太乙神针灸等方法所出现的热效应。由于这种方法，热量比较充足，给热的时间比较快，热刺激的点比较集中，短时间对腧穴和经络的调整比较明显，长时间后对脏腑也有调整作用。一般对慢性病，病位在肌肉、筋膜，经络长期阻滞，气血不通而形成的疾病更具有优势。比如痹证，痿证、皮肤疣等。其后期效应对体内痞块，脏寒所生的满病等也有治疗作用。临床上多用在慢性病、久治不愈的顽固性疾病上。

2.温熨

一指热量较平和而持久；二是指直接对较大面积皮肤以及一条或数条经络进行温热刺激；三是指热源与皮表接触的时间较长，基本上是在治疗的全程中使用；四是指间接热源，借助于其他能较好保持热量的物体，首先受热，比如先将食盐、石头、砖瓦等在火中炒（烧、煨、煅）热，后包裹起来（或在醋中蘸过后再包裹，或汤药中泡过后再包裹），再进行熨疗（有时还可在熨疗部位先垫上布或纸张隔热，以减轻热源的刺激强度）。由于这种方法热源有保温能力，可以使用较长时间，所以其温熨的范围比较宽，机体受热的时间比较长，对经络、穴位的刺激温和而持久，一般对病位在肌肤、肌肉、血脉、筋膜的，急性风、寒、湿停滞或长期气滞血瘀有较好的疗效。比如身体的急性或亚急性风寒湿痹疼痛、下肢静脉曲张、痛经、缩阴症、癥瘕积聚等。

3.温烤

一是指热量可以随意变动，可强、可弱、可保持定量；二是指热源较为持久，几乎体现在整个治疗过程中；三是指温烤的部位大小介于上二者之间，有时虽然是温烤一个穴位，但受热的部位比一个穴位要大得多；四是指直接热源，但又是间接（经过空气传播）刺激。比如艾条灸所出现的热效应。这种疗法一般来说，对经络、穴位的刺激温和而持久，还可以根据不同情况进行热源变化，所以能充分调动经络、穴位的功能，主要靠经络穴位的功能作用对疾病进行治疗。使用的范围比较宽，尤其对较为深层的疾病，脏腑疾病等较有优势。比如失眠、水肿、哮喘、肠胃功能不调、肝脾肿大、性欲低下、白带、阳痿、截瘫等。

二、灸疗的作用

1.温通

主要指灸法的温热能通经活络，行气活血，通达三焦，去宛陈莝的能力。因为温热一方面能使经络松弛，另一方面又能振奋经络，强化经络功能，所以能祛在外之风寒湿，拒邪于体表。温热还能使气血活动能力增强，出现流通能力加强，流通速度加快，所以对气停、气滞、气不至、血阻、血滞、血瘀等有比较直接的治疗效应。又因为水湿属阴邪，所以灸疗的阳热能推动水液的运行，对各类水肿、湿滞三焦、水停肠胃等有较好的祛除作用。由于以上各种功能的作用，故能排除体内的各种病理产物，所以除了治疗多种疾病之外，还有净化体内环境，促进长寿的能力，如我们常说的"如要安，三里常不干"，就是常用的一种长寿方法。另外本书介绍的长寿灸可供读者参阅。

2.温补

主要指灸法能振奋阳气，强壮脏腑，从而使机体恢复到高位的阴阳协调上来。灸法的温补不仅是补气、补阳、补少火，而且温热能去寒湿，故还能降龙雷之火。温热能温暖中焦，强壮脾胃功能，故还有促进血液生长的能力，是一种阴阳双补的效应。所以对阳气虚弱，脏腑功能低下、不协调，气虚血弱，肝不藏血，脾不统血，心主血脉无力等病理现象，如身体疲软无力、食欲减退、活动能力减弱、性欲低下、内环境失衡、出虚汗、虚热、失眠、紫癜、眩晕、耳鸣、尿频、便溏等表现有较好的改变能力。

灸法的温补虽然不能直接增加体内的物质，但由于脏腑功能恢复正常，阳气振奋，故机体获得了从后天提供有用物质的能力，进而改变身体状况。这种获得不仅仅是从外界获取，而且是一种根本上改变机体获取能力的方法，故属于标本兼治的方法。

3.温散

主要指灸法的温热有向四周散开的作用。气滞、气郁不仅会引起气机运行不利，而且长期地积聚在一起，会出现"气有余便是火"的病机，出现一些火热之症，如痈疽疮疡、喉痹腮肿、眩晕眼花、烦满易怒、尿赤便结等表现。而且由于"气为血之帅，气行则血行"，气不能正常运行，也会引起血滞，甚至血瘀。比如出现胁痛、眩晕、吐血、衄血、便血、痞块、痛经等表现。

过分积聚的气机，在灸疗温热的作用引导下，也可以达到散开的效果，所以灸法使用得当，是可以治疗热证的。虚火可以治，实火也可以治。但是在邪正斗争非常激烈的时候，就得非常小心，关键是掌握好灸疗的热量和用灸的方法。要起到引导气机的作用，达到温散效应才行，否则容易引起变症和坏症。

三、灸疗的补泻法

1.补法的原理和方法

灸法有补的作用，历来没有什么争议，大多认为，补需要温，而灸法以温热见长，故有温经行气，温热散寒，温肾回阳，温补脾胃，温肺保元，温宫暖胞等功用就是必然的。甚至还有人误认为，灸法只补不泻。

艾灸补法，是由于这种温热刺激持久而缓和，使经络和腧穴能在此种刺激中持久发挥正常作用，而经络和腧穴的治疗能力主要是通过扶正而达到祛邪的目的，也就是说扶正是主要的。扶正就能补，因此只要这种温热源能缓和而持久地保持下去，就能达到补的目的。当然，艾本身也是一种温热的中药，其穿透力很强，药物本身的性味也具温热的能力，所以补的力量就很强。

而"毋吹其火"，就是不要人为地使艾火温度突然增加或突然熄灭，让其温热缓缓地由热到温，由温到凉。让这个过程保持相对较长时间。在瘢痕灸的时候，就是不要将艾火拿掉，一直烧灼下去，直至熄灭。熄灭后所余留下来的艾灰，可以用鹅毛将其扫去。注意，也不要用比较凉的手接触施灸部位。在非瘢痕灸的时候，病人感到比较烫的时候可以将艾火拿掉，但不要去吹艾火烧灼的部位，以免该部位的温热感突然消失。那样就失去了缓和、持久的温热刺激，就不能达到补的效应。

2.泻法的原理和方法

灸法补的作用，是比较容易出现的，因为其温热的本性，与补相接近，只要不作特殊处理，一般均会表现为补的效应。而灸法的泻法，是需要医生做一些特殊的动作才能出现的，比如"吹其火"就是。

若是在灸疗的过程中，不"吹其火"，那么就和补法一样，其缓和而持久的热效应不会发生改变。而"吹其火"就是为了改变补法效应。因为吹气的时候，口气的温度远远低于艾火的温度，故能使其缓和的温热刺激突然中断，其热效应突然从热变成凉，经络和腧穴就会从一种状态改变成另一种状态，补效应的基础失去后，就不能表现为补，而经络和腧穴的双向性，立即从补的状态下转成泻的状态，从而达到泻邪的目的。在瘢痕灸的时候，当患者感到十分疼痛的时候，突然用口吹气，将艾炷吹掉即可。若是在非瘢痕灸的时候，可以先将燃烧着的艾炷拿掉，然后在施灸的部位吹气，或用比较凉的手抚摸施灸部位，使热度较高的部位突然转凉即可。

因为灸法是以温热源为刺激源的，所以灸法的补泻只能是从温热源上进行改变以达到补泻目的。

四、灸疗的壮数和生熟

提出壮数多少变化，并按一定要求的是葛洪。他认为，在壮数少的时候，可以为1壮、3壮、5壮，壮数较多的时候，则应以7为计数标准，如7壮、14壮（即二七壮）、21壮（即三七壮）、28壮等，没有8壮、9壮、10壮等。这其中的原因，主要是艾灸法为阳，故应以阳数来计壮数，而奇数为阳，故以奇数计数。按照九宫图的启示，1属生阳，3属长（zhǎng）阳，7属少（shǎo）阳，9属老阳，中医讲"太过不及皆为病"，故选用7为壮数较多时的取舍标准，以达到天人相应的要求。现在我们进行灸疗时，也多遵从这种阳数、7数为计壮数的方法。

除了根据各种因素进行灸疗壮数的加减外，还有一种生熟的变化，也就是某些部位或穴位，施灸壮数一定要比较多，某些部位或穴位施灸壮数就应该比较少。所谓生，一是指整个灸疗疗程的总壮数比较少，二是指对该部位或穴位每次施灸的壮数也比较少。所谓熟，一是指灸疗疗程的总壮数比较多，二是指对该部位或穴位每次的壮数也比较多。虽然多少、生熟是一个相对数，但它又是一种定数，主要是根据人体的部位而言，一般在腹部或肌肉比较多的部位，施用灸熟的方法，在面部或肌肉比较少的部位、肌腱部位，施用灸生的方法。可见同是一人，在某些部位应该施灸的壮数较多，而在另一些部位则相对较少。

生熟灸法除了壮数多少之外，还与灸炷的大小有关，需要灸熟的时候一般使用大炷，需要灸生的时候一般使用小炷。若是因体质、老弱等原因进行变化，则熟灸在大、中炷之间进行，生灸在小、麦粒炷之间进行。

五、面部如何施灸

面部可使用麦粒灸，需要注意不能烫伤皮肤。就是在患者感到艾炷烧得较热的时候，就应立即将艾炷拿下。面部使用麦粒灸，一般以不超过7壮为好。手肩部的穴位可以使用中艾炷直接灸，由于穴位多在关节处，所以也要注意不能烫伤关节部位，但一般医生掌握较难。还可使用隔物灸，可在白术片上扎多个小孔，然后将白术置于穴位处，用中艾炷或施灸，每灸7~14壮即可。灸火需自上而下，目的是先阳后阴，先壮阳以调动人身的阳气，然后治理阴邪，这样效果就会更好。

王纶认为面部麻木多因经络阻滞，用桂枝外敷，可以和营解肌，温经通络，故能取得较好效果。若面部麻木较甚，桂枝还可加用酒调和后敷用，但要注意的是敷贴的时间不能太长，一般2个小时左右就可将敷贴物取下，或患者感到面部有明显热感的时候取下。以防面部皮肤受伤。

六、脚趾部如何施灸

脚趾施灸，一般使用麦粒灸，由于脚部姿势的原因，麦粒炷的艾绒不容易粘住皮肤，可以先用酒精在穴点处擦拭一下，再放艾绒即可粘住。脚部施灸一般使用小艾炷，动脉或静脉管附近一般不灸，关节附近可灸但不能烫伤。足底可以使用艾条灸。脚底有硬木感，可以使用热熨法。《医学杂著》

所用的南星、姜汁等贴脚底局部，时间也不要太长，一般半天左右即可，时间长了，局部可能出现水疱。若出现水疱，可用消毒针将其挑破，挤出其中水液，消毒处理后包扎以防感染。

七、谈热证用灸

因为在《伤寒论》中多次提到被火、火熏、烧针、温针、熨所产生的坏症、变症，《伤寒论》116条还说"微数之脉，慎不可灸……火气虽微，内功有力，焦骨伤筋，血难复也"，此论对后世影响很大，故有人以为张仲景是反对热证使用灸法的。其实不然，灸后坏症、变症的产生，是因为使用灸法不当引起，那么多的"不当"，说明灸法使用范围之广，使用次数之多，恰恰说明这类病情是需要或可以使用灸法的。其"慎不可灸"四字中，"慎"字是要害，说明"不可灸"不是绝对的，而是在某种情况之下的"不可灸"，故需慎之。《伤寒论》中两次提到"误"字，都是与桂枝汤有关，并没有说到误用灸法的内容。灸法既不为误，又何谈禁？在灸法使用不恰当的时候，多是说"反熨其背""反灸之"，并没有说"误熨其背""误灸之"，从这种语气上就可见一斑。

灸法使用不当的条文，大多在太阳病或少阴病中，太阳病虽然现在来看也是一种热病，但历来主要称之为"表证"，不单称之其为"热证"，在表证中使用灸法，《内经》所载颇多，如《素问·骨空论》中的灸寒热法的"凡当灸二十九处"和《素问·刺疟论》中的"疟脉小实急，灸胫少阴"等。在《灵枢·禁服》中说："紧则先刺而后灸之"，说明有紧脉的时候，是可以使用灸法的，而表证中紧脉是其主要脉象，可见表证用灸并不属禁忌。少阴病就更是不属于"热证"范围了。真正属于"热证"的是阳明病。我们只要仔细阅读《伤寒论》经文就可以知道，张仲景在热证中是使用灸法的，如《伤寒论》第48条所说："二阳并病，太阳初得病时，发其汗，汗先出不彻，因转属阳明，续自微汗出，不恶寒。若太阳病证不罢者，不可下，下之为逆；如此可小发汗。设面色缘缘正赤者，阳气怫郁在表，当解之熏之。"所谓"面色缘缘正赤者"，正是阳明有热的一种表现，而需要"解之"的办法就是"熏之"，所谓"熏之"，就是火熏的方法。可见"热证禁灸"一说，乃是后世某些医生的说法或误读，与《内经》《伤寒论》等经典著作无关。

目前，属于火热性质的病证，如1985年，安徽砀山暴发流行性出血热，周媚声曾应用灸法治疗297例，取得了97.8％的良好效果。另外如在角孙穴进行灸疗治疗流行性腮腺炎，在少商、鱼际穴处进行灸疗治疗急性扁桃体炎等，几乎成了一种通用的治疗方法，效果也很好，进一步证实了热证施灸属于一种并无争议的疗法。

八、针灸疗程长短如何判定

一般来说急性病只要症状基本痊愈即可停止针灸，一般不会超过7天；慢性病则按7天规律处理，也就是同一组穴位，一般针灸时间不超过7天。最多7天之后就须换动穴位继续针灸。若无穴可换则须停针一段时间（5～7天），这样针灸的效果就能更好。现代由于上班时间的原因，1个星期一般只能针灸5次，中间休息2天，所以可以2个星期换动一次穴位，因此1个疗程10天为宜。

关于患者疾病疗程长短的预测，按照《灵枢·寿夭刚柔》所说："形先病而未入脏者，刺之半其日；脏先病而形乃应者，刺之倍其日。"通俗地说，就是急性病需要针灸治疗的时间为患病时间的一半左右，如病了3～4天，则针灸治疗需要2天左右即可治愈；慢性病需要针灸治疗的时间为患病时间的两倍，如患病已经半年，则需要针灸治疗1年左右，疾病才有可能治愈。这是指正确的治疗所需时间，若治疗上出现了偏差，或医生的针灸能力较差，则在以上判定的时间之内不能治愈。

九、关于冬病夏治

冬天易发之疾病，多阴邪比较顽固，而在夏天由于天之阳气比较旺盛，而人体的阳气也相对较旺，抗病能力有所增强，此时治疗是一种治本疗法，故效果较好。

冬病夏治源于《素问·四气调身大论》所说的春夏养阳之说，多在三伏天用穴位敷贴疗法进行治疗，可以减轻（尤其是冬天易发的胸肺部顽固性疾患）症状，减少发作次数，对疾病产生可控性。实际上不仅是穴位敷贴，用其他中医药的方法也同样可以得到冬病夏治的效果。

特殊病情还可以使用瘢痕灸，但需征得患者的同意。近年来实验研究发现，瘢痕灸对改善人体的免疫功能，提高环磷酸腺苷含量有较好的作用。据报道，伏天用瘢痕灸其显效率为34.1%，肺阻抗图改变明显。而在非伏天则为23.5%，在伏天用非瘢痕灸则效果更差。

李志明老中医等以瘢痕灸治疗肺结核23例，取大椎、风门、肺俞、膻中为主穴，并随症加减，各灸5~7壮，灸后3~10个月，每个月症状均获改善，有效率为82.61%。也有人认为瘢痕灸宜在夏令（小暑至白露）不发时施灸。其处方为：第一年用大椎（9壮）、肺俞（9壮），青少年及成人病程不久、病根未深（3年以内）、症状较轻者，灸此2穴三点即可。反之必须翌年再灸，或随症酌加一穴，常用穴为灵台或天突。第二年用风门（9壮）、灵台（9壮），或膻中（7壮）。第三年用膏肓（9壮）、大杼（9壮）。如发时喘息特甚，不能平卧，呈端坐呼吸者，第一年即加灵台（9壮），痰涎壅盛加天突（5壮），显著瘦弱者加膏肓（9壮），肾虚气逆而致喘者加气海（9壮），平时痰多湿重者加中脘（9壮），常自汗、盗汗者加陶道（9壮）。上述随症配穴，分别在第一、二年酌情加用1穴。

<h2>第九讲</h2>
<h1>保身全真</h1>

一、中医养生的要点

中医养生主要是养神，从大环境来说主要是养人神，从小环境来说主要是养心神。

（一）养人神

其中的方法很丰富，但其要点就只有2个方面：一是适应外界；二是凡事不过。

1.适应外界

（1）与天相应：一般来说男为阳，重视太阳节奏；女为阴，重视月亮节奏。

太阳旋转与地球旋转，互相之间会产生一定的影响。比如夏至就是太阳照在北回归线上；而冬至太阳照在南回归线上。我国地处北半球，不同季节接受外界的阳气就有多少不同。由于男性主阳，对阳气的变化比较敏感，所以更需要重视太阳对身体的影响。也就是说，男性按太阳的节奏生活和工作，对身体有利。比如睡眠方面，中医认为需要和太阳节奏相应的方法，是：春天，晚上稍微晚一点睡，早上稍微早一点起来；而夏天，可以睡得更晚一点，起得更早一点；秋天，可以稍微早一点睡，早一点起来；冬天，可以早一点睡，晚一点起来，就是其中之一。

月亮一个月圆缺一次，所以妇女月经周期若能按月亮周期进行就说明该妇女身体较为健康。所谓调经，主要就是按月亮周期进行调整。若能在月圆的时候排卵，月黑的时候来月经，这样就好。在月圆时受孕就是一种优生方法，如此等等。

（2）与地相应：中国的地形一般是西高东低，人们的生活环境就会有较大差别，只有很好地适应这种地区差别才能健康生活。

比如地有东、西、南、北，食品各不相同，在不同地方最养人的就是该地的食品。山区气温相对较低，也相对比较潮湿，所以能接受较多的温热食物；平原地区，则温热食物应摄取较少。东部地区由于容易接触盐分，多食鱼而嗜咸，所以平时食物一般以淡鲜为主；西部地区，其民华食而脂肥，所以平时食物以辛散为主等。饮食调和，就能使人之神气得到有效支持。关于使用饮食养生的方法，可以参阅后文"五味在机体三种状态下的不同取舍"的内容进行。

（3）与人相应：处理好周边的人事关系，以达到和谐的关系。这样，既可以使工作顺利，更重要的是能使情绪顺畅、安稳，心理得到养护。这里需要说明的是，对外需要注重调和人事关系，对自己内心也需要进行心理调整，可参看下文"精神紧张如何放松"。

2.凡事不过

中医认为过则为害，过多、过少对人之神气都是一种不当消耗。无论什么好的养生方法，都要适可而止。比如近年来争论比较多的"动""静"之间的关系，有的说一天需要做多少运动，身体才能好。实际上每个人是不一样的。也许你一天需要跑1公里，而我只需要走1公里就行。其他也一样，你一天需要喝1000毫升水，而我一天只需要500毫升就行；你一天需要进食2000卡路里热量食物，而我只需要进食1500卡路里热量食物就行。人是在不停地活动之中，所需求也是在不断变化中，其标准就是自己感觉舒适了就好。经常有人问，这样食物吃多少为好？我回答就是过多、过少都不好。那么这个度该如何掌握？就是用身体的舒适度衡量。

（二）养心神

中医认为心为人的君主，主宰着生命的一切活动，主明则下安。心的主要功能有三方面，一是主神明，二是主血脉，三是主汗液。养心主要是保养这三方面。

1.保养神志

第一是要神安不燥，现代西医也认为一切疾病的根源主要是内环境紊乱，从中医来说也就是心神不能正常发挥功能。养心首先得安心，人总是会遇到不开心的事情，造成心神紊乱，这时平复心态就十分重要。根据我的研究，其中有一个八分之一的规律，比如情绪激动，只要在3天之内予以平息，那么这个月身体就不会受到大的影响。3天不能平息，则会影响这一个月的身体状况。慢性病在三个半月能基本控制住，则当年身体也不会受到较大损害。若不能在有效时间内得到控制，那么以后的日子里就要时时注意自己身体发生的任何微小变化，随时予以调整才不会造成进一步损害，才有利于身体的保养。养心神是心理健康的主要内容，除了加强调整能力之外，还可参见后文有关神的论述。

2.保养血脉

包括2个方面：一是养血，就是护理血液。血来源于脾胃，所以养脾胃很重要，比如，可以经常吃点红枣健脾养血；二是养脉，包括脉跳，主要是有节律通行。节律的不当，主要是天之神和人神关系互相不协调所致。心跳节律受神的支配，除了与天气变化相关外，又主要受寤寐的节律影响，主要与睡眠相关。所以，好的睡眠有利于养脉。为此，老年人可以吃一些钙片，若睡眠还不好，则可以吃些维生素B_2，这些有助于睡眠。以上方法若不行，可参照后文"神志不安失眠的控制"进行处理。若还不行，则需要及时尽早就医。

3.保养汗液

中医认为汗为心之液，血汗同源，所以适当出汗有助于健康，但过多出汗则伤津液，甚至会伤及血液。所以老年人可以适当做一些力所能及的运动，微微出汗（或身体有热感）即可，汗出不可过多。每天还要根据口渴感适度增加喝水量，但不要一次大量喝水。此处还可参看后文"津液的内涵"。

二、神情紧张如何放松

我们在生活中难免会有情绪不稳定的时候，这样对神的影响最大。除了自我情绪控制之外，还可以主动用以下几种方法协助调整放松。

（1）在情绪紧张的时候，人体的血液浓度会增加，时间长了会影响血液畅通，容易引起中医所说的"火象"。所以此时可以适当多喝一些水，其标准是：只要白天小便比平时多1～2次即可。

（2）花有芳香透散作用，能有助于紧张情绪的放松，所以茶水中可以放一些花朵，如菊花、茉莉花、玫瑰花、代代花、绿萼梅等。各种花朵可以交又使用。一般肝气压抑较重的，可以放菊花、绿萼梅；脾气（湿气）阻滞的可以放代代花、茉莉花；心神不安者可以放玫瑰花。

（3）黄花在中药中又称忘忧草，有利于情绪压抑、不安的解脱。故适当用黄花当菜吃，如豆腐汤中加入黄花少许，或炒木须肉等。可根据自身压抑情况每周1~3次即可。

（4）在情绪紧张的时候，不仅内脏会无意识地收缩，也会促使皮肤腠理紧张收缩，故适当按摩皮肤经络，有助于情绪的放松。还可以采取冲澡的方法，将龙头换成高压喷头，用高压水珠冲击皮肤，能使皮部经络放松，进而促使内脏放松。这时要注意的是，水冲击的时间可以适当延长，一般15分钟左右为好。

（5）旅游是一种很好的放松方法。但要注意的是，太累、太疲倦，反而不好。旅游的关键是放松节奏，以休闲为目的，不以观景为目的，应该有一定的随意性。所以除了特殊原因之外，一般提倡自由行为好。

（6）学会调节情绪。在情绪不畅的时候，不要长时间自我沉浸在不良情绪中，要主动自我放松。一般争取在3天左右将情绪调整过来，这样对身体就不会产生较明显伤害。

（7）唱歌、轻松话题的聊天、舞蹈都有利于放松心情，可以参加广场跳舞、聊天，或在郊外放声歌唱、吟诗、长鸣等，但都要适可而止，不可过度兴奋。

（8）若有读书、写字习惯的，也可以缓解心情。

（9）入静也是一种有效的放松方法。所谓入静，主要是让身体在安静的环境中，或单调的弱刺激中静默一段时间。一般来说以半小时左右为好。

（10）太极拳、太极剑、五禽戏、瑜伽、散步等有利于身心放松。

三、失眠的防控

失眠既是一种症状，也可以是一种疾病。假若是偶尔性、一时性失眠，一般不用治疗。若是间歇性、经常性失眠，有可能仅仅是一种症状。以上两种情况，可以参阅本文所说进行防控。若长期失眠，每天睡眠少于3小时、连续3周以上者，则应该属于失眠病，则需要专门进行治疗，本文内容可作辅助治疗方法。

　　睡眠的好坏，主要是看深睡眠的时间长短，只要深睡眠时间较长，就没有什么大问题。一般深睡眠主要出现在晚上11点左右和2点左右。所以建议在晚上10点左右上床睡觉。争取在11点左右入睡。若11点左右还没能入睡，还可以抓住2点左右的深睡眠期入睡。

　　（1）若是睡不着，首先自我检查全身肌肉是否出现紧张状态，从头开始、颈、肩、胸、背部一直往下检查，将紧张的肌肉放松下来。

　　（2）可以采用数数的方法，在数数时不一定要一直按顺序进行，顺着数，能数到几，就数到几，不要有意去记忆数到了几，可以随意从头开始数。

　　（3）数数时，按呼吸节奏进行，1呼1吸数1～2次，由于呼吸时小腹部动作较大，可以将意念放在小腹部上。

　　（4）肾虚的人，躺下后可以将手心放在小腹部上。

　　（5）或睡眠躺下后，在小腹部以顺时针方向轻轻按揉3分钟左右。

　　（6）实在睡不着的时候，尤其是有心情紧张或激动的时候，不要勉强闭眼，那样更睡不着。可以将眼睁开，看着黑暗处朦朦胧胧的天花板，一段时间后，就会有疲倦感，往往在不知不觉中入睡。若一次睁眼没有能入睡，可以再次睁眼，重复进行。

　　（7）若睡眠很差，可以在入睡前喝一些水，以减轻血液的浓度。虽然会出现起夜的情况，但这样往往至少能抓住1次深睡眠时间。

　　（8）心神不安的老人，吃钙片有利于睡眠。

　　（9）晚上不要吃得太饱，若消化功能不好，可以经常吃一些煮荸荠或山楂。

　　（10）情绪比较激动的人，可参照上文"神情紧张如何放松"进行。

　　（11）住在楼上，尤其是高楼上的人，要经常下楼到地面上活动。一般最少每2～3天要下楼1次，活动20分钟以上。

　　（12）情绪过分紧张而且时间较长的患者，可以采用身体南北向（一般来说头冲北较好）进行睡眠。上2条就是百姓常说的接地气，有较好的防失眠功能。

四、《内经》中的治未病思想

1.未病先防

如《灵枢·逆顺》所说："上工，刺其未生者也。"又包括以下三方面。

（1）通过调整自身的精神因素，对疾病进行预防：如《素问·刺法论》所说："黄帝曰：余闻五疫之至，皆相染易，无问大小，病状相似，不施救疗，如何可得不相移易者？岐伯曰：不相染者，正气存内，邪不可干，避其毒气，天牝从来，复得其往，气出于脑，即不邪干。气出于脑，即室先想心如日。欲将入于疫室，先想青气自肝而出，左行于东，化作林木。次想白气自肺而出，右行于西，化作戈甲。次想赤气自心而出，南行于上，化作焰明。次想黑气自肾而出，北行于下，化作水。次想黄气自脾而出，存于中央，化作土。五气护身之毕，以想头上如北斗之煌煌，然后可入于疫室。"也就是先从心理上进行自我强大，以调动自身的抗病能力，和行武者需要首先运气一样。虽然这类方法目前并没有人跟进，但首先调动人体正气以抵御外邪的思想是有一定可信度的。

（2）药浴健身抗邪的方法：如《素问·刺法论》所说："又一法，于雨水日后，三浴以药泄汗。"出汗本身就是一种祛邪抗病的方法，加上使用药浴，更有助于人体的抗邪能力。

（3）内服药物或针灸：如《素问·刺法论》所说："又一法：小金丹方……每日望东吸日华气一口，冰水下一丸，和气咽之，服十粒，无疫干也。"另外针灸足三里、气海等穴也是一种强体抗邪的好方法。有利于对疾病的预防。

2.已病防变

又可分为以下两大类。

（1）从先发症状上入手进行预防性治疗：《素问·刺热》："肝热病者，左颊先赤，心热病者，颜先赤，脾热病者，鼻先赤，肺热病者，右颊先赤，肾热病者，颐先赤，病虽未发，见赤色者刺之，名曰治未病。"肝在左，故肝气旺盛，邪正斗争时，肝火上升，以致左颊首先出现红色先；肺在右，故肺气抗邪，肺热首先表现在右颊等。

（2）从病理发展规律入手进行截断性治疗：如《灵枢·五味》所说："肝色青，宜食甘……心色赤，宜食酸……脾色黄，宜食咸……肺色白，宜食苦……肾色黑，宜食辛"等。后在《金匮要略》一书中更加明确说道："上工治未病，何也？师曰：夫治未病者，见肝之病，知肝传脾，当先实脾，四季脾旺不受邪，即勿补之。"因为肝属木，疾病发展之时，一般顺相克方向传递，故此时假若有传变，则多向脾脏，因此健脾以使传变不能进行，从而使疾病的发展受到阻滞。

五、中医的体质学说

《内经》中有关体质学说的内容虽然在很多篇章中都可以见到，但其主要内容，则见于《灵枢》的"阴阳二十五人""通天""卫气失常""逆顺肥瘦"篇，和《素问》的"血气形志篇"等篇章中。尤其是"阴阳二十五人""通天"二篇，是体质学说的主体内容。

1.中医体质学说包括正常健康人群体质和相对正常的亚健康人群体质

所谓体质，就是人群身体现有（形成）的、固有的（与生俱来）本质。从中医的角度上说，他们都属于阴阳协调或基本协调，处于正常阴阳关系范围之内。《内经》将人体的正常健康人群体质按照五行分类法，然后每一行，又按照五音的强弱关系，再一次进行五分法。五五二十五，所以形成了二十五种类型。

使用五行的分类方法，是与地域分成东、南、西、北、中五方有关。古代人群，由于交通不便，长期生活在某一地域，因此形成了各个地域的体质特点，如《素问·异法方宜论》中所描述的内容一样，这样的分类有利于对体质与疾病的关系进行恰如其分的了解，对治疗疾病有利。"故圣人杂合以治，各得其所宜，故治所以异而病皆愈者，得病之情，知治之大体也。"《灵枢·阴阳二十五人》中用"似于苍帝""似于炎帝"等五帝来表示人群生活的地域，是因为五帝是五方地域的代表，《惜诵》中王逸注："五帝，谓五方神也。东方为太皞（即苍帝），南方为炎帝，西方为少昊（即白帝），北方为颛顼（即黑帝），中央为黄帝。"五帝各管一方，该方中生活的人群，就具有基本相一致的体质，形成了鲜明的体质特点。

五行之后又继续使用五音进行再分类。不仅仅是认为声音对体质的形成有一定的关系，主要的是利用声音的清浊、强弱、缓长等特点，对同一体质中的不同特点进行区分。古代五音，尤其是春秋战国时代，诸子百家中对"礼""乐"是比较重视的，不同的"礼"，配不同的"乐"，等级森严。可见五音又是一种等级的代表。相传是由中国最早的乐器"埙"的五种发音而得名。相当于乐音中的12356，即：do、re、mi、sol、la。从人体来说，其中脾应宫，其声漫而缓；肺应商，其声促以清；肝应角，其声呼以长；心应徵，其声雄以明；肾应羽，其声沉以细，此为五脏正音。

2.阴阳二十五人的分类方法

这是在正常人体中进行的分类，虽然其中也有阴阳多少的不同，但其变化都是在正常范围之内。如苍色，角音中是以足厥阴与足少阳进行协调，虽然阳经有上、下之分，但从与阴经的关系上来说，都是协调的。也就是说本篇所说的阴阳二十五人都属于正常健康人群，他们只有体质上的差别，不是疾病使然，所以本篇没有谈论具体治疗方法。

《灵枢·通天》所说的五态之人，是用阴阳的方法将人群进行分类，该篇将人群分为五类，即太阴之人、少阴之人、太阳之人、少阳之人、阴阳平和之人。其中阴阳平和之人，属于健康人群，也就是"阴阳二十五人"。而其他四类人群，属于亚健康人群。是介于患者和健康人之间的人群。他们的阴阳勉强维持在相互协调之间，但随时可能出现阴阳不协调的状况。所以本篇非常明确地说："故五五二十五人之政，而阴阳之人不予焉。其态又不合于众者五"，就非常明确地告诉我们，"阴阳二十五人"与"五态"之人，不完全是一回事。他们之间并不仅仅是分类方法的不同，而是在健康指标上有差异。实际上，《内经》中所阐述的体质学说，应该是一个完整的体系，不是多种有争论看法的并列，不是综述，而是系统。在"通天"中对五态之人，记载有针灸治疗方法，说明亚健康人群也是可以给予治疗而达到正常的。如该篇说"此所以调阴阳，别五态之人也"，通过治疗，均有成为阴阳平和之人的可能。

先天因素对体质的形成起着决定性的作用。"人始生，先成精，精成而后脑髓生"，父母构精之时的身体状况，天时变化、地域变化都会对体质的形成产生决定性的影响，形成每个人的基本体质，形成每个人的体质个性。很多疾病有遗传性，这些疾病就有可能影响后一代的体质，成为后一代体质的特殊性。这些特殊性造成疾病的隐形存在，后代一旦遇见类似环境、心境，则遗传病一触而发，治疗往往十分困难。

3.体质是可以改变的，但需要坚持不懈

（1）长期卫气运行失常可以改变体质：卫气白天在体表运行25周，夜晚在体内运行25周。假若卫气运行速度改变，降低了保卫人体的能力，也影响了其他气机的正常运行，从而促使人进入亚健康状态。如《灵枢·卫气失常》篇中所说的肥、膏、肉三型，具有这种体质的人群，基本上属于亚健康人群，但还不属于病态表现。也就是说，可以通过对卫气运行的促进，对其体质进行改变。①如通过该篇所说的"必先别其三形，气之清浊，而后调之，治无失常经"的针灸治疗方法，就是辨证论治选取针灸穴位，将肥、膏、肉三型体质改变成正常健康人群。②还可以进行体育疗法。古代一般指太极拳、五禽戏等，现代也可以使用散步、慢跑、做操、器械等方法。

（2）虽然体质形成有先天和后天之分，但都与人体之精分不开：先天之精虽然不能增加，但在使用中可以予以保护，可以通过后天之精的作用提高先天之精的使用能量和价值，发挥其长处，也可以减少、抑制先天之精的副作用或短处。后天之精则主要由脾胃吸收水谷精微物质而来，形成某种体质后，他的改变虽然需要长期坚持不懈地努力，但可能性是完全存在的。体质还可以通过长期五味的吸收发生改变的。如《素问·至真要大论》说："夫五味入胃，各归所喜……久而增气，物化之常也。气增而久，夭之由也。"从食物上说，一般属于养生范围；从药物上说，一般属于治疗范围。这就告诉我们如何通过五味有针对性地矫正体质。具体做法，还可参见后文"五味与五脏的喜欲苦关系""五味在机体三种状态下的不同取舍"。

4.除了胖瘦不同需要考虑之外，体质的敏感度也需要考虑

所以不同体质的人群，在调整方法上和疾病治疗上是都是有区别的。比如经络和穴位，都有一个特性，即放大性，对针刺的刺激量进行放大，不同的体质放大能力是不一样的。在《灵枢·逆顺肥瘦》中就说到壮者要"多益其数"，就是针刺的数目，包括次数、针数、刺激量等要比一般人群多。而肥瘦适中的人群，则"无失其常"，也就是在常数的范围之内。因此除了针对疾病本身选取经络、穴位外，针对体质不同，放大性不同，运用不同刺激量也是十分重要的。

第十讲
临症践学

❀❀ 特殊病种 ❀❀

一、伤寒夹阴证

大学毕业后我和夫人同时被分配到农村工作，当时解放军某医院有一支医疗队到我们所在的公社医院（现在称之为乡医院）进行医疗支持，其中有一名西医女大夫，与我夫人关系较为融洽。医疗队在我们所在的医院工作时间较长，中途也会安排休假。一次，这位女大夫回家休假时间较长，说是回家后患了感冒，吃了一段时间的药。回到我们医院后感冒仍然没有好，一边吃药一边工作。时间长了，她觉得既然西药没有什么疗效，就吃一点中药看看。于是找我夫人，要求开中药治疗感冒。我夫人觉得很奇怪，一个普通感冒居然治疗了一个多月还没有好，就仔细地询问她患感冒前前后后的情况，由于问得仔细，才知道她是在同房以后受寒才得的感冒，虽然病情不重，但就是怎么吃药也不能痊愈。我夫人才明白，她这种感冒就是中医说的伤寒夹阴，一般的感冒药是不能治愈的。因为一般的感冒药驱除表邪，主要是发散解表，而伤寒夹阴证是在肾气不足之时患的感冒，主要是肾气不足，外寒直中，进入少阴，邪不在表，其寒为畏寒与恶寒不同，一个属于内寒，一个属于外寒，形同外感感冒，实际为内寒感冒。而且症状多有腰酸背痛，疲倦无力，低烧，甚至手足心潮热，以及胃中不舒，食欲不振，小便清长，大便不爽等症状，有如《伤寒论》中的少阴直中。故单纯使用解表药驱除外寒，不能获得有效的治疗。若使用解表药时间过长，疏泄过多，致表阳虚，也会出现恶风或畏风的表现。我夫人使用六味地黄丸加味治疗很快获得痊愈。

伤寒夹阴证所伤之寒比较重的时候，有可能引起缩阴症，就是阴部向腹内痉挛。赵守真老先生在他的《治验回忆录》中有比较详细的记载，可以参阅。

我在农村工作的时候，一天晚上医院附近的农民来叫出诊，走去一看，原来是一位妇女患了缩阴症，但是症状不很严重，主要是小腹部和阴部疼痛，阴部有向内收的感觉，其原因也是同房后去小解受寒引起，用艾灸下腹部气海穴后，症状消失。

李金庸教授曾介绍了一例阴缩病例：某某，男，27岁，住湖北省枣阳市某乡镇，农民。1956年10月某日就诊。突发前阴茎垂上缩，疼痛难忍，叫呼不已，痛苦不堪，四肢不温，胎白，脉伏。乃阴寒侵袭，阳气欲绝。治宜急护真阳，通经散寒，拟针灸以治之。处方：左右归来穴，刺入1寸，留针10分钟。针入即愈。

二、阳极反阴证

气虚血虚本为常见之病，多与脾肺相关，但虚之甚则多与肾精相关，也就是因根本虚弱而致。《素问·阴阳应象大论》说："精化为气"，说明气的根本来源是肾精。《类经》说："冲脉为精血所聚之经"，《内经》所说的太冲脉，就是指冲脉与肾精相合之脉，内含精血。因此在气血十分虚弱的时候需要"治病求本""舍症求脉"而温肾补精。

当年我在农村卫生院工作，一位当地卫校女学生高烧数日后入院，经西医补液、消炎等治疗而无效，又一二日出现心衰，体温突然下降。由于卫生院条件所限，转县医院。因曾是我的学生，所以我和主治医生陪同到县，参加抢救，经县医院抗心脏衰竭、抗呼吸衰竭后病情稍有好转，我们即离开了。数日后传来病逝消息，感叹不已。出现心衰后，脉象就会有迟、细、弱的表现，虽然此时无论是高温或是突然降温，从中医的角度上说，回阳救逆就是主要的，这时应该使用附子类药物才是对症。

《医学杂著》中薛己的黄武选案，发热恶寒，貌似受寒而致（也可能是温热之邪所致），但患者有饮食劳倦在先，所以必有气血虚弱，正气不足以祛邪，故用解表药强力发汗（若当时使用辛凉解表如银翘散情况可能会好一点），汗出邪未去而正伤，邪反入里，出现高烧的营分证，而见脉洪数而无力，此时若能壮里温阳，从内托外，也许还能免为救难，可惜患者不从而败。本病开始治疗的时候若能在补养气血的基础上适当使用辛凉解表法，也许不致出现后面的结果。

三、热入血室证

20世纪70年代初的一个冬天，我在一个农村医院当医生。一天，当地的一名女赤脚医生（当时对农村医生的称呼）来医院找我，说她所在村里有一名女病人每天傍晚开始神志不清，一个人独自说胡话。由于发病前有感冒发烧的症状，所以她认为是热入心包，给病人服用安宫牛黄丸。每天一丸，连续吃了一个星期，也不见好转。问有什么办法可以治疗？我详细问其发病前后的表现，他说一个多月以前因患感冒发烧，发烧好了以后即出现这种表现。我再问感冒是怎样好的？他说在患感冒前的时候来了月经，在治疗的过程中月经突然停止，发烧虽然退了，但从此出现傍晚神志不清，说胡话的表现。我再问，患者现在月经是否已经来了？她说，月经停止后到现在一直没有来。我一听，心里就明白了，于是告诉她，中医认为这是热入血室证，其症状特点为"白日了了，夜如见鬼状"。其原因是月经来时，胞宫空虚，所虚之处，即邪犯之地，热邪内陷，进入胞宫，邪热与血气相结，故经水瘀结而不下，邪热内扰而胞宫不宁。傍晚乃阳气渐虚阴气渐强之时，也是由阳转阴之时，转换受阻，故容易出现阴阳错乱而神志不清。

我的老师、当代名医岳美中老大夫，曾经治疗过一例很特殊的病人，其主要表现就是在早、中、晚这三个时间出现神志不清，而其余时间很正常。其他医生治疗过很久也没有什么效果，后来经人介绍找到岳老。岳老经过反复思考，认为在早、中、晚是人体阴阳转换的时候，由于身体的某种原因造成阴阳转换的不顺畅，造成阴阳错乱而引起神志不清，故给予小柴胡汤进行治疗，一箭中的。小柴胡汤调解半表半里，以解决表里阴阳进出不畅而扰乱心神的问题，病虽不同，其理一样。

在治疗热入血室病的时候使用中药，也是小柴胡汤为主。若是血、热交结太盛，则可用抵挡汤泻热化瘀。若是使用针灸治疗可以刺期门穴。但是刺期门穴要求针刺的技术较高，一般的医生不宜使用，就是古代著名伤寒学家许叔微也曾经说过："吾不能，请善针者针之。"其次治疗的要点是解除血、热交结，只要月经再次来到，病情就会好转。

数月以后，再次见到该女赤脚医生，问及此病，她眉飞色舞地说，已经好了。我问怎样好的？她说："我是学西医的，不太会使用中药，更不会使用针灸，您说的办法我都不敢用。但是您不是说，只要患者的月经来了，病就会好吗。我就用乙烯雌酚进行月经周期的调整，后来月经果真来了，病也就好了。"我听后大吃一惊，这种治疗方法闻所未闻，居然取得这么好的疗效，真出乎意料。同时也感慨颇深，中西医之间果真有如此相通之处么，特记于此，以飨来者。

四、昏迷（术后小脑梗死）

张某，女，75岁，301医院外科病房二病区25床。

2011年10月5日　初诊　昏迷（小脑梗死）近2个月。

（家属代诉）

昏迷不醒，但偶尔会睁眼约数秒钟，眼睛无光泽，呼叫无反应。大便硬结，数日不解，需人力淘肠（拒绝医院灌肠），粪便如算盘子。面部浮肿，左侧较为明显。面色黄滞，偶有咳嗽，呼吸急促。每到夜晚11点钟左右，会出现手足肌肉紧张，手指紧握（痉挛），每次大约半个小时，方能逐渐缓解。偶尔出现自我咀嚼动作和流口水。苔白厚，略腐，舌质稍红，脉寸、尺弱，但能触及脉跳，关脉较旺，略滑。

患者现在处于监护阶段，鼻饲、气管插管、监护仪使用、头骨右侧有引流管插入颅内、导尿。

家属介绍说，约2个月前，患者右侧三叉神经痛，进行手术。术后出现颅内水肿，和血压突然升高，少量出血。出现脑疝，引起小脑梗死，引起昏迷。后经颅内引流，颅内压迫减轻。进入监护病房第1天尚能说话，能分辨数目。第2天突然出现心跳和呼吸停止，抢救后恢复正常。现血压恢复正常，心跳、呼吸基本正常，但在移动身体或吸痰的时候有血压上升，心跳增多，呼吸力度加大等表现。

病属水液停留，引起气血阻滞，以致心不能主持血脉，进而不能主神志。故治疗上将分3个方面进行：①通达三焦，运化水湿。②开通经络，运行气血。③开窍通闭，清醒神志。

选穴：少冲（右）、关冲（右）、支沟（右，补）、尺泽（右，补），下午2：50～3：30。

留针约30分钟，针后，受针指端有不自主钩动，无明显节奏。出针时支沟穴有出血。

医嘱：用小热水袋熨丹田部位30分钟左右。并在上、下午各按摩肚脐20分钟左右。

2011年10月6日　复诊　患者无明显改变。

选穴：尺泽（右，补）、外关（右，补）、关冲（右）、少冲（左）、关冲（左，针后约2分钟时，针脱落），下午2：55～3：35。

留针约35分钟，针后，外关穴处针体有明显摇动，时动时停，没有明显规律。出针时少冲、关冲均有出血，但量较少，约1小滴。患者家属说，在用小热水袋熨丹田部位时，患者反应较强，呼吸增多，血压上升，心跳加快，故熨几分钟就停一段时间，接着再熨几分钟，反复进行。

2011年10月7日　复诊　患者无明显改变，但睁眼时间有延长趋势，每次约有20秒。大便在插开塞露后自己解出，已不是硬结状。

选穴：曲泽（右，补）、外关（右，补）、太溪（右，补）、关冲（左）、足临泣（左，补），下午2：50～3：30。

留针约35分钟，针时左足背有肌肉和筋跳动，无明显规律。留针时，关冲指尖出现明显充血状态，颜色变红。出针时，关冲出血较多，约1大滴。

2011年10月8日　复诊　今天下午3点与主管副主任见面。副主任简单介绍病情，并看昨天所摄CT片。副主任说颅内水肿已基本消除。但我看CT片上觉得小脑部乃有压迫征象，估计与原先的片子在水液压迫上有明显好转，故有此说。副主任同意进行针灸治疗，并同意服用中药。他说，西医的办法已经全部使用上了，对脑子的治疗没有什么针对性药物，主要是维持，希望通过使用针灸或中药能帮助患者早日清醒和恢复。

今天上午进行高压氧舱治疗，据说治疗后一段时间，眼睛已开始能睁开，到午后闭上。针灸前眼睛又开始睁开，直至针灸结束也没有闭合，眼球有转动，但眼睛较灰蒙，仍不得神，瞳孔比较大，呼叫无反应。早上大便自行解出。

选穴：郄门（右，泻）、金门（右，补）、厉兑（左）、隐白（左）、中冲（左）、气海（补），下午3：15～3：45。

留针约35分钟。出针时，隐白出血少许，不足1小滴。

2011年10月9日以后主要是辨证论治为主，连续治疗约7个月。

2012年4月27日治疗结束。

1.治疗总结

患者现在有一定的听力，有一定的理解能力，能对他人所说的话做出一定的反应，如笑、哭等。我对她说："人的健康很重要。"她听后马上情绪激动，面带哭容，面红，头向上抬起。也有一定的视觉，当有人呼叫的时候，能转头向呼叫人，用眼睛盯着别人。目光不呆滞，眼球活动较为灵活，而且闪动频率较快。目前语言能力尚差，不能主动说话和用语言回答问题。表情比较安详，肌肉没有明显萎缩，足腿在感觉疼痛的时候能将膝关节收拢，足趾在针刺的时候或留针的时候有细微的动作。呻吟声已经停止，偶有噗噗的吐气声，但向右侧转头不顺当。在针刺的时候，有主动配合的表现，如停止呻吟，减缓呼吸动作，闭气和忍受咽喉呛咳，以致面红耳赤。舌苔白厚，面色红润，未见消瘦。

2.医嘱

（1）每3个月左右进行1次全面的体检，先可以以查血和内科听诊为主，若有问题，再进一步检查。不必每次都作CT。

（2）无论有什么新的病情，都要重视，久病无小病。

（3）多和患者进行感情交流，和患者说话，念书，听广播等。除了加强语言能力之外，也可以防止老年性痴呆。

（4）鼻饲管尽量撤掉，以减轻咽喉部的刺激。将食物改成全流，如蛋羹、肉饼汤、粥等，每次少量进食，可一日多餐。在吞咽顺畅以后可逐渐改成半流。若进食确有困难，再插鼻饲管。

（5）可以进食黄芪、西洋参，天热之后，可以进食麦冬。若进食后血压增高，可将黄芪暂时停用。

（6）现在可以进食茯苓，淮山，煎水后（可成糊状）服用。

（7）喂水不要太多，主要看小便而定。一般来说每天白天小便3～4次，夜晚0～1次为正常，患者因膀胱能力减弱，次数可稍多。若还有口唇干燥，可适当喂几勺水，以润湿为主。天热后可增加喂水量。

（8）以后有什么情况，可以随时与我交流。

五、白血病

大学毕业前，我在江西省铁路医院跟随何活水老大夫实习。上午转科，下午在中医诊室看病。有一天，住院部有一位病人要求会诊（刚好我在该科室转科）。患者女性，18岁，全身剧烈疼痛已经一年有余，多方治疗，一直被诊断为风湿病，中西医多使用祛风湿法。解热镇痛药、激素类药及中医的祛风燥湿、虫类药均未见明显效果。现身体肌肉消瘦，呈皮包骨状态，大有大骨枯槁，大肉陷下的样子。每天疼痛而致叫唤不已，夜晚很难入眠。入院时已奄奄一息。住院后经骨髓检查发现为白血病，故请中医会诊。何老先生处方数次，效果仍然不很理想，故建议转天津肿瘤医院治疗。经与天津肿瘤医院联系，回答说，既然已经确诊为白血病，那么到哪里治疗都是一样，就不要长途跋涉了。医院束手无策，病人坐以待毙。正在进退维谷之时，患者的未婚夫，从大街上的传单上看到有关鸡血疗法的介绍，于是将传单带回医院，要求使用鸡血疗法。经治医生认为鸡血为异性蛋白，肌肉注射后可能引起强烈过敏反应，甚至有生命危险，故予以拒绝。但患者家属再三要求，认为既然已经是无望的病，何不死马当活马医，医院迫于无奈，提出假若出现事故，由家属承担责任方可以进行鸡血疗法。患者未婚夫同意签字承担责任。并从农村家里抱来未开叫的公鸡2只。以后一个星期每天注射鸡血2次，每次0.2ml。每次从其中一只公鸡翅膀下血管中抽出血，第二天在另外一只公鸡翅膀下血管中抽。从公鸡翅膀下抽出血后，立即换针头，将血注入到患者臀部。一星期后患者疼痛已有所减轻，饭量明显增加。1周后由于我转科到其他科室，以后的治疗情况不太清楚。3个月后我实习结束，准备离院回校，我突然想起该患者，不知治疗情况如何？现在患者还在不在？于是我又到该科室去看望该患者，到该科室后一时竟没有发现该患者，心想是转院了还是去世了？正在胡思乱想的时候，该患者主动叫我，我简直不敢相信，眼前这位就是3个月之前濒临死亡的患者。只见她面色红润，皮肤净白，肌肉饱满，笑靥如花，完全变了一个人似的。后来我了解到，该患者的鸡血疗法的全过程是，开始每天每次肌肉注射鸡血0.2ml，每天1次，1周后，改为每次肌肉注射0.4ml，每天1次，第4周开始，每次肌肉注射0.5ml，一直下去。患者从第1周开始身体疼痛明显减轻，第2周结束时，身体疼痛基本停止，饭量基本和正常人一样，第3周开始发现面部肌肉颜色转白，四肢肌肉开始生长，1个月以后身体肌肉明显增长，血液检查白细胞数开始减少。以后持续向好的方向发展。后来因为回到学校参加分配工作，这位病人的最终结果何如不得而知。

鸡血疗法是否真正能治疗白血病，目前还不能定论，因为我们所遇见的病例数太少，但是这位病人的经历告诉我们，鸡血疗法至少可以进行一些研究。希望后来者对此感兴趣。

六、小儿抑郁症

黄某，女，9岁，新加坡籍华人。

1999年9月2日　初诊　从小开始失语，仅能发出"爸""妈"的声音。主要表现在发音时舌头不能自如活动，听力未见明显缺损。行为活动自持力较差，好蹦跳，行为缺乏明显目的，理解能力欠缺，很难对别人的要求予以明确对应。基本生活尚能自理。但行为优势怪异，如半夜轻轻爬起床，然后一个人蹦跳。若强制性要求她，她也能知道害怕而停止自我活动。虽好动，但不狂躁。

身体肥胖，两眼能自如活动，但黑瞳无神（光彩缺乏），面部也缺乏光泽，口中无臭味，大便干结，一般每2天能有1次。小便黄赤，饮食量较大（每餐两碗饭）。好吃肉。胸部似有发育（也可能是胖引起的胸部隆起），体重99斤。

1995年福建医学院附属协和医院，CT检查报告，轻度脑发育不全。MR检查报告大脑发育不全。诱发电位测定报告脑容量不足（脑室、脑沟增宽扩大）。1996年福建医学院第一医院门诊诊为脑发育不全。1996年福建医学院第一医院门诊记录：按中国韦民幼儿智力量表（C—COYCSI），IQ＝40；按50项智力筛查量表，IQ＝26。

苔白厚（后跟看不见，主要病人不配合），舌质边尖红，并有红点，脉沉滑。

经西医检查，脑髓生长不充满有深沟空隙。曾多次被诊为孤独症。最近几次想做核磁共振，都因患者吵闹不配合（经注射鲁米那大量也无效）而被迫取消。从病来说，此当属五迟证中的语迟；从证来说，此当属痰湿阻滞，久而化火，故有此证。当开窍化痰，调气养髓。

选穴：囟门、支沟（左）、间使（右）、丰隆（左）、阳陵泉（右）、申脉（右）。

欲灸悬钟，但患儿不配合，未能成功。

1999年9月3日　复诊　患儿昨夜睡眠很好，早上7点多才起床，情绪比较稳定，基本能配合治疗，但对灸疗上不愿意接受。大便今已解。

原方加照海（左），医嘱给患儿吃蜜糖水。

昨天患儿眼白珠四周小血管充盈比较明显，呈网状，尤以左侧眼为甚，结膜充血。今天小血管充盈程度明显减少，仅眼白珠四周根部有充盈。左白睛上、外、下侧具有灰黑色斑，右较少。右手指纹呈紫黑色，风关部较粗，气关部多枝，较细，推之色不退。今天大便尚未解，已服蜜糖水。

1999年9月4日　复诊　患儿昨夜睡得较好（9点多入睡，早6点多起床，中间睡得安稳）。

治疗扎针时，患儿能够配合（昨天扎阳陵泉时，还需用力压住膝关节，今天已无需用力），艾灸接近皮肤的距离缩短，但还不能形成真正的灸疗。（治疗开始时间为下午4点。）

针灸穴位同昨天。留针时间这几天均为45分钟左右。

1999年9月5日　复诊　根据几天的观察与思考，拟治疗计划为：1个中心，3个阶段。即以补骨髓为治疗过程的中心。第1阶段以通腑化痰为主；第2阶段以化痰醒神为主；第3阶段以开窍醒神为主。

左眼白睛上部有3个黑点（其中一个较大，呈斑状），均在血管末端（昨天的黑点较大，似呈斑状，今天较小）。

昨晚已解大便。昨晚9点多入睡，早上6点多起床。

选穴：囟门、支沟（左）、间使（右）、丰隆（左）、阳陵泉（右）、内庭（右悬灸约2分钟）。

留针45分钟。治疗开始时间为下午5点。

1999年9月6日　复诊　眼珠上黑点在继续缩小，昨晚大便1次，正常大便，睡眠仍较好。现右眼黑斑仍较大，约有1粒芝麻大小。眼白珠血管基本恢复正常。

上方加申脉（左），悬钟灸约2~3分钟。治疗开始时间为下午5点。

患儿牙齿呈淡黄色，光泽较差，上有小白点。牙齿外缘呈锯齿状。犬牙上有黑点。今天开始服用中药（张启文教授处方）。

1999年9月7日　复诊　昨晚未曾大便，晚2点左右又中断睡眠，躁动不安。针灸时配合较差，拒绝用灸。

选穴：百会、支沟（右）、间使（左）、丰隆（右）、阳陵泉（左）、太冲（左）、照海（右）。

1999年9月8日　复诊　昨日请熊云大夫同时出诊。患者仍未大便。但昨晚睡眠正常。昨天白天再去医院做核磁检查，仍未成功。但患儿烦躁有所减弱。针刺时尚能勉强接受。但对灸法仍持恐惧拒绝态度，故施灸仍未成功。

1999年9月9日~9月13日　复诊　昨晚8点多大便1次，便质正常。但昨晚睡眠仍不安。晚1点多以前不肯入睡，经强迫后方于1点多钟入睡。早上7点多起床。这几天中午均为午睡。今天扎针虽然比昨天要配合，但仍有勉强之处。仍拒绝施灸。情绪仍显得躁动。

据陪伴的刘小姐称，患儿经常用手敲或压乳头部分，甚至要刘小姐用手去压（患儿乳房已发育）。并用手去摸外阴部。过去患儿的母亲看见这一现象会责备患儿。

患儿平时爱用牙去咬手背处。经常无故大笑，甚至睡在床上，关了灯后也会独自大笑。

患儿的发音，主要是上下嘴唇碰击后发出的声音，主要有"妈妈""咪咪"，最近还会叫"哎哟"。

患儿9月12日大便1次，13日中午又大便1次。昨晚睡眠平静。半夜醒来后，不见烦躁，能平静接受再1次入眠。（过去醒来即爬起来，若不让起床，则在床上自己挥手躁动。）

舌质已较正常，白睛中的血管个别呈血丝状，但比以前细。

灸疗接受度较好。原方照用。

1999年9月14日～2000年1月17日连续治疗约4个月，治疗告一段落。

1.治疗总结

（1）生理上：大便基本正常，每天1次大便；睡眠基本正常，一般都能从晚上9点多睡到早上6点多左右（过去晚上睡眠后经常突然起床）。

（2）心理上：情感变化比过去丰富。有时有自我哭泣似有所思的样子。回应别人的能力提高，能应对别人的问话。能对熟悉的人表示亲近感。有时能看电视。

（3）行为上：躁动的程度减弱，躁动的时间减少，有时能安静坐十几分钟。扎针时一半能安静接受。能听从别人的指导做一些动作，能进入课堂听讲（过去由于坐不住，无法听讲）。喊"妈妈""爸爸"的声音比过去清晰，而且还知道两个字一叫（过去连续叫）。

（4）语言上：患儿的语言能力尚未得到突破，仍有躁动现象。对熟悉的能理解，对不太熟悉的语言理解有困难。如拖鞋能理解，但将拖鞋放到房间外面去就不理解。有吞食异物的习惯，如将毛衣上的毛球摘下吞入。

（5）患儿在治疗这几个月中，长高比较明显（10厘米左右）。外貌从胖、呆滞状变为稍白、半醒状，体重未增加。

（6）眼珠光泽比较明显，有得神的感觉。牙齿从条状黄滞色变为淡黄色，白色增多，光泽增加。通过治疗一些小儿抑郁症，发现素髎穴使用后，患儿情绪更加安定。鸠尾穴灸的时间过长或次数过多，患儿容易躁动。灸涌泉穴能使躁动减轻，脐中穴用灸比较平稳。

（7）患儿对间使穴、悬钟穴非常敏感，扎针时反抗或哭泣较多。

2.医嘱

（1）坚持治疗，不要放弃，只要坚持治疗患儿仍有恢复的可能，至少能提高生活能力。

（2）患儿已具备听讲条件，应该进入语言训练阶段，使语言中枢和发音器官建立联系，以提高语言能力。

（3）不要吃口香糖，以免将橡胶吞入腹中，还要注意异物吞入的可能。

（4）要不断进行爱抚诱导，犹如带1岁孩子一样，经常对她说话，抚摸她，关心她，有利于打破孤独心态。

内科

一、春温（流行性出血热）

姚某，46岁，宜丰县新庄公社农民。

1975年4月9日　初诊　发热身痛已5天。5天前突起高热，曾到某地治疗，致发汗不止，昏倒一次。昨日在某医院输液治疗后，汗止。于今天下午转来我院。

气少神疲，颜面红浮，问而能答。通身冰凉，肢体酸痛，干呃频频，呵欠连连，口中酸臭，干渴欲饮，腹软不痛，二便秘结，六脉全沉（脉象不明显），苔薄黄略燥。

检查：体温35.6℃，呼吸75次/分钟，血压、脉搏全无。

化验：WBC 5.6×10^9/L，N 98%，L 8%，杆状 2%。RBC 5.43×10^{12}/L，Hb 86%。CO_2结合率 24%。血小板 6.4×10^9/L，凝血时间 16min，出血时间 12min。尿：WBC++，RBC+，蛋白++++，颗粒管型+，上皮细胞+。

全院会诊意见：①流行性出血热；②感染性休克。

中医诊断：热入营分，真热假寒证。（西医抢救略）

中医处方：清营汤。

犀角（水牛角代）1g（先煎）、生地黄15g、玄参15g、牡丹皮6g、条芩10g、麦冬15g、金银花15g、连翘10g、竹叶10g。

多煎水，频频饮用。

4月10日　复诊　今天因点滴需要，加上病人还在呕吐，上午服药后，下午暂停使用中药。

4月11日　复诊　小便今天已经拉出，但短少而赤涩，苔已由黄转白，略见津液。脉洪而无根。用化斑汤。

犀角（水牛角代）1g（先煎）、玄参15g、生石膏50g、知母15g、生甘草6g、粳米50g。

多煎水，频频饮用。

4月12日　复诊　因病人家属外出，停药1天。

化验：RBC 3.42×10^{12}/L，Hb 66%。WBC 1.12×10^9/L，N 76%，L 24%。尿：蛋白++++，RBC+++，WBC+，上皮细胞+。

4月13日　复诊　遍身橘黄，神志模糊，烦躁不安，索水能饮，胸胁搔抓状出血点，右腿上一铜钱大紫斑。无苔质平，脉细。用化斑汤。

犀角（水牛角代）1.5g（先煎）、生地黄30g、赤芍10g、牡丹皮6g、莲子心10g、麦冬15g。

煎服法如前。

4月14日　复诊　上方再服1剂。

4月15日　复诊　昨日已安然入睡，呃逆、呕吐均止。仍口渴喜饮，但管床西医嘱，不可给水，故未喝水。苔薄白，质仍红，脉细数。

犀角（水牛角代）1.5g（先煎）、生地黄30g、赤芍10g、牡丹皮6g、黑玄参15g、麦冬25g、甘草6g、粳米30g。

煎服法如前。

化验：血小板 8.6×10^9/L。WBC 1.56×10^9/L，N 82%，L 17%，E 1%。RBC 5.83×10^{12}/L，Hb 96%。

4月16日　复诊　昨日1剂的1、2煎同时服下，引起呕吐。第3煎入夜时服，没有呕吐。两眼有紫斑，面色橘黄已大减，心中仍烦。因管床西医仍嘱其不可大量饮水，故频频少量给水。两眼有紫斑，脚腿上亦有紫斑。昨夜入睡较好，苔白略呈淡紫色，质干，脉略弦而无根。建议输血或输液。

犀角（水牛角代）3g（先煎）、生地黄30g、赤芍10g、牡丹皮10g、麦冬15g、竹茹一握、粳米30g、石斛15g、甘草6g。

今日输血250ml。

4月17日　复诊　昨天第1煎中药服下时仍然出现呕吐。第2煎安然服下，今晨服第3煎，均没有呕吐。

原方去犀角（水牛角代），加白芍10g。

4月18日　复诊　意识仍然不清楚（也许与昨晚服了安眠药有关）。昨日未呕吐，口已不干，心烦稍减，思食，尿较多但仍黄，身体上的淤斑已减少（颜色变淡）苔薄淡紫，质平，脉较缓。应养阴生津。

赤芍10g、牡丹皮10g、生地黄15g、玉竹10g、白扁豆15g、怀山药15g、粳米15g、石斛15g、甘草6g。

本方连服3剂。每天1剂，每剂2煎。

4月20日　复诊　尿检：WBC+，RBC 0~4个/μL，蛋白+。

4月21日　复诊　今天神志安静，神志较清，入睡较好。心中烦躁已无，仅觉头痛。面部和眼中紫斑已开始变淡。已于19日开始进食，已能吃1小碗粥或面条。大便19日已解，今天又解，便色黑，小便每日4~5次，色黄。量中等。苔白后跟黄，质红，脉细数。

生地黄15g、赤芍10g、牡丹皮10g、石斛15g、知母10g、黄柏10g、女贞子15g、五味子4.5g、怀山药15g、甘草3g、粳米30g。

4月23日　复诊　昨日已下床，睡于摇椅上，神志清楚，神气已如常人，颇能饮食，每餐2小碗软食，二便已基本正常（但仍大便色黑，小便色黄）。现尚有口酸而苦，头重身痛。

生地黄15g、赤芍10g、牡丹皮10g、山茱萸10g、怀山药15g、女贞子15g、知母10g、黄柏10g。

服1剂，1剂2煎。

4月24日　复诊　诸症悉愈，唯觉口苦，头重。苔白质平，后跟略黄，脉缓而略见弦象。已是胃气来复之象。

北沙参15g、麦冬15g、黑玄参10g、肥玉竹10g、白扁豆15g、牡丹皮6g、川黄柏10g、甘草4.5g。

服1剂，1剂2煎。

按语

流行性出血热属中医的温病范畴，西医尚无特效疗法。本案主要服中药治疗。

（1）患者来时已是真热假寒证，体温低，厥逆等，只是假象。经治疗好转后体温即开始上升。这时医生一定要准确进行诊断，否则后果不堪设想。本病在4月14日开始体温升为36.5℃。

（2）本病呕逆比较频繁，是服中药的一大难关，开始几天服药均有不同程度的呕吐。笔者发现患者入夜时服药一般不呕吐，所以采用浓煎少给、多次分服和入夜服的办法。患者病程后期仍时有呕吐，但与初期呕吐不同，初期时呈反射状呕吐，呕吐剧烈，很难控制，是内热格拒的原因。后期的呕吐，属胃气来复，承担不了多量水液的原因，呕吐较缓，多在进药水后一段时间才发生。故后期可以采用少量多次给水的办法。只要胃气一复，呕吐就能停止。

（3）出斑前往往心烦难忍，是胃热亢盛之象。所以叶天士说：宜见而不宜多见，斑出后症状减轻。但病情此时却进入一个转折的关键，切勿掉以轻心。本案采用加大犀角（水牛角代）用量的方法，并给予输血（虽然当时红细胞指标并未到需要输血的时候），发现在输血后病情很快好转，似值得重视。

（4）二便得通是热去阴复的表现。此时除了不多给水之外，还需顾肾。养阴是本病的又一关键。但初来时应以复胃津为主，中期养血为主，后期当顾肾。一方面养肾阴，一方面清肾热，以避免二便过多，重失津液，致使病情反复。所以说不少病人的危险出在多尿期。清肾热有平阴阳和肾气的作用，对肾功能的恢复很有好处。

二、感冒

（一）气虚外感

2006年底我患感冒，虽有恶寒手冷，流涕色黄，轻微咳嗽等症状，但以头痛为主，主要在头顶部左侧（承光、通天和百会之间）、左侧眼眶上缘（攒竹穴及其附近）、左侧头枕部（风池和天柱穴之间）有刺痛感，还有背部左侧肩胛骨内侧隐痛，舌苔腻稍黄，舌质稍红，脉紧数。用九味羌活汤3剂，病无明显进退。改用小柴胡汤又服3剂，其他症状有所减轻，但头痛改善不明显。后又使用针灸（主要以痛为腧）方法，不仅头痛没有减轻，反而每次针灸后有疼痛加重的感觉。去医院检查发现是病毒性感冒，服用止痛药如泰诺林，止痛效果明显，但药效过去后，仍然头痛。前后10余日，其他症状虽然有所减轻，但头痛却一直不止。一日无意之间口含西洋参3小片，10分钟左右头痛忽然消失，突然想起秦伯未先生在《谦斋医学讲稿》中所说的补中益气丸治疗感冒的病例，乃改服补中益气丸，开始1天上下午各1丸，3天后改为1天1丸，又服用1个星期，头痛从隐隐作痛逐渐完全消失。看来一个不起眼的感冒病竟前后拖了20余天才完全治愈，更令人出乎意料的是，治疗感冒的方法最后是补正祛邪取得效果。

从辨证来看，开始使用九味羌活汤应该是很对证的，我在治疗其他病人的时候多取得较为明显的疗效，但我自己服用之后却没有明显效果。一般认为作为长期在医院工作的医生，接触病人多，容易产生抗药性，药物的敏感性减低，故有此结果。

针灸在治疗痛症的时候，也主要是按"以痛为腧"选用穴位，而且针灸治疗痛症效果也是比较好的，但是在治疗这次感冒时，适得其反，也是很反常的事情。可能因为我从香港工作回来后，对北京的天气一时不适应，也曾经反复患病1个多月，身体元气尚未得到完全恢复有关。"以痛为腧"治疗痛症，主要以行气、散气为目的，气虚后，经络运气的能力减弱，气不能及时补充，正气不至，邪气不走，正邪斗争更为激烈，抟而不散，不通而痛，故疼痛增加。

到疾病的后期，症状虽然有所减轻，但缠绵不绝，看来好似感冒仍然未愈，实乃正气不足以最后将邪祛出体外，故服用西洋参后竟奇迹般地出现疼痛突然停止的表现，最后竟以补中益气丸收功。

（二）风温夹痰

1968年冬。

汪左，年俞六十八，病延二年，常苦胸以上皮肉钻痛，有时亦痛痒并作。曾多方医治，屡不见效。自思年老体弱，久病不愈，故痊愈未作希望，治疗亦心灰意懒，月余未服药，致病转甚，发热神疲，卧床不起，乃托人邀吾出诊。

视其病，口干且苦，不思食，不喜饮，便略结，诊其脉，浮中见滑；望其苔，中心黄，质暗红。脉证合参，从痰论治。取宽胸利气化痰法，处瓜蒌薤白汤。虑其皮肉痒痛，乃重用白芥子，轻佐玄明粉，略伍桂枝尖。

谁知二剂毕，虽痒痛见减，竟高热神昏，数唤乃醒。赤膊而睡，当此数九寒天，亦掀被露臂，口干喜饮。切其脉洪数，望其苔中心焦黑，质紫红。见其态，惊愕半晌。索此剂以前各医所处之方，亦有瓜蒌薤白者，亦有柴胡龙胆者，亦有槟榔牵牛者。西医亦用镇静药。而病虽缠绵不愈，亦不致此。而今之变何理而起？沉思良久终不得解。权辨证处之。取清营汤合白虎汤加减，并同进牛黄清心丸一粒。

次日复诊，心中忐忑不安。至其门，则闻笑谈四起，满屋老妪，围火而坐。见吾至，均同声谢曰："不得汝，几毙矣。"汪老人亦起床烤火。望其态，判若两人。见此境，喜出望外。问其病，痒痛若失。望其苔，白而略黄，质略红，诊其脉，浮中见平，滑中见缓。猛醒"通则不痛，痛则不通"之理。原痰阻经络，痒痛丛生，虽前医亦瓜蒌薤白同进，终不若白芥子之搜皮里膜外。不通则遏，遏则生热，故发热终绵绵不退，痒痛则迁迁不止。今经通络畅，热气向外发泄，虽高热亦不足惧，湿热分离，故一剂而效。照此理，再处竹叶石膏汤二剂，以冀清余热而收功。

讵知再诊，病无进展，转心下痞，且大便干燥腥臭。望其舌质又转红，再思前后病情方药，方悟，痰未剔清，故散而复聚，血热未清，故火焰又旺。乃处小陷胸汤合增液汤加赤芍，令服四剂。

药进二剂，则起床工作，再诊，汪老人已执笔算账。见吾，笑逐颜开，乃以参苓白术散善后。

（三）风温

1968年诊治。

张某病温，前医不识，羌柴独前，银翘芩柏并用，病月余无进退。

张夫略识医药，心疑无主，乃邀吾出诊。病见发热不恶寒，口干略欲饮，心下痞，吐痰涎，脉浮数，质尖略红，有苔色白，乃处银翘散而归。

张夫欲病速愈，次日又求治西医，经注福白龙，内服磺胺甲氧嗪，亦未全效。

张某心切，复邀前医往视，适吾外出路遇，亦随视病。病见减，症如前。惟心下痞为甚。前医沉吟半晌，乃问吾："君以为如何？"答："大病已去，余热未清。"前医笑而未答。张夫问："可食鸡、肉、高丽否？"答："暂缓。否，则令复热。"张夫疑而不信。

二人均邀吾处方，乃处竹叶石膏汤，一日连进二剂，吐痰涎盆余而愈。

至五日，张夫夜叫出诊，恰吾外出刚回，前医见吾，非令同往不可。及至，张某又病，拥被卧床，发热，口干欲饮，亦心下痞为甚。吾问："何因而致？"张夫支吾不语，其妹曰："今午过食肥肉而起。"

前医以处方示吾，乃犀角地黄汤加味。吾疑而问："苔何？"曰："黄。""脉何？"曰："洪。""斑否？"曰："恐其出。"欲再问，前医已交方拣药。回宿处，吾试问："若此剂不效，君将何置？"前医惊曰："吾措手。"

第二日，前医对吾曰："同视张某病否？"曰："可。"乃同趋。至，张某畏寒腹泻，心下痞，脉仍浮。前医大惊，对吾曰："请处方。"张夫亦盛情。乃处桂枝人参汤，方用红参钱半。

时忙，久未问方效否。月余，路遇张某买菜，乃问，笑曰："二剂而瘥。"

三、暑热

王纶将暑证分为夏月伤暑和夏秋暑热2种。前者指暑伤元气，后者指暑天寒湿内伤。而薛己称之为中暑、中热。中暑是暑天受寒而致，或称中暍，多阴寒偏盛；中热是暑天受热而致，多元气受伤。中热多以益元解暑为主；而中暑则应以补阳温中为主。中暍原出于《金匮要略·痉湿暍病脉证并治》原指夏月受暑、寒、湿3种病症，而薛己认为这里主要指夏月受寒。由于夏月受暑一般医生或病人容易理解，治疗也容易对症；而受寒则容易忽视，容易引起医疗事故，如薛己"上舍徐民则"案，故这里更强调中暍。

20世纪60年代，我趁暑假到外地游玩，走水路回程，路上在九江登陆，准备换乘火车。时值半夜，为了省钱，不去旅店。因天气炎热，便在码头边喝水边乘凉。第2天回到家中，即发生泄泻，1日10余次。随即到省医院看病，因大便米汤样，白色，无法收集，化验不了。门诊医生只好作罢，开肠道消炎药后回家。有恶风、恶心、水泻、厌油，闻炒菜油味则恶心更重，几乎要呕吐，厌食，无腹痛，无小便。但能喝一些米汤，延至第2天病情开始好转，可以稍稍进食，大便1日3次。第3天泄泻停止。大学毕业后回想当时的病情，是为暑天神疲，湿热蕴蒸，且江边受风而致，当属阴暑。又因喝水较多，暑湿停留肠胃，故产生泄泻。是王纶这里所说"内外俱伤寒冷也"之症，好在当年年轻气盛，暑湿从肠道排出而未酿成大祸。

四、哮喘病

（一）异物过敏

某小儿，男，2岁，厦门人，1997年诊治。

20世纪90年代，暑假期间应邀到厦门诊疗，当地一妇人抱一小儿来看病，小儿2岁左右，发育正常，身体健壮，但经常患哮喘，每发作则发烧，咳喘，呼吸困难，哮鸣音明显。每到医院诊治，需针药数日方得好转。听人介绍来找我诊治。见其每出现哮喘的时候都有发热的表现，知多为受寒引起，尤其是夏天，厦门之地温度有时虽不高，但闷热异常，成人已寒热难调，脱衣则凛凛，着衣则热，何况小儿乎。故间三日、二日则发病，母亲不堪其苦。因小儿针灸不宜留针，故针刺采用点刺的办法，所选穴位较多，但以天突、列缺、曲池、肺俞、中府等为主，针刺结束后，不到1分钟，患儿即呕吐痰涎一握，哮喘顿时平息。患儿母亲高兴异常，索取中药回家而去。但不到1周，患儿又至，虽经治疗，效果依旧，但每数日或十数日，反复多次发作不止。经反复询问方知，其家条件较好，而家中人口又少，故养狗1条，以娱平淡的生活，狗到热天换毛，家中各处都是狗毛，收拾不及。小儿经常爬地玩耍，与狗、狗毛很容易接触。看来患儿的哮喘病不仅与受寒有关，也与呼吸道吸入狗毛有关，故建议患儿的母亲，注意家庭卫生，减少其与狗及狗毛的接触，其母恍然大悟，欣然同意。以后患哮喘次数明显减少。

（二）气虚下陷

高某，男，年近五旬。瘦弱体虚，1965年冬天，受寒而致哮喘，同时有脱肛。脱肛不能坐，哮喘又不能卧，故惶惶不可终日，数日未眠，颇有束手待毙之念。我和许某当时还在大学学习，大学正在该地进行现场教学，我们闻讯即去看望。见其发热恶寒，面红气急，瞪目张口，哮声不断，见我们到来，以手上指胸口，下指臀部，说话断续而无力，大有气脱之状。诊其脉细数，望其苔薄质淡，匆忙间无法告知带教老师来指导，也无药可用。遂取艾为绒，纸卷为条，回旋灸百会穴10分钟，并拟补中益气汤加五味子、诃子等三剂。回程路上，想想不妥；举阳升陷，颇有气上遏肺之弊，再用方药补剂，岂不雪上加霜，若药不对证，病人壅补致死，后事难料。我们二人瑟瑟不安，一夜不能入睡。翌日清晨，即与许某匆匆赶往病家看望。见其阖门而闭，鸦雀无声，敲门不应，我们不寒而栗，叫苦不迭。半晌，方有答声，继闻床板略略声，鞋子拖沓声，门哑然开启，说昨半夜肛门收上，哮喘减轻，竟上床酣睡，以致不知医生到来云云。至此我与许某相对而望，一颗心方才回到胸中。嘱其速去拣药。三剂后，竟热退哮平。后再灸百会穴，一冬未再发病。

（三）肾不纳气

高某，女，年近50。1972年诊治。

体弱而瘦，患支气管扩张、肺气肿。每年冬春则发哮喘，已十余年，常用葡萄糖合氨茶碱静脉推注予以控制。今秋又发，由其夫车推而来，见其喘息不止，张口结舌，半日方能一语。由于过去多有交往，即劝其针灸治疗，患者愕然曰：针中装有药水否？答：无。问：何以能取效？吾笑而答曰：请试即知。随针天突穴，进针约1寸，留针15分钟。翌日患者步行而来，未言先笑，说昨天回家路上即觉胸宽气匀，遂下车自己步行回家。惊针刺效应，要求再针。吾初始得手，颇为自得，遂仍针天突穴，进针约2寸，见针体随动脉跳动而摆动，虑其摇动太大，气不易聚，影响留针效果，故向外出诊约5分许，针体仍有轻微摆动，并未介意。留针15分钟而去。不到半小时，患者突然由人伴送来院，脸色发白，气喘再发。曰：离院不到一里地，突感胸闷心慌，随之气急而喘，全身出冷汗，故返院求诊。经检查无明显异常，仅血压略低。猛想起针天突穴时，针体跳动的情形，担心主动脉弓被刺伤，一时颇为紧张。但限于条件，无法进一步检查，只能留其观察，并先针内关，后针膻中以作调整，轻针浅刺，不敢离去半步，1小时后患者心平气和，哮喘若失，患者复笑而去。半月后，路遇患者，言当天针后，除略有胸闷外，病未再发。天突一穴治哮喘，早为世人共知，但疗效之好，非亲睹者不敢置信，而针之不当，则变化之剧，亦令人瞠目结舌，恐更为人少知，学而难精，证此为自训，亦为后学之鉴也。

五、失眠病

（一）肝气抑郁

某女，65岁，新华社退休干部。1993年1月16日初诊。

失眠5年有余。退休前一直从事文字编辑，每每工作到深夜，已渐渐养成习惯。退休后忽然感觉生活节奏被打乱，因而出现失眠不安。加以儿子不在，和儿媳妇生活，互相不协调，欲说不敢，欲诉无门，心情压抑。于是性格乖僻，失眠加重，甚至整夜不眠，自言自语。每服安眠药或镇定药可有好转，曾服酸枣仁安神液有效，但失眠严重时服用安眠药无效，且自知不可长期服用，所以一般不用。

经人介绍来诊，能正确表达病情，自述饮食欠佳，思虑过度，入睡困难，眠而不深，似睡非睡，似梦非梦，每天起来均觉得当晚没有睡眠一样，白天精神略觉疲乏，入夜小便多，有心悸。因工作关系，曾有神经衰弱，身体瘦弱，情绪容易激动，余无可查。苔薄白，舌质淡，脉弦，左寸、右关旺，两尺无力。此为失眠病，辨为血不养心，心神不宁。治以神门、内关、大陵、本神、足三里、三阴交。针刺5次，睡眠即明显好转，睡眠深度增加，能睡得比较踏实。后转为2天针刺1次，再针刺4次睡眠基本恢复正常。春节期间，因家务事忙而停止治疗。

（二）肝郁痰阻

李某，女，53岁，私人企业主管。

2018年5月23日 初诊 睡眠不好一年多。

一年前，因工作原因，受到恐吓，产生恐惧心理而引起睡眠不好。现在仍然有恐惧心理，经常因遇见害怕的情景就会心慌头痛，反应迟钝。每天只能睡4个多小时，眠不深，梦多。时有头脑内麻木滞着的感觉。初发时服用西药有效，但西医生劝说该药不要服用，于是停药，以后睡眠一直不好。时有胸闷，呼吸不畅，饮食停滞不化，欲呕，偶有痰涎呕出，大便经常便秘，身体稍胖（原运动员出身，大学毕业后改行从事餐饮工作）。

苔白干，稍厚，质暗，脉沉右寸滑。

此因脾胃虚弱而致肝气横逆，因胃不和则卧不安，故先以扶脾胃为主，以条达气机。

选穴：内关（右）、神门（右）、太渊（右）、公孙（左）、太溪（左）、足三里（左）、中脘（左）。

嘱其每天针灸1次，但因工作较忙，有时不能坚持针灸。针灸6次后睡眠开始好转，但往往随着心情的变化而时好时坏。

6月11日 复诊 针灸第13次。睡眠有明显改善，深度睡眠时间较长，有梦（以前做梦主要是白天经历的事情，有浅睡眠表现，所谓梦，只是回想当天的事情。现在能成正常的梦），心情明显好转。脉平寸脉略滑，关脉略弦，肾脉已见于指下。

选穴：脾俞、意舍、胃俞、肾俞、命门（加灸）、中脘、章门（双）。

6月20日 复诊 睡眠明显好转，开始调肝和胃。

选穴：魂门、肝俞、意舍、脾俞、期门（左）、章门、太冲（右）、太溪。

6月25日 复诊 这两睡眠有明显改善，每晚能睡5～6个小时，自己用睡眠监测设备，发现深睡眠增加。

选穴：意舍、脾俞、魂门、肝俞、期门（左）、神门（左）、地机（右）、足三里（加灸）。

7月16日 复诊 开始养血调神。

选穴：肝俞、魂门、脾俞、意舍、鸠尾、神门（右）、内关、大陵、足三里（左）、三阴交、血海。

7月20日 复诊 治疗结束。

按语

（1）失眠基本治愈，本例病人共针灸治疗40次（4个疗程）。患者满意，以后还主动推荐其他患者来诊。

（2）本例基本以程氏失眠方为主方进行治疗，并分三步进行。第一步主要以胃不和则卧不安为据，调理脾胃为主。症状好转后进入第二步，即调理肝气，以和胃，使用期门、肝俞，并加以膀胱经第二线（外线）的穴位，以治神。第三步补肾气以养肝，补气血以养脾。

（3）患者曾经是运动员，膝关节有过损伤，故在治疗过程中，根据病情的轻重，偶尔加用膝关节部位的穴位。

（三）肝郁化火案1

姜某，男，某部领导。

因工作原因，受到上级处分，心情十分难过，但又不敢说，情绪压抑而导致彻夜失眠，心情亢奋、烦躁已一个多月。其妻是医生，用安眠药治疗，虽不断加重剂量仍没有明显效果，最后服用水合氯醛，精神恍惚。来就诊时自己不能独立行动和完全表达病情，需由他人带领和补充。诊疗结束后将脚上穿的鞋遗忘在诊室内而不能自知。家属焦急，部下忧心忡忡。

就诊时呈半清醒状态，问对不能及时回答。每睡眠时，总觉心跳、烦躁、汗出，刚要入睡，突然心惊而醒。但体质尚好，除血压稍高之外，余无可查之症。苔黄舌红，脉弦。

因病人家属要求到他家中进行针灸治疗，乃问其睡床摆放的方向。病人惊问，睡床的方向与睡眠还有关系吗？吾答曰："一般病情当无大影响，但您这种病属于气机压抑而现离乱不能归经，则可借用地球磁场的方向对经络气机进行调理。因为地球磁场是南北极方向，床是南北向摆放时，在人躺下后就可能出现经络的循行方向与地球磁场一致，这有助于经络气血恢复正常运行，而床在东西向摆放时则可能出现互相相干的情况。"

第二天到其家中，果然见其床已经南北方向摆放。使用大陵、神门、内关、太冲、内庭、阳陵泉进行治疗3天后，自觉睡眠好转，大约每晚能睡

3～4小时，乃自行将安眠药停用，随即又出现睡眠不安的表现。但连续针灸10次后，每晚已能睡5～6小时，虽然其中时有醒来，但醒来后可以再一次入睡。生活已进入基本正常状态。

此时其部下来看望他，多邀请他到部下的单位游玩休息，但其均不同意。认为自己的病还没有完全好，不愿多事。其部下转而告吾，请吾出面帮忙说说。吾考虑失眠病适当外出活动对治疗有帮助，于是给病人说，现在北方正是冬天，阳气尚微，不如到南方去走走，也有助于身体中阳气的调理。病人听后欣然同意南下。

一个月后病人从南方回北京，情绪已有明显好转，又继续针灸10次，失眠病已完全治愈，乃上班工作。

（四）肝郁化火案2

洪某，男，23岁，2017年10月2日初诊。家长主诉，患者由于学习紧张，过早送其出国独立生活，因恋爱受挫出现情绪突变，尤其对父亲极度反感、烦躁，甚至暴躁时动手打人，精力不集中，多有自我为中心的强迫念头，比如不愿正常时间睡眠，害怕肥胖，要求减肥，害怕油脂类食物（自认为是垃圾食品）等，谁说就跟谁吵，而自我感觉良好。很难入睡，睡眠不安，醒后不能再入眠，嗜食（超正常吃植物类菜蔬，并以此当饭），异想。

患者（抑郁症）失眠，不易入睡，需凌晨3～4点钟入睡，可睡3～4个小时，偶尔能入睡5～6小时。情绪稍见激昂，不能正常工作，话语多，尚能自己描述病情，苔白稍腻，舌质红，脉弦。

选穴：期门、内关（左）、大陵、神门、太冲（左）、内庭、太溪、足三里（双），留针30分钟。

患者针灸治疗的当天，情绪即得到控制，没有发脾气，晚上即能提前在11点钟左右入睡，中途醒了1次，但能自行再次入睡，睡眠至第二天8点多钟起床，家长高兴异常，觉得针灸实在是太神奇了。

第二天针刺处方中期门改日月，加八风；第三天患者针灸后在诊床上睡着了，直到将其唤醒，但当晚睡眠较差，只睡了4～5小时。针灸5次后，睡眠基本正常，情绪较平和，与人交流正常。其母亲询问，想让孩子应聘，参加工作。我劝她暂不着急，虽症状得到改善，但还需要继续治疗一段时间，推晚一点工作也不迟。针灸9次后，患者自行去应聘，录取后参加工作，即停止治疗。

（五）心神不安案1

郑某，21岁，家居北京。因为学习紧张，自觉学习较为吃力，家中父母经常管理督促，也感有压力，渐渐性格孤僻，少说话，每每一人静思良久，而不能独立处理事情，时间长了，看见人多的时候心中就有恐惧，烦乱，甚至出现异常感觉，如看见人头好像看见很多煤球堆一样，渐渐出现失眠，通宵不能入睡。白天精神很差，心慌、心跳，不能坚持正常学习，已停学数年。因为自己不能控制自己的思维，常有幻觉出现，也不能参加任何工作。母亲带其来就诊，主要由其母亲主诉。见其身体消瘦，皮肤缺乏光泽，不思饮食，说话期期艾艾，常有叹息，但动作未见异常。苔薄白，舌质稍红，脉弦劲。此为血不养肝，肝气压抑，火气扰心，神不归舍。治以神门、大陵、内关、配以孙氏十三鬼穴（按鬼穴常用法选用，第一次选前5穴，以后每天去第一穴，加第六穴）。针刺5次失眠明显好转，晚上能安静睡眠到天亮，10次后精神好转，能正常进行思维，处理问题的能力增强。15次后痊愈。后即进入首都机场航校工作，家中感激不尽，常常挂在口中，至今已有8年，仍和我当朋友交往，而失眠和精神恍惚也未见再次发作。

（六）心神不安案2

某男，天津某大学讲师。1989年10月初诊。失眠已2年多。因为工作压力太大和不顺心的事情而引起失眠，校医院使用安眠药，开始服用1片即可安睡，但逐渐需要加大剂量才能获得睡眠。当安眠药加至每次3片的时候，因恐惧药物的副作用而停止服用安眠药。至此通宵不能入睡，夜梦纷纭，食欲不振。上课时感到比较吃力，逐渐身体消瘦，皮肤白皙，缺乏光泽，情绪低落，说话声音低沉而缓慢，处事敏感而不宁。检查除有慢性胃炎外余未见明显病理指征。苔薄白，舌质淡，脉细而略见涩，弱而略见革。

其在天津治疗一年多未见好转，因闻程莘农老大夫名气而来北京就诊。吾当时是程老的研究生，随程老学习针灸，亲历此案。见其处方为神门、内关、大陵，鸠尾、足三里、公孙。第二天患者来诊时就高兴地说，昨天针灸1次，当晚就已经睡着了约3个小时，心情十分舒坦。第二天处方同前，留针30分钟后，程老吩咐我去出针，我到患者的病床前，发现患者已经睡着了，当时觉得十分不可理解。因为程老的诊室很大，可以容纳8张诊断床，来就诊的病人也很多，进进出出，十分吵闹。在这样的环境中，一个失眠患者居然能在诊断床上睡着，确实令人大开眼界。程老知道患者睡着了，就说让他睡吧，一直到我们下班时才出针将他叫醒。这位患者很自觉，为了不多占用床位使用的时间，以后每次都是在我们下班前40分钟左右来针灸，而每次针灸后都能睡着。

为此我请问程老，睡眠的针灸处方如何确定的。程老说这个针灸处方他也是向民间的一位老中医学习才知道的。这个针灸处方是神门、大陵、内关。代表了失眠病的三个主要的致病因素，就是神志不宁，用神门为主；火邪扰心，用大陵为主；气滞食停，用内关为主。然后随症加减穴位，往往能取得非常好的疗效。

我发现在使用这个处方的时候，手法的轻重也很重要，在实证的时候，手法一般比较重；在虚证的时候手法一般比较轻。这位患者由于长时间失眠，身体比较虚弱，而由于思虑过度，对外界事物又非常敏感，所以给他进行针刺的时候，手法非常轻，针轻轻地靠在皮肤上，几乎不能站立起来。有时候他在诊断床上睡着后，不小心针就落到地上。但是效果却非常好，连续针灸了20次左右，患者的失眠病就基本上痊愈了。

（七）火气扰心

张某，女，61岁，退休人员。

2018年3月22日　初诊　失眠已1年余。

每晚很难入睡，一般在2～3点钟后入睡，但睡眠不安，只能睡5个小时左右，半睡半醒，梦多，奇奇怪怪的梦，有梦中惊醒和怒火突发而醒，醒后心下胀痛，咳嗽，有痰，痰浓浊，痰拉丝。舌苔两侧黄厚稍腻，舌质平，但有裂纹，边有齿印，脉弦稍沉。

此为肝气抑郁，郁而化火，火气扰心而致失眠。

选穴：大陵（左）、内关（左）、神门（左）、照海（左）、期门（右）、公孙（右）、太冲（右）、太溪（右）、列缺（右）。

3月23日　复诊　患者昨天针刺后，在治疗床上迷迷糊糊睡着，中午在做肺系检查治疗时又睡了一觉，昨晚也睡得较好，患者高兴之情无以言表。

原方再针。

3月26日 复诊 昨晚睡前没服安眠药,睡得很好。

选穴:大陵(右)、内关、神门、太溪、公孙、期门(左,出针时有出血点)列缺、太冲(左)。

4月2日 复诊 针刺后睡眠明显改善,但前天出院回家,没有服用安眠药,睡眠较差,主要是入睡困难,只睡了4个小时左右。质尖稍红,中有较短的裂纹,苔中后部较厚,色黄滞,脉同前。

选穴:大陵(左)、足三里(右)、阳陵泉、列缺、太冲、太溪、照海(左)。

4月12日 复诊 睡眠前几天停药也能睡好,近两天差一点,但服半片药即能入睡。苔中间厚稍腻,质边尖红,脉数,左关稍弦,右寸稍旺。

选穴:期门(右)、大陵、内关、神门、太冲(左)、公孙、阳陵泉。

4月17日 复诊 昨晚开始又睡得较好。

选穴:八风(右)、阳陵泉、列缺、照海、百会、期门(左)。

4月20日 复诊 治疗结束。共治疗20次。

按语

患者主要为肝气抑郁,肝热内扰,魂不守舍而致。故使用程氏失眠方为主进行治疗,其中以大陵为主穴清火,助以期门条达肝气,列缺、照海养肺而降气,太冲、太溪养阴清热。由于过早停用安眠药,中途失眠症状又有轻度反复,但逐渐适应之后,失眠得以基本解决。

(八)线粒体脑病手术后

1.临床案例

张某,男,32岁,2013年~2017年诊治。

烦躁不眠已约1年。

多年前因学习和工作压力较大,情绪急躁,逐渐自控能力减弱,现烦躁不能自控,严重时整夜不能入眠,摔打东西,家长担心患者自伤,整夜守护,以致精力疲惫,痛苦不堪。头痛以两侧为甚,呈跳动性疼痛。眼睛发直,语言较少,不能表达病情。右侧肢体无力,行走受影响,偶有右侧肢体抽搐。经常出现无目的性动作和行为,对抗家长的管理,无缘故发脾气。反应迟钝，理解力障碍，记忆力下降，幻听，舌质平、舌苔薄白，脉弦劲，尺脉弱，稍数。

北京协和医院考虑为代谢型肌病，线粒体脑病。表现有癫痫、高血压、2型糖尿病，脑电图改变，肌电图出现肌源性改变，血及脑脊液乳酸增高。

大连医学院中山医院神经内科诊断如下。

（1）定位诊断：反应迟钝记忆力、理解力障碍。定位于双侧大脑半球皮层及皮层下结构。右侧下肢肌力3级，上肢4级右侧病理征阳性。定位于左侧锥体束。幻听定位于颞叶。结合头CT，乳酸增高，肌电图示肌原性损害综合定位于左侧颞叶及肌肉。

（2）定性诊断：青年男性，急性起病，反复发作头痛，智能障碍卒中样发作血糖增高，癫痫血及脑脊液乳酸增高，反复出现颞叶异常信号，可消失。定性为代谢性肌病，线粒体脑病可能性大。（后经北京协和医院诊断为线粒体脑病）

既往2型糖尿病诊断明确。

治疗经过：来诊时主要表现为烦躁不眠已连续3天，故用失眠方为主借用阳陵泉、太冲、内庭调肝泻火的方法。当晚即能入睡6个多小时。中途因多种原因，只能陆陆续续进行针灸治疗，但烦躁不眠病情尚能控制。后有机会连续治疗时，则分三步进行治疗为：①首先使用安神定志，使用十三鬼穴解决神志紊乱问题。②接着使用疏通经络，行气活血，使用八脉交会穴以打通脏腑与经络的联系。③最后调理脏腑，补益气血，使用俞募穴为主以解决脏腑和神志之间协调问题。以上穴位在使用的过程中，随症加减，目的在于保持神志安定和经络畅通。

经两个多月的治疗，精神各方面表现均有好转，西医检查脑血流图正常，脑电图正常。但高血压、糖尿病还没有明显改变。患者自我感觉良好，觉得自己已经有一定的工作能力。我离开当地时，告诉患者家长，病情虽有明显好转，但还没有痊愈，嘱其必须在当地继续长期坚持治疗。但患者自认为疾病已经好了，治疗结束不久患者即恢复工作。但工作一段时间后能力减弱，重新回归家庭监护。

第一期治疗结束后，患者没有继续中医治疗，在停止治疗期间，病情有所反复，某些表现还有所加重。直到2017年8月才开始进行第二期治疗，近

4个月，本次整个治疗进程比较圆满，病情逐渐好转。但最后因家庭原因没能继续治疗下去，很遗憾。

2.本病的治疗设计

（1）第一期共分三步

第一步分三小步进行：①先解决脑内的问题，比如脑电波紊乱的解决，使脑电图基本恢复正常，另外，使睡眠相对好转，情绪相对平静等。②用针灸的方法使脑供血正常，以便于停用部分抗癫痫药，使精神状态和情绪逐步恢复。③强化自身供血能力，以逐步达到自我供血正常，以保持脑电波处于正常状态，提高思维、语言和反应能力。

从中医的角度上说，这一步为：①安神定志，使用十三鬼穴解决神志紊乱问题。②疏通经络，行气活血，使用八脉交会穴以打通脏腑与经络的联系。③调理脏腑，补益气血，使用俞募穴为主以解决脏腑和神志之间协调问题。以上穴位在使用的过程中，可随症加减，目的在于保持神志安定和经络畅通。本次治疗为完成第一步。

第二步需要保持长期正常脑供血，为最终解决脑软化作准备，与此同时重点解决血糖高的问题，以逐步减去对胰岛素的依赖。从中医的角度上说，强调"三焦为原气之腑""脾统血"，原气与血的化生与供给，故重点在脾胃和三焦的治理。以中焦的治疗为主，兼调理经、脏之间的关系。

第三步较深度解决脑软化问题，同时解决或减轻其他剩余病症及症状。从中医的角度上说，强调"脑为髓海"，肾主骨髓；"肝肾同居下焦"，肝主升气，故重点在肾精的养护和调理，以阴平阳，调理肝肾。故以下焦（包括肝、肾）的治疗为主，促进脑髓的生长，兼调理脏、腑之间的关系。

（2）第二期治疗分六步

第一步调整气机（条达肝气，以期门穴为主），约3次。

第二步安定神志（十二鬼穴为主），约8次。

第三步进入膏肓（灸疗膏肓为主），约10次（配在其他治疗中再10次）。

第四步挽救虚劳（灸疗崔氏四花穴为主），约10次（配在其他治疗中再10次）。

第五步补益脏腑（交通心肾，以背俞穴为主）。

第六步唤醒神志（清心安神，神灵脑字穴、背部第二线穴为主）。

六、眩晕

2003年，我在香港某大学教学，因为工作紧张，患眩晕病。开始时，仅仅偶尔有一时性眩晕，并不影响工作。但几天后，上午刚刚要去上班，突然发生剧烈眩晕，天旋地转，向后倒。好在我坐在床沿，头重重地撞在枕头上，不能坐起，不能睁眼，睁眼则眩晕更重，坐起则恶心呕吐，不能自止。因以前我也经常在安静时能感觉蝉样耳鸣，所以此次耳鸣并不十分明显。此时我已经无法给自己扎针，只有服用中药。我想《伤寒论》中有起则头眩，干呕吐涎沫，苓桂术甘汤主之之说，随即自开苓桂术甘汤加二陈汤，连服三天，眩晕基本消失。但行走不是很稳当，有头重脚轻的感觉，上班时，只好由我夫人陪伴。又三日，则觉明显好转。但以后三个多月仍然躺下后，起身时则有轻度头晕眼花，需数分钟后方得和缓。一直持续半年多症状才完全消失。

苓桂术甘汤对去湿熄风有较好的作用，方见于《伤寒论》，可以看成是桂枝甘草汤的变方，有补心阳的作用，所以在心阳不足兼有水湿（或水肿）的时候使用。该方的要点是"起则头眩"。所以在梅尼埃病时使用效果也很好。

耳蜗管积水也可以针灸，效果也很好。可以选用耳朵附近的穴位，如耳门、听会，翳风、百会等同时加用远端穴，如中渚、合谷。另外还可加辨证穴。这时要注意的是留针时间应该较长，多在1.5小时左右。

七、中风后偏瘫

案1

某老妇，南昌市人，1981年5月诊治。

某日，一老翁及其孩子抬一偏瘫老妇上针灸科（二楼）来找我求诊，曰5月的一个早晨，起来即觉得胸闷不舒，头昏心烦，渐至加重，终成半身不遂，出现右侧偏瘫。其家附近即有一所较大的中医院，问其为何舍近求远，老翁曰，已在附近医院针灸过一个多星期，但看来没有什么效果，而听说我们医院针灸有名气，故慕名而来。看老翁诚恳之至，也不禁唏嘘而为之动。患者形体尚丰，神志清楚，精神尚可，面瘫不显，虽不能详细述说病情，但能听懂问话，作一些简单而含糊的回答，右侧瘫痪，手不能自主动作，但在坐立时，不至于歪倒，右足略能作一支撑，在有人搀扶之下可以勉强挪步，老翁言谈较爽，介绍病情后叫苦不迭，曰两老独居，相依为命，一病则生意无从经营，连饮食洗浆也无法进行，困难之处，实无由言尽。查肌张力约在Ⅱ级。舌苔薄白，舌质较暗，脉右涩左滑。此为痰湿阻滞，阴病在阴处，由于妇人属阴，阴气恢复尚有可能。遂使用大接经全息疗法中的从阳引阴法进行治疗，加百会、风池和健侧丰隆及患侧外关、曲池、肩髃，留针半小时后出针。

第二天，老翁先至，见面笑容可掬，未来得及问病，反而先说：先生有照片乎？惊老翁之怪，问其要照片为什，老翁回答说："经先生给我夫人针刺一次，昨晚回家，其手即能动作，身体活动能力明显增强，全家惊喜不已，为表示感谢而已。"原来老翁为当地画瓷板像者，索要相片，是为了给我画一张瓷板像，以资纪念。问其夫人现在何处，曰夫人已在诊室的楼下，孩子可以搀扶她上来诊疗。老妇来后，经检查发现其手指已经可以做一些小的动作，上肢可以勉强活动（肘关节可以弯曲，肩关节可以前后挪动），乃告老夫妇，这个病情有所好转，不仅是在这里治疗的原因，以前在其他医院的一段时间治疗也是有作用的，别人画龙我点睛而已。大家的功劳，无须感谢个人，故不必为我画像。乃继续采用大接经从阳引阴法为主进行治疗，最后该老妇终于能做一些生活自理的动作。

现在针对偏瘫病人常用的在关节附近针灸（我称之为通关过节）的疗法，与大接经疗法，在金元时期就已经并存，成为当时治疗中风后偏瘫的主要方法。通关过节疗法一直沿用至今，而大接经疗法逐渐被人们遗忘，其主要原因是因为使用通关过节疗法容易被人们理解，而大接经疗法不容易被人们理解。因为瘫痪主要为供给肌肉气血不足引起，而关节部位又是气血较难通过之处，所以打通关节、在关节附近针灸很容易为人们接受。而大接经疗法主要在手、脚指头处针灸井穴，其原因在当时很难说清楚其中的道理，理解不易，用之渐少，故容易被人们遗忘。其实，大接经疗法从全息理论上理解，手足指头的微循环与大脑内的微循环有一致性，治手足指头，就是治疗大脑，其治疗主要是直接针对病灶所在地，其治疗更加直接，而且从手、脚指头开始治疗，从手、脚指头附近及其小关节开始恢复，其肌肉只要稍有恢复即能有所动作，病人及其家属容易观察到其变化。而通关过节疗法所在的位置均是大关节，其虽然有了一定程度恢复，但由于大关节的活动需要较大的力量，因此一般情况之下病人及其家属很难观察到其变化。这位病人在其他医院针灸治疗，一些肌肉已经有所恢复，但没有表现出来，而通过大接经疗法后，小关节出现一些动作，带动大关节的动作，所以引起病人的特别惊喜。两种方法的最后效果虽然会有所差别，但是差不太多，却给病人及其家属的心理影响是完全不同的，这不是很值得我们思考吗？

案2

某男，洛阳人，1988年夏诊治。

20世纪80年代，暑假期间当地中医学会及友人邀我去洛阳诊疗。在洛阳中医院挪出两间诊室为我们专诊之地，每间诊室有四张诊疗床，病人进出较多。一日一中风后偏瘫的患者来诊，其偏瘫已有将近一年，经多方治疗，现已能拄着拐杖及由人搀扶勉强行走。自述为脑血管栓塞，经连续服用中西药物，症状已经有所好转，但生活尚不能自理，家境贫寒，用度日增，入不敷出，焦虑万分。今听人传北京医生来此地治病，希望徒增，故冒暑前来求治。我见其右侧肌肉无力，手不能完全上举，脚刚刚能抬离地面，患侧肌肉稍有萎缩，但有超过Ⅰ级的肌张力。身体消瘦，情绪低落，饮食较差，舌质暗，苔白稍厚，脉濡。

按照大接经疗法，针刺患侧肢体，从阳引阴，另加健侧外关、地机，留针约30分钟，留针期间，我见其神情稳定，即一边安慰他，一边给他讲解针灸治疗偏瘫的方法和疗效。感觉他对治疗开始有了信心。在出针以后，发现他多次伸曲手臂，好像在试自己动作能力，似乎感到自己手臂有了一定的力量一样，信心明显增强，所以他刚要下床的时候，我就鼓励他去掉拐杖，自己试着走走看。他果真按照我所说，试着自己独立迈步行走。居然能走出7~8步而不见摇晃，走了一遍后还不敢相信这是真的，又走了一遍。突然神情激动，两眼含泪，面红眼亮，双手微微颤抖，口中呢喃自语。我担心他由于情绪激动，出现脑中新的变化，赶紧劝说他安静下来。旁观者也惊讶不已，一时场面比较轰动。患者情绪平静以后，乃自己提着拐杖走出诊室，在旁人的陪同下回家。

此类病人，多有一定的肌张力，已经有一定的活动能力，但是长期患病，自己总觉得恢复无望，信心全无，多觉得不能动是必然的，故很少试着自己做一些活动。即使肌肉恢复了一定的功能，也无法察觉。所以他们既会"有病呻吟"，也会"无病呻吟"。当患者重新获得信心的时候，就能调动本身的潜能，表现出一定的活动能力来。所以说一个好的中医，既要注重生理方面的治疗，也要注重心理方面的治疗，这样才能取得满意的疗效。但是心理方面的治疗不是胡吹瞎说，而是掌握时机，恰到好处帮助患者提高自身潜能，以与疾病作斗争。

案3

某女，银川市人，1998年开始诊治。

20世纪90年代末患中风病（脑血管栓塞），经当地医院抢救后出院，现有左侧肢体瘫痪，但经过功能锻炼后能勉强行走，步履维艰，多需要人搀扶。手不能做任何活动，但肌肉尚未萎缩。语言功能较差，只能说较简单的字语。大便经常不通，但饮食反而旺盛，爱吃肉食。在当地医院治疗，一个月后自认为没有明显效果，经某公司介绍特意从北京各大医院找西医主任医师来银川会诊，其结果均认为患者属中风（血脑栓、有淤血形成，高血压），现为中风后遗症（右侧肢体活动障碍）。三个月后又找我及其他中医师一起去当地会诊。会诊后，觉得病程时间尚不太长，下肢尚有部分活动能力（如能在旁人帮助下行走），主要是右侧上肢不能活动，手掌浮肿。情绪不太稳定，理解能力稍有下降，继续治疗的信心不太足，在丈夫和亲属的反复劝解下，同意进行中医中药治疗和勉强同意针灸治疗（主要是怕痛）。但当时我还没有退休，不能在银川停留较长时间，只针灸了3次即离开银川回北京。下一个月，我特意安排了九天的时间去银川对患者进行针灸治疗，因其发病在白天，一直血压较高，情绪易激动，故以大接经疗法（从阴引阳法）进行治疗，患侧上肢加用肩髃、曲池、合谷，另由于其身体较胖，舌苔较白腻，舌质较暗，有淤斑，故加用丰隆、地机。患侧足踝内翻，故再加患侧照海、申脉。

治疗五天后，患者行走能力明显增强，主要是足踝内翻纠正明显，自行行走时，可以不用扶持墙壁或使用手杖，还可以自行上厕所，甚至在扶手帮助下可以勉强自行上楼梯。随即穴位进入第二步，即针八风、八邪，同时将腿部的丰隆、地机改针健侧。上肢穴位改为肩髎、尺泽、中渚。九天后，患侧手掌部浮肿开始消退，嘱其以后继续服用中药（其他医生处方）。并介绍患者找当地的针灸大夫（刚好当地某医院的一位针灸大夫是我以前的学生）继续进行针灸治疗，患者家属请该针灸医生治疗后，由于患者不配合，没能继续治疗下去。

因为工作太忙，我没有较长的时间去银川进行针灸治疗，所以停止使用针灸疗法两个多月。患者的行走能力有所减弱，足内翻有所加重。情绪波动较大，治疗信心下降，认为好不了啦，不愿进行各种治疗。其丈夫和家属多次对其劝说，她才答应继续治疗，但非得要我亲自针灸才愿意。

为了满足患者的要求，其丈夫托人想办法将患者送来北京宣武医院住院，除进行西医治疗和功能恢复锻炼外，并请医院特许我每天去给她进行针灸治疗。从六月份开始，每天下午四点钟左右到该院住院部为其针灸治疗，主要使用大接经全息疗法，并使用艾条灸法灸悬钟（左右侧换着使用），每次20～25分钟。三个月后患者的下肢内翻基本恢复正常，能脱手行走，患侧手掌浮肿消退，手指能轻微地活动，上肢能上举平肩关节。患者的CT和核磁共振片已有所改变，患者的主管医生对比进院时的片子后，不由自主地说："不可思议。"治疗约半年，再一次进行CT和核磁检查，放射科医生看到片子后，发现二者差异太大，就说：可能是入院时的片子搞错了。这时候的片子和入院时的片子有了明显不同，患者的丈夫看完后也说："连我是外行也看出片子不一样了。半年后的片子，原病灶缩小，在原病灶的周围，界限开始模糊。"

此时患者行走能力较强，行走较为平稳，患侧上肢能举过头，手指能做较大的动作，但力量尚不足，不能握勺子。主管大夫也十分高兴，认为患者活动能力有了较大进步。刚好此时北京电视台来该院采访其主管医师，专门为患者进行了录像，并作为偏瘫治疗有效病例和研究成果在电视台播放。

但是由于患者在北京离家较远，生活不习惯，元旦前出院回银川，因此结束各种治疗。虽然我再一次嘱咐其回家后继续找当地针灸大夫进行治疗，以巩固和提高治疗效果，但患者没能执行。病情没有得到进一步治疗进展，甚为可惜。

一般认为，偏瘫的治疗可以取得症状上的缓解，尤其是针灸治疗，几乎成了偏瘫治疗的主要方法。但同时又认为，患者的CT和核磁共振不会出现任何改变。因此，过去也就没有人对此进行过认真的研究。此例病人出现的CT和核磁片的改变由于医院管理权限的原因，我们无法进一步弄清。主要是当时经管医生和放射科医生的说法，而引起我们的兴趣和期盼，因此希望后来人对这一可能进行立题研究或追踪研究。

我在美国的时候，和一位研究物理的博士谈论过大接经全息疗法，他认为这种疗法是一种从根本上进行的治疗方法。因为从微循环的研究来看，脑血管的变化和指尖微循环的变化是基本一致的，因此对指尖的针灸，其实就是对脑的直接针灸，这样就避免了血脑屏障的影响，直接对病灶进行治疗，如若能取得疗效，比如症状上的改善，就应该在有关脑部检查上反映出来。但愿博士的话能引起我们的重视。

案4

张某，男，60岁左右，山西某厅领导，1988年诊治。

一年前发生脑血栓，出现左侧肢体瘫痪，经过当地住院治疗症状已有所好转，后转来北京康复中心高干病房住院治疗。住院半年多，自觉没有什么明显进展，因生活不方便，正准备回原籍，看见同病区的病友最近的治疗取得比较明显进步，询问知道是我针灸的原因，故和该病人商量，经同意后，请我进行针灸治疗。

患者体形较胖（住院后体重有所减轻），血压略高，口眼略有㖞斜，说话含混，表达不清楚，声音低沉，主要病情由其夫人讲述。精神较差，容易疲倦，食欲不好，大便经常便秘，小便有时不能控制。在穿着特殊鞋子的帮助下，可以扶着墙边扶手在走廊里行走一小段路；在旁人搀扶下，可以沿花园的喷水池走1~2圈。

患者在晚上发病，送医院后诊断为中风（脑血栓形成），出现右侧偏瘫。现上肢可以上举到头部，手掌有轻度浮肿，手指头只能作轻微活动，但肌张力有Ⅱ~Ⅲ级。下肢活动能力较强，但患侧足踝内翻，影响行走。舌苔白腻，舌质暗，有淤斑，脉滑缓而略弦。

治疗时使用从阳引阴法，从患侧开始针灸，上肢加肩髃、曲池、合谷；下肢加丰隆、中都、上巨虚。由于当时病人较多，没有使用灸法。5次后病人活动能力明显增强，能在走廊里独自缓步行走（仍需穿特制鞋），在楼下花园喷水池旁扶杖行走5~6圈。家人十分兴奋，希望我继续进行治疗。但是此时我主管的病人决定出院，回家继续治疗。而这位病人在北京没有能力使用交通工具接送我，因此又治疗2次后停止针灸，以后由于道路太远，没能见面，据了解人士说，停止针灸后，该患者即回当地，无法进一步联系（当时手机还没有得到普及）。

八、偏瘫

（一）因外伤

某男，30多岁，南京军区空军干部。1988年诊治。

在一次演习中，由于一位战士扔手榴弹出现失误，该干部为了保护战士，被手榴弹炸伤右手和右脑，出现左侧肢体偏瘫，右手指残缺。在康复中心高干病房住院治疗。现已住院约一年半。因看到同病区的病人针灸效果很好，主动要求我给他进行治疗。

现患侧肌张力Ⅲ级左右，未见明显肌肉萎缩，偏瘫侧肢体活动接近正常，仅力量较弱，在借助拐杖或别人搀扶下能较好地行走，但下肢上下屈蹲能力较差，每次扶住栏杆屈蹲5～10次即需要休息。舌质稍红，边尖可见淤斑，舌苔白稍厚，脉弦稍数。

大接经疗法针刺患侧，从阳引阴，健侧选用中都、丰隆。灸健侧悬钟穴15分钟左右，每天1次，每次留针30分钟。3次后即能去掉拐杖自己行走，上下屈蹲次数增加为20次左右。患者兴奋不已，信心大增，每日主动锻炼次数也随之增加。三天后改用通关过节疗法，主要在患侧大关节处选用穴位，健侧悬钟穴继续使用灸法，7次后屈蹲次数已达50次以上，肌肉力量明显增强。

由于经费原因，治疗10次后出院回原城市继续治疗，出院前屈蹲次数已在百次上下，生活自理能力大大增强。患者和家属对此次治疗留恋不已。

（二）脑瘤手术后

王某，男，约40岁，国防科工委干部。1991年9月2日初诊。

左瘫已近4个月。

因脑膜瘤于5月6日手术，术后引起左侧偏瘫，住康复中心高干病房，经康复和中医治疗约3个月，症状有所缓解。经中国中医研究院广安门医院医生介绍，邀请我进行针灸治疗。现左瘫但左足能站地和行走（踝关节缺力，不能抬足向上），左手能向上收提，但无旋转能力，手能握，但不能伸，肌肉松弛，但无明显萎缩，肢体出汗（以指趾关节为显），指甲压迫，回血稍慢，色欠红，右侧头有麻木感。初诊发现患者有一定的活动能力，腿部肌张力约Ⅱ级，能在穿特殊辅助鞋后，在别人搀扶下或扶住栏杆后勉强行走，但很吃力，一次不能走15米以上路程，上楼梯几乎不能；上肢肌张力约Ⅰ～Ⅱ级，肩部活动较好，仅向后内侧移动时有困难，肘部能做约50度屈伸，腕关节没有自主活动能力，指关节活动能力更差，有轻度肌肉萎缩，并略有浮肿。语言正常，但情绪较低落，饮食较差。舌质较暗，有细小淤斑，舌红嫩，苔薄白中心稍腻，舌体轻度向左㖞斜，脉左细右弦，尺脉稍弱。使用大接经疗法（从阳引阴法），先从健侧进行针灸，并在患侧加用地机、阳陵泉。留针30分钟，同时灸悬钟20分钟左右。每天针灸1次，针灸治疗5次后，进步明显，能在扶手帮助下上下楼梯。10次后，能在不穿特殊辅助鞋行走。以后5次使用以上方法，症状改善不大。遂改用通关过节疗法，主要在大关节及其附近选用穴位。首先上肢选肩髃、曲池、合谷；下肢选伏兔、阳陵泉、悬钟（灸）。以后逐渐在关节周围换用穴位，如肩部换肩髎或肩贞或肩前等穴位，其他关节部位类推。针灸患侧穴位7次后换用健侧穴位针灸3～5次，然后再换回患侧穴位（主要看患侧功能的变化，如若患侧功能有所停滞或减退，就早一点换回患侧穴位），如此反复。一般一个穴位针灸5次左右，然后换其他穴位。针灸一个半月后，已经行走自如，两个月后能自行攀登景山公园的小山坡。

但此时手腕关节活动仍然不能，手掌仍稍有浮肿。治疗以手腕部穴位为主（以手掌内侧面穴位为主，如太渊、列缺、大陵、内关、间使、神门等），每次选1～2个穴位，针灸5～7次后换用八邪，针刺3～5次，再换回手腕部穴位。这时除了肘关节配合选用一些穴位之外（每次选一个穴位，如尺泽、曲泽、曲池、小海等，5～7次后换另一个穴位），足腿部还用解除全身症状的穴位，如化淤血的中都，疏肝理气的阳陵泉，髓会悬钟（灸，左右经常对换），补气选足三里，大便不通选下巨虚等。患侧足腿部的穴位根据辨证选，如中都可以换成地机或筑宾等。但悬钟每次必灸，针灸5～7次后换成健侧穴位，针灸3～5次，然后再换回患侧穴位。约15次后，足部行走有力，能独立爬坡，但踝关节外展力量稍弱，肩关节能自由活动，肘关节能作屈伸旋转，腕关节能背曲，手指不见僵硬，但能曲不能伸，浮肿完全消失。

因为年关将近，而患者尚有按摩大夫在继续治疗，故针灸治疗停止。半年后电话回访，其称已经上班工作，且能骑自行车，手部力量尚稍差外余已正常。

九、截瘫

案1

王某，汽车驾驶员，44岁。1993年因车祸造成截瘫。经多方治疗约七个月后就诊。

现下肢不能活动，无疼痛感觉，但大腿及足部有麻感，下肢肌肉萎缩，尤以大腿肌腱部（膝关节附近）萎缩明显，小便失控，大便不能自知和自排，需用开塞露后揉腹后才能排便（无便意），食欲减（每天半斤主食）。脉沉缓，苔薄白而润，稍见齿印。

检查所见：脊椎胸9～腰3处因断裂而用钢板固定，上肢肌肉发达，活动正常，下肢肌肉萎缩，髌骨上缘上10厘米处左腿围27.5厘米，右腿围28厘米，腓肠肌最高处左腿围24.5厘米，右腿围25厘米，皮肤颜色暗黑，呈皮包骨状，肌张力缺乏，不能作任何活动，皮肤缺乏知觉。大小便前后无感觉，因此不能控制大小便，内脏检查未见异常。舌苔淡白，舌质红暗，有瘀斑，脉实。

诊断：截瘫。气血阻滞，经络不通。

治疗经过：首先使用长肌肉的办法为主，兼用生骨髓法。取穴：第1次用筑宾、金门、公孙、内关、足三里、粱丘（与血海交替进行）、气海；第2次用夹脊穴（在断裂部分及稍上及稍下处用梅花针敲击），灸悬钟（左右交替进行）。每2天针灸1次，每次均配合按摩，并嘱病人进行肌肉锻炼（每上下午各1次，每次1小时以上，双手放在双杠上，利用躯体的力量带动下肢行走），10次后下肢肌肉生长明显，髌骨上缘10厘米处，左腿围已达32厘米，右腿围已达32.5厘米。腓肠肌处左腿围29.5厘米，右腿围30.5厘米。

随即配合控制二便的方法，改气海为中极，夹脊（梅花针敲击）、加次髎穴，5次后，大小便虽然还不能控制，但开始有便意，能告知家属清理，又5次后，开始有控制大小便的能力，有人探望的时候可以不让二便流出。总计20次后下肢肌肉生长已基本达到正常状态（与上肢肌肉大小基本协调）。然后改为1天针灸，1天按摩。

此时去掉长肌肉的穴位，增加促行走的穴位，取穴为：申脉（与京骨交替进行）、照海（与然谷交替进行）、跗阳、交信（与中都交替使用）、阳陵泉（与膝阳关交替进行）、阴陵泉（与膝关交替进行）、关元、悬钟（灸，左右交替进行）、风市（与髀关交替进行），夹脊穴（梅花针敲击），仍然2天1次，1次用腹前穴1次用背后穴，交替进行，并在不针灸日进行按摩，又治疗30次后，下肢能在扶持下抬腿行走，二便能够完全控制。前后共治疗约5个月，可以拄着拐杖在旁人的帮助下行走，生活已能基本自理。由于病人需要去原医院取除固定的钢板，故停止治疗。

案2

崔某，28岁，国外留学生。

前年因车祸截瘫，经医院抢救和骨外科治疗后，来我国求医。

检查所见：胸7～腰2处断裂，虽经接骨，但脊椎对位不齐，在胸10～11椎处，上、下脊椎之间几乎完全错开（在椎腔之间不可能出现通路），现脊髓空洞形成。

腹部以下肌肉萎缩，下肢肌肉中度萎缩。膝上5厘米处左腿围为28.6厘米，右腿围为28.8厘米。膝上20厘米处左右腿围均为31.4厘米。小腿腓肠肌高起处左腿围为27厘米，右腿围为26.8厘米。足部有充血浮肿。胸以下背部肌肉萎缩。

有触觉，略有痛觉，肌张力1～2级之间，在用器械做骑自行车运动的时候，主要靠胸部的力量拉动腿部，不能使脚踏作圆周运动，所以车轮无法转动。需在别人帮助之下才能进行诸如起床，上厕所等活动。大小便基本不能控制（有便意），有知觉，但不能控制，小便黄，有臊味。主要内脏检查没有明显病变，舌苔黄厚略腐，舌质暗红，脉弦略涩。

已在北京治疗3个多月，据翻译说有进步：①原下肢无感觉，现有痛感。②原下肢不能做任何运动，现在躺着时能被动弯曲膝关节，并能保持一段时间（左腿弯曲时间较长）。③大小便有便意，小便有一定的控制能力。

诊断：截瘫。经络气滞，下焦湿热。

选穴：髀关、梁丘、阳陵泉、筑宾、然谷、临泣、阴陵泉。

针刺加导引，留针30分钟。

第2次开始增加足三里、关元（加灸）、灸悬钟20分钟。

治疗过程：首先用长肌肉的方法10次，但未见肌肉有增长趋势，随后改用生脊髓和控二便的方法，取穴为：中极（泻）、太冲、太溪、内庭、悬钟（每次均灸，左右交替进行）、百会、次髎、夹脊（梅花针敲击）、腰阳关、大椎。每2天针灸1次，第1次腹前穴位，第2次背部穴位，如此交替进行。

同时要求病人做上肢吊双杠的行走运动，并用器械做自行车运动，治疗10次后二便能够控制，能自己主动要求上厕所大小便。在有器械做自行车运动锻炼时自觉下肢有了力量（尚不能主动踩转自行车），又10次后即能将自行车踩动数次。

这时增加促行走的穴位，取穴为：百会、关元、申脉、照海、跗阳、三阴交（与交信交替使用）、阳陵泉（与阴陵泉交替使用）、风市（与髀关交替使用）、夹脊（梅花针敲击）、委中、悬钟（灸），治疗30次后能独自将锻炼用自行车踩动200～300圈，治疗90次后：

腓肠肌高起处左腿围为26厘米，右腿围为26.4厘米。膝上5厘米处左腿围为27.5厘米，右腿围为27.8厘米。膝上20厘米处左腿围为30.6厘米，右腿围为30.6厘米。

此时，因患者小便热痛，加服中药导赤散加栀子、车前子。

二便等日常生活能通过轮椅等的帮助达到自理。因搬家遂停止治疗。

十、面痉挛

某女，洛阳人，1988年诊治。

高中毕业班学生，值夏日高考后不久即见面瘫。母亲着急，带其四处求诊，不仅面瘫未见好转，反而有进一步发展的趋势，正在一筹莫展时听说我从北京来洛阳进行诊疗，遂来求诊。

患者面部向左侧㖞斜，以口角㖞斜明显，其母亲说，高考结束后，开始出现口角㖞斜，当初只是口角稍稍向左侧㖞斜，经医院针灸后㖞斜日益明显，因此针灸三日后不敢再去进行针灸治疗，停止针灸后反而㖞斜的速度减缓，现已经将近一个星期。右侧眼裂较小，约1毫米，眼睑活动能力尚可。在伸舌时舌头未见明显㖞斜，右侧面颊有一定的鼓颌能力，未见明显藏饭、漏水等表现，额纹存在。舌苔薄黄，舌质红，脉弦。

见其病历，诊为面瘫，在"患侧"（即右侧）选用地仓、颊车、迎香、翳风等穴。乃对患者母亲说，此为误将面神经痉挛诊为面神经麻痹而致。正常时面部肌肉左右互相相持而协调，出现平衡的面容。一旦一侧肌肉力量不足或太过（有时整个面部肌肉都出现病态，因病情轻重关系，某一侧肌肉力量相对较大），都会引起面部肌肉㖞斜。所以面神经麻痹会引起㖞斜，面神经痉挛也会引起㖞斜。看起来表现差不多，但病变部位不一样。因此针灸治疗应该有所侧重。面神经麻痹向左侧㖞斜，是因为右侧面部肌肉松弛，病位在右；面痉挛向左侧㖞斜，是因为左侧肌肉牵拉的结果，病位在左。在右侧面神经麻痹的时候，左侧面部肌肉也处于收拢状态，也有一定的牵拉力，但与面神经痉挛时的左侧强制性牵拉是不一样的。面神经痉挛向左侧强制性牵拉，右侧的面部肌肉也会尽力抗争，以维护左右平衡的再产生，因此右侧面部肌肉也处于不正常的反牵拉状态。而针灸的治疗是为了达到阴平阳秘，是使人体从不正常的阴阳失调状态走向阴阳协调的正常状态。若是仅仅在右侧面部选用穴位，不仅治疗的侧重面不准确，而且会使右侧面部肌肉从不正常牵拉状态走向正常牵拉状态，右侧的肌肉开始相对松弛，因此面部更加向左侧㖞斜。所以治疗面部㖞斜的疾病，一是要有侧重面，二是需要两侧均进行针灸。如面神经痉挛，面部向左侧㖞斜，应该重点针灸左侧，治疗根本；同时在右侧面部适当选用穴位，解除右侧的不正常紧张，效果才会理想。

因此选左侧巨髎、大迎、下关、头维；右侧的颧髎、合谷、太冲。1次后㖞斜即明显好转，果如其言，家属乃深信不疑。5次后基本恢复正常，仅面部尚有不适感觉。其家属担心没有根治彻底，故要求再针灸几天。乃改为左侧风池、颊车、合谷、太冲；右侧的下关。双侧的地仓，及人中、承浆。又针灸5次后已完全谈笑自如，乃停针。

十一、面瘫

（一）风寒侵络

万某，女，南昌人，1986年诊治。

铝制品三厂女工，年近二十。一个夏日夜晚值班，因疲倦睡着，而电风扇未关闭，长时间吹其右侧面颊，第二天早上醒来同班工友发现口角向左侧㖞斜，乃持镜自照，骇然大哭。经当地医院治疗，近十日没有明显好转，心情紧张难过，痛不欲生，家人劝导亦不能止。此时刚好我夫人在该厂职工医院工作，知道此事后，安慰他们全家，并推荐他们找我进行治疗。

該女来诊时，面戴口罩，满脸愁容，面瘫已13天。面部右瘫，嘴角明显向左侧㖞斜，左右嘴角到耳根的距离相差约2厘米（㖞斜得比较厉害），右眼裂约3毫米，晚上睡眠用手巾盖住眼睛以免灰尘掉入，鼓颌不能，但伸舌仅向左略斜，漏水，藏饭，右额纹消失。看其苔薄白，诊其脉弦细。患者眉清目秀，芳姿之年，患此外疾，凄楚之情，外露无遗。故首先安慰她，说这种病刚发不久，针灸治疗效果很好，不用担心，并自许不过10日，此疾必愈，以增强她的信心。即按四步法治面瘫的第一步，并增加大椎、风池等解表的穴位，首先从治疗眼裂开始，并告诉患者，一般3～4天眼裂就能闭合。进针后大椎、风池等穴使用泻法，酸麻比较明显，而其他穴的刺激量很轻，进针即留针，没有施行补泻手法。患者感到这次的针灸和以前不一样，口中喃喃自语，心里有了一点安慰。果真治疗到第3天，早上起来照镜子，发现眼裂消失，高兴得不得了。从此深信不疑。随即进行以后的三步治疗，治疗到10天时，面瘫基本治愈。后又针灸5天巩固效果，即获得痊愈而结束治疗。从此笑逐颜开，童心再现。其父母悬着的一颗心方放回胸中。

按语

凡针口眼㖞斜，我一般使用四步法进行治疗，即一闭眼，二抬眉，三祛风，四正嘴。首先抓闭眼，是由于眼裂的变化容易观察出来，从3毫米变成2毫米，即能使患者自知，若能完全闭合，则世人尽能看出，这样在精神上使患者得到了安慰，有调动病人情绪，以促进治疗的作用。相反口角的变化则不像闭眼那么容易观察出来，若首先将病人的注意力放在口角的恢复上，则病人误以为久治不愈而失去信心，影响治疗结果。抓闭眼的同时，注意抬眉功能的恢复，既有助于闭眼（尤其是眼睑无力时，更有促进作用），且眉眼能动，更能使患者精神振奋。祛风是治疗中的重要一环，属于治本之法，关系到疾病能否痊愈的大事。常见治面瘫者，多有不能最后收功，口角不能完全恢复正常，这是其中的重要原因之一。正嘴是最后结束之作，此时经前几步的治疗，病情向愈，大疾已去，故更要注意健侧与患侧力量的平衡，因患侧刚刚恢复正常，而健侧较长时间处于紧张收缩状态，若不注意调整，口角往往还不能完全复位，即会出现病虽明显好转，面部外观仍不正的情况。若此时仍不注意健侧，那么健侧因紧张而成病态，以后就更难恢复了。

（二）风滞经络

某女，18岁，住南昌郊区，1986年诊治。

从1岁开始患面瘫，现今已经17年矣。经多年治疗进展不大，来就诊时，面部肌肉向左侧㖞斜，左右嘴角到耳根的距离相差约0.3厘米，鼓颌稍有漏气，吃饭时右颊有藏饭不易理出，右眼不能闭合，眼裂约有3毫米，身体消瘦，面色较萎黄，但月经基本正常，其余未见明显不适。按四步法治疗面瘫的第一步针灸，4天后，眼裂明显减小，约1毫米。患者谈笑风生，自认为疾病痊愈有望。但随后一直未来针灸，心里不觉奇怪，按以往经验，到我这里来针灸的患者，很少有中途停止治疗的现象。这次患者感到针灸有这么明显的效果，而且自己也觉得有希望了，为什么突然停止治疗？百思不得其解。2个多月以后，患者突然再次来诊，情绪低落，面有愧色。询问后方知，原来当初诊疗结束后，在回家的路上，因在路旁小摊上吃饭，遇见一老妇人，老妇人看见她患有面瘫，就关心地问她治疗情况。然后老妇人说，这种病，她有非常好的法子，就是使用打灯火的疗法，只要1次就能痊愈。而且这种疗法，一般医院的医生是不懂的，属于民间疗法。患者一听有这么好的方法，就随老妇人到她家里用打灯火的办法治疗，前后治疗了2次，面部沿耳前到下颌部烧了五处瘢痕，等了1个月不见好转，心里开始犯嘀咕，等了2个月也不见面瘫好转，知道自己犯了错，所以赶快来医院找我，希望能继续治疗。望其面部烧伤的瘢痕，见其泪花欲滴的眼睛，心中也十分不安。这种情况之下，再继续治疗的效果肯定不好，因为瘢痕组织会阻断经络气血的流通，而且患者又是十几年的老病，本身恢复就不容易，现在真是雪上加霜。只有将实际情况告诉患者，终于得到患者的理解。

针灸治疗面瘫比起其他方法来说，效果应该是比较好的。但是有以下几种情况者，则效果并不理想。一是面部出现瘢痕，经络气血流通受阻；二是病程太长，患侧面部肌肉完全松弛垂落。这是需要针灸医生注意的地方。

（三）风痰阻络

某男，48岁，香港人，旅游部门经理，2005年诊治。

人当中年，身体稍见肥胖，但红光满面，身体体质尚好。因不慎受寒，引起右侧面瘫，服用西药约一个星期，不见好转，故来我处就诊。来诊时病约10天，告知患者将西药中的激素停掉，主要以针灸为主治疗即可。按四步法进行治疗，首先使用第一步，并服用牵正散。3天后进行第二次诊疗（因我一个星期只上门诊2次），发现面瘫未有丝毫进展，详细询问方知，患者担心停西药会影响治疗效果，所以这几天并未停止使用激素。我再一次告诉他，因为西药激素对这种病虽然是常规使用，但假若10天左右仍然没有效果，就可以停止不用。对中医的治疗来说，激素的动力很强，远远不是针灸刺激所能达到的，这时候再继续使用激素，不仅对面瘫治疗无利，反而会影响针灸的治疗效果。患者表示认同，答应从此停用激素。第3次来时果然面瘫明显好转，按四步法继续治疗，并加用化痰的穴位丰隆以及清热的穴位太冲，针刺10次后面瘫基本痊愈，又针刺5次后获得痊愈。

在针灸治疗面瘫的过程中，有两点要注意的，一是在针灸的同时，不要使用激素；二是一般情况之下不要使用电针。假若使用了较长时间的激素或者使用了较长时间的电针，那么这时，就不要急着使用针灸的方法，因为激素或者电针的刺激量，不是针灸能够达到的。而且和针灸的治疗思想也不一样。急着使用针灸治疗，并不会出现明显的效果，反而影响针灸的治疗。可以让病人先休整10天左右，再来针灸，使病人消除激素或者电针的影响，这时候的效果就会比较理想。

（四）湿滞经络

赵某，男，1962年6月生。

1990年6月9日　初诊　面瘫已1个月。

5月7日早上起床后发现面瘫，经其他医院针灸治疗约20次，自认效果不显，故来我处诊疗。现闭眼不能，眼裂约4毫米，抬眉不能，面部向左侧㖞斜，鼓气不能，右侧鼻唇沟消失，人中沟左斜。当时由于没有尺子，无法测量左右之间的差别。苔白厚润稍腻，质淡，边有齿印，脉濡。此为湿滞经络，当化湿去滞，通经活络。

选穴：百会，患侧攒竹、巨髎、颊车、颧髎，健侧外关。

留针30分钟。外关用泻法，余穴平补平泻。

另加服牵正散加味：黄芪15g、白附子5g、白术10g、防风10g、全蝎3g、法半夏10g、茯苓15g、络石藤10g。每日1剂，1剂2煎。

6月12日　复诊　上次针灸方加翳风，余同。

6月14日　复诊　眼裂已小，约2毫米。

选穴：患侧瞳子髎、阳白、头维、颧髎、合谷、健侧巨髎。

留针30分钟。穴位均平补平泻。

中药方加制南星5g。

6月16日 复诊 针灸处方中患侧去合谷，健侧改颊车、合谷，针法同前。针瞳子髎后患侧开始有眼流泪出。

6月19日 复诊 来诊时，发现右眼已能慢慢闭上（眼裂基本消失），但闭眼动作需10秒左右才能完成。针灸处方患侧加下关，健侧改巨髎、外关，针法同前。针瞳子髎后仍然流泪。

6月26日 复诊 今天眼裂又见增大，约2毫米，但患侧眉头稍能抬动。用尺子测量面瘫情况如下，眼裂中心到口角之间的距离：左7.4厘米，右7.5厘米；口角到耳垂下距离：左10.8厘米，右11厘米。

选穴：患侧阿是、头维、丝竹空、下关、翳风、大迎，健侧巨髎、外关。针法同前。

中药处方停。

6月28日 复诊 自觉说话时右侧口角比以前灵活，眼球活动较自由，眼裂稍小，约1毫米左右。

选穴：患侧瞳子髎、巨髎、下关、翳风、阿是，健侧大迎、合谷。针法同前。

7月5日 复诊 口角尚能看出有㖞斜，眼裂已无。

选穴：患侧地仓、承浆、下关、颊车、瞳子髎、外关，健侧颧髎、大迎、合谷。针法同前。

7月10日 复诊 原方针刺。

7月12日 复诊 原方加人中，承浆换廉泉，余同前。

7月17日 复诊 患者外观已基本正常，再针1次。

按语

本患者的治疗基本按照"四步法治疗面瘫"的方法进行，可供有心者学习参考。

（五）气虚有热

袁某，女，1959年11月20日生。

1990年5月29日 初诊 右侧面瘫将近1个月。

4月底因着急而致右边头痛,然后右耳后疼痛,随即出现面瘫,面部向左侧喝斜。去积水潭医院针灸10次(隔天1次)自觉效果不大,即去北京中医院服用中药4剂,后去海军医院服中药7剂,然后又去甘家口门诊部针灸6次。自觉右眼闭合能力和嘴喝斜有所好转。

现患侧鼓气不能,漏水,存饭。自觉左侧面部有牵拉感,右侧眼眶周围肌肉抽搐,右侧额纹缺如,但右眉梢能抬动。眼裂约1毫米,眼裂中心到口角的距离:左6.9厘米,右7.3厘米;口角到耳垂下的距离:左9.7厘米,右10.2厘米。苔白腻中心稍黄,质淡边有齿印,脉沉尺弱。

此为气虚(气阴虚)有热,原服用牛黄清心丸,现嘱其暂停。(针灸治疗从四步法治面瘫的第三步开始。)

选穴:百会,患侧翳风、丝竹空、下关、大迎、合谷、太冲,健侧巨髎。

穴位平补平泻,留针30分钟。

6月8日 复诊 针灸1次后患者自行找电气功治疗3次。现患者再来要求针灸。穴位同前,加头部阿是。余同前。

6月12日 复诊 目测,面部基本恢复正常(稍有点喝斜)。说话时仍可见到面部左移。自述吹气时有点向右移。闭眼时右眼仍有点跳动。检查发现,从眼裂中心到口角:左6.9厘米,右7厘米;口角到耳垂下:左9.9厘米,右10厘米。

针灸处方:患侧头部阿是、瞳子髎、翳风、巨髎、太冲、下关,健侧合谷、颊车。针法同前。

6月14日 复诊 进入四步法的第四步。

选穴:人中,患侧地仓、下关、大迎、合谷、太冲、太溪,健侧颧髎。

针法同前。

6月16日 复诊 原方针刺。

6月19日 复诊 面部恢复正常,但自我感觉上还不太灵活。随后几天又针灸了4次,以消除自觉症状和巩固疗效,即结束治疗。

按语

本患者由于病程较长,面瘫已有部分缓解,故按照"四步法治面瘫"的方法从第三步开始进行治疗,也获得较好效果。

(六)寒滞经络

郑某,男,22岁,顺义北小园乡北府,驾驶员。

1990年3月5日　初诊　右侧面瘫约1星期。

2月27日上午由旁人发现患者口歪，随即到北大医院治疗，经用抗生素等药5天，自述无效，而来我处门诊。

现口眼㖞斜，眼裂明显，面部向左侧㖞斜，右鼻唇沟变浅，抬眉不能，额纹消失，不能鼓气，漏水，漏饭。眼结膜红，巩膜红丝较多。听会穴处有压痛，余无异常发现。

耳垂下到口角：右11.2厘米，左9.6厘米；口角到眼裂正中：右7厘米，左6.6厘米。眼裂5毫米。

舌质红干，苔白稍厚，脉左细右洪，尺均弱。

选穴：大椎（点刺），右侧睛明、巨髎、翳风，左侧颊车、合谷。

留针30分钟，穴位平补平泻。

3月6日　复诊　自述右侧面颊在听宫、大迎、迎香三点间疼痛明显，病说家人看外观，认为已大有好转。眼裂小于1毫米。

选穴：大椎（点刺），右侧睛明、巨髎、翳风、听会、颊车，左侧颧髎、合谷。针法同前。

今天扎针躺下时，能自己闭眼。

3月7日　复诊　右面颊疼痛减轻，但仍有压痛点，上眼睑已能轻微活动，眼巩膜红丝明显消退。

耳垂下到口角：右11.2厘米，左10.8厘米；口角到眼裂正中：左右已一样。眼裂2毫米。

选穴：右侧睛明、四白、翳风、阿是（接近颊车处），左侧颧髎、合谷。针法同前。

3月8日　复诊　处方同前。

3月10日　复诊　（昨天因车被扣，故没来诊治）眼裂比前稍大，2~3毫米。在不说话时，口部外观已无明显㖞斜，但说话时仍能看见口㖞。

选穴：右侧阳白、攒竹、瞳子髎、头维，左侧巨髎、合谷。针法同前。

3月12日　复诊　自述右耳内触摸后有痛感。上眼睑活动较自主。

耳垂下到口角：右11厘米，左10.8厘米；口角到眼裂正中：右7.2厘米，左7.1厘米。眼裂2毫米。

选穴：右侧阳白、瞳子髎、巨髎、下关，左侧颧髎、合谷。针法同前。

3月13日　复诊　针法同前。

3月14日　**复诊**　面部外观已无明显㖞斜，在说话时略有㖞斜，笑时㖞斜明显。耳垂下到口角、口角到眼裂正中左右已无明显差异。

选穴：右侧丝竹空、下关、巨髎、大迎、合谷、翳风，左侧颊车。针法同前。

3月15日　**复诊**

选穴：右侧翳风、丝竹空、颊车、地仓、人中、合谷，左侧巨髎。针法同前。

3月16日　**复诊**　基本痊愈，再针1次后结束治疗。

选穴：右侧翳风、攒竹、瞳子髎、地仓、下关、承浆、合谷，左侧巨髎。针法同前。

另用中药5剂善后。

处方：陈皮5g、法半夏10g、胆南星5g、竹茹5g、丝瓜络5g、茯苓12g、煅龙骨20g（另包先煎）、枳壳5g、甘草5g。一日一剂。

（七）风寒久滞经络

陈某，男，24岁，湖南攸县，民警。

1983年2月23日　初诊　右侧面瘫已4个月余。

四月前因外出乘车吹风后致面瘫，经多方治疗（电针、针刺、按摩、药物）后，已有好转，但未见显效。现面部仍然向左侧㖞斜，鼓颌时漏气、含水时漏水，右眼闭合仍需要其他面部肌肉的帮助，右眼附近尚有麻木感。苔白质平脉沉实。诊为风寒久滞经络。

选穴：右侧颊车、地仓、巨髎、合谷（温针灸）均补，左侧巨髎、合谷均平补平泻。

留针30分钟，每日1次。

2月25日　**复诊**　针灸2次后面瘫明显好转，口唇基本正位，但在笑着说话时尚能见到㖞斜。前方加承浆、禾髎（右）。针法同前。

2月26日　**复诊**　右眼闭合仍不麻利，眼周围尚有麻木感。前方加睛明（深刺，约1.5寸）、阳白。

2月28日　**复诊**　针灸5次后，面瘫基本痊愈，唯在大笑时尚可见到口唇轻度向左㖞斜，因此结束治疗。

按语

此患者患病已4个月余，且使用各种治疗方法在患侧针灸，仍不能获得显效，所以在进一步治疗的时候考虑以下几点：①患侧已有气虚现象，经络控制经气的能力已弱，所以此时仅从患侧着手，不仅不能使患侧经气充实，反而容易加速经气的不足，故需要使用健侧穴位，以健侧经气调动患侧的经气，促使患侧增强恢复的能力。②病程较长，患侧应该使用补法，健侧不要使用泻法，应该使用平补平泻，以达到左右经气协调的目的。③左右面部的肌肉，在正常情况下，互相协调平衡，一旦某侧肌肉瘫痪，另一侧就处于紧张状态。所以面瘫看起来是一侧出现了疾病，实际上另一侧也处于不正常状态，因此在针灸的时候，不能仅仅针灸患侧，需要在面部的两侧均选用穴位，以达到左右协调，有助于面瘫的尽快恢复。

（八）外风引动内风

单某，女，45岁，制鞋厂工人。

1985年4月28日 初诊 口眼向左侧㖞斜一天。

昨天上午，右侧头昏胀，下午在厂医务室测血压为：170/95mmHg，当即在厂里服了罗布麻片。晚饭时觉口腔麻木，喝水漏水。晚上8点觉嘴巴活动不便，照镜发现面部向左侧㖞斜，故今天来我院治疗。

患者右侧额纹消失，不能抬眉，右眼不能闭合，眼裂3毫米，口角到耳垂下：左7厘米，右7.2厘米。右侧鼻唇沟变浅，右侧不能鼓颌、吐痰，漱口时右侧口角漏水，不能示齿，饮食时右侧藏饭，嘴巴向左侧㖞斜，右耳后乳突有压痛，右眼泪多。舌质淡，苔薄白，脉弦细。素有高血压史。

辨证：素体气虚，外风乘虚侵入，引动内风。

诊断：风中经络。

治法：祛风通络。

选穴：风池、太冲，右侧合谷、颧髎，左侧睛明、巨髎、颊车。

留针30分钟，穴位均用平补平泻法，隔天1次。

此法共针刺4次。

5月9日 复诊 口角到耳垂下：右10.2厘米，左10厘米。眼裂正中到口角：右7.5厘米，左7厘米。眼裂（－）。

今天开始进行四步法的第二步。

选穴：右侧头维、阳白、巨髎，左侧颊车、合谷。针法同前。

此法共针刺2次。

5月13日　复诊　眼裂1毫米，眉头稍能向上抬动。余如前。

今天开始进行第三步。

选穴：右侧翳风、下关、大迎、合谷，左侧颊车、巨髎。针法同前。

此法进行了2次。

5月15日　复诊　眼裂（-），眼球活动能力还不强，患眼流眼泪。

今天开始进行第四步。

选穴：人中、承浆，右侧地仓、颊车、巨髎，左侧大迎、合谷。针法同前。

5月20日　复诊　病情基本痊愈。眼裂（-），口歪用尺子量，已无差别，笑时嘴㖞斜不明显。但自觉右侧面部肌肉有紧张感。再使用第四步针刺3次后结束治疗。

按语

本患者来诊较早，故除了按照"四步法治面瘫"第一步开始之外，还在第一步的穴位上加用了祛除风寒的穴位，以解决外因寒邪对面部的侵犯和影响，这样有利于面瘫的治疗。

十二、胃痛

（一）肝木克土

张某，女，某大学职工家属，年仅二九，已育一男，操劳家务，素性急躁。近年患胃痛，月内痛甚，易医数人，用维生素U、阿托品、颠茄等药，毫不见减，渐见消瘦。至来诊时，疼痛更甚，时痛时止，时寒时热，痛则四肢冰凉，冷汗如浆，夜不能入睡。如此发作每日数次。切其脉弦，乃曰病本在胃，其标在肝。肝为少阳之气，司开阖，枢纽不利，开阖失灵，气机运转不畅，闭则气郁而致四肢冰凉，郁而化火，累及脾胃而致疼痛。饮食难进，运化失常，肌肉消减。乃处四逆散，重用柴胡，并赤白芍同用，三剂病减大半。复诊再处柴胡疏肝散，亦三剂而愈。

（二）肝脾不调

况某，女，30多岁，在宜丰县潭山集镇从事缝纫工作，久病胃痛。以前曾用敛肝法治愈。1969年3月中旬，胃痛又发，不能眠，屈身伏卧在床，手按心下而不能移，吐涎沫，叫痛连声，几欲寻死，食不进，便不解，前医又用大剂参术而佐乌梅敛肝，同时在足三里注射阿托品，均不见疼痛减轻。至诊时已痛苦3日矣。

胃痛急则治肝，缓则治脾；痛甚责肝，痛缓责脾；发作时责肝，绵绵不止责脾；痛甚疏肝，痛缓敛肝；发则治肝，缓则实脾。故用柴胡疏肝汤，并足三里注射蒸馏水2毫升。服药三剂，已起床工作。越月余，心下又胀满不舒，亦喜按，按能痛减。食亦痛，饥亦痛，便结口苦，脉沉苔白腻质淡，乃处良附丸加干姜、炒白术、广木香，服三剂而痛解。

十三、呕吐

（一）脾胃气衰

1997年一位日本留学生在我院附属医院进修，这位学生在日本的一所学校中任体育课，因对太极拳感兴趣，而来中国学习中医。但由于在日本时工作非常忙碌，睡眠一直不好，而且还有哮喘病。来中国后，由于学习有一定困难，每晚看书到深夜，自觉精神疲乏，情绪紧张，食欲减退，锻炼身体的时间也有所减少，身体状况有所下降。虽然哮喘发作比较少，但在天气变化较为明显时仍有发作，为此请我治疗。服中药后各种病情有所好转，该留学生高兴异常，感激之情予以言表。1个月后，不明原因地发生呕吐，我院外事部门予以各种方法治疗，仍毫无见效，上午10时左右遂电话请我诊疗。

患者凌晨约4点钟左右开始呕吐，逐渐加重，约半小时呕吐1次，呕吐开始呈喷射状，以后逐渐为持续、多次呕吐，开始呕吐胃内容物，以后开始呕吐胆汁，各种方法均不能控制，吐后可饮水，但随即再呕，呕吐严重时出现眩晕、半昏迷状态，诊其脉，数而无力，望其苔，白中稍黄，舌质淡。外事处人员报告说由于呕吐原因，无法服用中药，故使用针灸治疗，但没有任何起色。我开始仍然针刺常规止呕吐穴位，左内关、右足三里，留针10余分钟后，呕吐再起，只有出针，待患者呕吐结束后，再针对侧内关、足三里，并加用阳陵泉、合谷、中庭、期门，留针20分钟左右，患者呕吐又见，但呕吐的时间较短，程度较轻。第3次，再针天突、章门、食窦针加灸、悬钟针上加灸，关元灸，约15分钟后，患者慢慢安定下来，神情逐渐恢复正常，呕吐没有再次发生，灸疗25分钟左右结束，留针约1小时出针，病情基本控制。以后留学期间的半年左右时间内，没有再出现呕吐症状，哮喘病以后也未曾再发，失眠症状也有所好转，直至学习结束回国，患者感激不已。

从医多年，从未见到如此剧烈呕吐的患者，而且表现为持续时间长，西医诊断不明确，从事常规治疗无效（或疗效不明显）的状况。本次的治疗首先以胃为主，转而以肝为主，最后以肾为主，终于治愈。可见治病之难，而辨证之重要也。

（二）肝气犯胃

1968年秋初诊。

某妇，家居宜丰县龙岗大队。病呕吐，心下痞，医用丁香柿蒂汤而不能止，复致便秘，又用大黄、芒硝，亦不出便。至来诊时，已见进食则呕，口苦反酸，便秘数日，头昏神疲。脉见沉细。病人再三要求止呕通便。吾曰：此病在少阳，不在阳明，在肝而不在脾，见病当求其本，则诸症可愈。若见症治症，何能愈病？乃处黑逍遥散，连服四剂，而诸证告愈。

（三）肝寒犯胃、神经性头痛

1968年秋初诊。

仇某病呕吐，来院治疗。曰："呕吐每日均发。发则呕恶不止，气逼面红，非蹬脚捶头或以头碰壁，历数分钟，至气尽欲死方稍解。"

恰吾诊余无事，乃与其细谈。问："新病否？久病否？"答："年余矣。前医均曰吾虚，每用参芪归术而呕愈剧，至今一闻不常之气则致呕。"吾问："头痛否？"答："头顶痛，虚感，每以手捶之方稍舒，常年如是。"又问："素性急躁否？"仇某惊曰："君何识？年前尤甚，今稍减。"吾问："曾曰何病？曾用何药？"答："省县医生皆曰此为神经性呕吐，久服镇静止痛药。君以为何病？"吾诊其脉弦沉，望其舌苔厚而质暗，乃曰："中医辨证，属于肝寒犯胃，厥阴证也。"处吴茱萸汤，用吴茱萸钱半，并嘱曰："若欲病愈，当服二十大剂。"观处方，药仅四味，价廉一角，旁立者皆为笑谈。

谁知一剂呕减，二剂呕轻，乃大喜告吾，旁笑者亦为瞠目结舌。均贺曰："果能起病。"

服至十余剂，服药时则呕止，停药则发。吾视方良久，增吴茱萸至二钱半，酌加麦冬，白芍同进。至二十余剂其病若失。其每见吾均叹曰："病在识医，药在中病。诚其谓也！"

十四、糖尿病

马某，男，76岁，江西省经委退休干部，1984年8月22日初诊。

因患糖尿病、高血压在江西医学院第一附属医院住院治疗。自认疗效不显，经人介绍来我处求诊。

见其面红，体略胖，时有头昏，心慌，睡眠差（不易入睡，且易惊醒），夜尿多，但食欲较好。问其医院化验结果，曰入院后，化验无进展。再问，再笑曰，具体记不住，下次抄出带来。诊其脉左细弦，右细数。苔白略有滑腻之状，质暗而滞。此乃肾阴虚而有虚火之候，当用养阴归元法。用百会、风池（双）、心俞（双）、肝俞（双）、脾俞（双）、通里（左）、足三里（右）、阳陵泉（右）、太冲（右）。其中通里、太冲用泻法，余用补法，留针30分钟，1天针灸1次。

8月25日来诊，自述3次后睡眠已有进步。原方去阳陵泉、通里，入内关、公孙，且施捏脊疗法，从下捏上，以补督脉之气，崇东垣"元气与火不两立，一胜则一负"之说。

又3次后（8月28日），腹中已无饥饿感，夜尿已减为1晚1次左右。但头昏有所加重，血压上升（一直在服用抗高血压药）。上方去足三里、风池、百会、太冲、内关，加膻中、大椎、三阴交、血海。使用捏脊疗法时，从上向下捏。

又3次后（9月2日）自述血压下降至正常，头昏好转，舌苔已不见滑腻之象，照第1次处方针灸。继续使用从上向下的捏脊疗法。共计12次结束治疗。然后请患者再化验1次，进行对比。结果是：尿酸针前为8.8mg/dL，针后为5.5mg/dL；血糖针前为286mg/dL，针后为130mg/dL；胆固醇针前为222mg/dL，针后为178mg/dL。血压为160/80mmHg（一直服用抗高血压药）。

按语

糖尿病过去针灸治疗较少，可查看的资料不多。我认为糖尿病的治疗一是要补脏腑之气，其中主要是补脾胃，所以选用背俞穴，较重时，还要补肾阴；二是补气阴，使用补气穴（百会、膻中、气海，还可以考虑使用中脘穴）加养阴穴；三是清虚热，主要清理脾胃和肝脏的虚热。

若从系统治疗来说，可以考虑以三焦辨证为主，从上焦开始逐渐转向中焦、下焦治疗。

十五、食噎（贲门痉挛）

1968年诊治。

黄岗山垦殖场一工人，患饮食不下多年，周边的医生几乎全都找过，症状未见缓解。恰值我大学毕业分到该垦殖场附近工作，其听说有新医生来到，即来会吾。见其人年近40，身体瘦弱，面色憔悴，但声音洪亮，诉其患食物不下症，西医诊为贲门痉挛，虽饮食正常，但每食后食物停留在胸骨后面，不能下到胃中，自觉心下部堵塞，在胸骨后形成一条下宽上窄的堵塞膨胀区，上至喉头下，下至心下处，人体直立的时候食物重坠感明显，躺卧时好转。到下一餐饭前出现呕吐，呕吐物没有明显不良气味，吐出部分食物后，重坠感觉减轻，不影响下一餐饮食。大有朝食暮吐，暮食朝吐的表现。大便正常，每天1次，就是量比较少。体重不断减轻，身体渐有虚弱的感觉。口干溺少，不欲饮水，心烦易怒。舌苔白而稍腻，舌质稍红，脉弦。见其前医大多使用通法，诸如沉香、白芥子、枳壳、枳实、木通等。治法虽无大不妥，但似有隔靴搔痒之嫌，故屡治不效。

此为食噎症（贲门痉挛），乃肝气横逆脾土所致。起于饮食不周，脾土不健，肝气太旺，终至肝脾不调。脾虚而胃不和，升降失调，脾不运化，胃不受纳，湿滞而不能雾化，胃燥不得甘露，脾不能升胃不能降，如天地之不交也。天地不交则阻结于中，上不能上，下不能下，食物不能进入胃中，乃天气不能下地也；肝气旺而脾胃愈弱，故升更强而降更弱，虽易饿而不化食，食停而呕吐也。调和脾土，疏达肝气，虽为治疗之大法，但解结理气为其要点。故选用启膈散加礞石滚痰丸，饭前服用启膈散，中饭、晚饭前各服1次；饭后服用礞石滚痰丸（正常量一半）。在服用礞石滚痰丸后平卧一段时间，等下坠感缓解后再起身活动。

5剂后症状明显改善，自觉胸骨后的重坠膨胀感减轻，呕吐量减少，大便量增加。10剂后，自觉胸骨后的重坠膨胀范围变小，时间变短，一般在饭前1个小时左右消失。呕吐次数减少（不是每次饭前必定呕吐），呕吐主要是痰涎或少量食物。服至20剂，症状基本消失，遂停药。

十六、胃肠功能紊乱（过敏性肠炎）

孔某，男，42岁，黄岗山垦殖场机管站工人。

1969年9月19日　初诊　肛门紧束，大便不爽已7年，近4年较重。

患者年未4岁，父死母嫁，随外公生活，照管不够。外公去世时年仅13岁。独立生活，来此做工，砍柴、挑水，寒冷不调，饥饱不适。从此后每晨起胃脘嘈杂，如有什么东西抓挠一样，且流涎，但进食或饮水可缓解。22岁结婚后，听别人说吃一只冬天养的鸭子可以治好此病。24岁时果真吃了一只冬天养的鸭子，症状逐渐好转。32岁的时候又开始觉得胃脘饱胀，不能吃猪肉，食后更觉不舒，腹鸣而大便不爽。到附近医院就诊，服用助消化药物，没有明显效果。渐渐感到有腹鸣和肛门紧束感，每天大便次数增多，最少1日3次。想大便又解不完似的，有时解大便时间长了，就会在便纸上发现黏液。患者自述吃煎炒等热性的食物症状加重，而遇冷（如下水摸鱼）则能有矢气而使症状缓解。1967年某医院的西医疑诊为阿米巴痢疾，服用鸦胆子，可是越服越难过。大便次数显著增多，一天到晚都想拉大便。肛门紧束感更加厉害，矢气全无，大便量仍少，甚至解不出来。转江西医学院第二附属医院，做直肠镜检查，但直肠镜进入13厘米后，便不能再向里进入。故诊为：①肠扭转；②肠内生异物。又转江西垦殖厅医院作钡灌肠，无异常发现。粪检无异常。回工作单位后，屡服西药，毫无进展。病情一年四季持续一样，最多自觉症状缓解2~3天。服黄连素，注射氯霉素能好转几天，但是使用时间长了，又没有作用。今年初，某中医认为是"火"，用泻火通便之法。前几剂服后症状缓解，但多服几剂，又没有明显效果。自觉运动或振动身体后（如坐拖拉机），肛门紧束感要缓解一些，某西医又诊断为肠胃神经官能症，又诊断为过敏性肠炎。

十几岁时曾患疟疾，去年不慎摔伤左踝关节。

现肛门紧束和大便不爽，如挤牙膏一样，食后饱胀感，活动少则饱胀感加剧，腹鸣而无矢气。若能有矢气饱胀感则能减轻。不能吃猪肉，吃则症状加剧。每日大便3~4次，量少，粪便外观正常。解大便的时间较长则有少量黏液排出。曾有在咳嗽吐痰多的时候，出现肛门紧束感减轻的情况。无明显腹痛、压痛。口不干，饮食较差，小便正常，睡眠正常，未见头昏。患者性情急躁，在加夜班或疲倦的时候会使症状加重。苔、质无明显变化，脉细略弦。因考虑肺与大肠相表里，故先宣肺以治之。

处方：苦桔梗10g、杏仁泥10g、广郁金4.5g、生地黄10g、莲子心3g、代代花3g、瓜蒌壳10g。

服3剂，每日1剂，每剂2煎。

9月23日 复诊 病无进退。患者要求会诊。苔、质仍平，脉左细滑，右细弦。一医生建议使用四神丸。

处方：吴茱萸3g、五味子6g、木蝴蝶10g、生姜片10g、肉豆蔻6g、北柴胡2g、大红枣5枚（因缺药，未用）。

服1剂，服法如前。

9月24日 复诊 病无进退。再会诊，一医生建议使用通幽汤。

处方：生熟地各20g、当归尾15g、桃仁（杵）10g、升麻4.5g、红花6g、皂角子（杵）10g、甘草6g。

连服3剂，服法如前。

9月27日 复诊 病无明显改变。反复斟酌后，认为肠胃道功能紊乱，其乱之源必与肝气不调有关，由其性格急躁可见一斑。而常在山区工作，寒湿之气侵扰，久而伤肾。肝肾同居下焦，寒湿困肾，则必肝气压抑，肝欲发泄而不可能，久而化热。故实属虚实夹杂，肾阻而肝旺，温则易动肝气，寒则易助湿邪。故用四神丸加碧玉散。

处方：吴茱萸3g、五味子6g、木蝴蝶10g、肉豆蔻10g、薏苡仁30g、碧玉散3g（每煎服1.5g）、大红枣5枚、生姜片10g、苦桔梗5g。

连服7剂，每天1剂，每剂2煎。

10月10日 复诊 自述大便次数减少，每天约1~2次，肛门紧束感减轻，食欲有所增加。

再服7剂后症状明显减轻，自述肛门紧束感基本消失（偶尔能感觉到），大便基本正常（每天仍然1~2次，但无黏滞感，因此大便比较爽快）。

此后断断续续服药，症状平稳，偶尔有不舒感，但无大碍。

十七、便秘（慢性铅中毒）

我当时工作的农村，主要生产大米，一般农家都经常用大米酿米酒，当地称之为水酒，平时经常饮用，尤其请客的时候经常大量饮用。天热的时候，到农家出诊，农家一般都是用酒代茶。一年冬天医院来了一位腹痛的病人，满腹痛，疼痛剧烈，拒按，大便秘结，数日不解。收入住院后，西医使用阿托品等解痉药及通便药进行治疗，毫无作用（以前遇见这样的病人其治疗效果也很不好。甚至十天左右也不见腹痛减轻），故请中医治疗。我开始使用小承气汤，矢气稍通，腹痛稍减，于是改用大承气汤，使用剂量较大，其中大黄用至一两、玄明粉用至5钱。服用一次药后，大约40分钟左右大便即下，下如硬结状，下则痛减，但1~2小时后腹痛又开始发作。3次后大便变软，腹痛明显减轻。后改用调胃承气汤最后治愈。与承气汤的急下症，"急下以存阴"的疗法相符合。整个医院的医生后来凡是遇见这样的病人，都使用大承气汤进行治疗，效果也都很好。

这种病最后经化验检查，确诊为铅中毒。除了化验检查外，还可以从牙龈的铅线看出来。起病原因是当地的饮酒习惯。当地在饮用水酒的时候，一般使用大锡壶装酒，放在热水中烫热，尤其是冬天更是这样。而锡壶的成分中含有一定量的铅，铅在酒中溶解，饮用后进入人体，产生铅中毒。困扰当地多年的腹痛病症最后得以顺利解决。

十八、气滞腹胀

当年在厦门，曾遇一患者，腹部手术后出现虚坐而大便不行，大便虽有便意，但久坐马桶而不出，出而不多，甚至数小时而不能出。每天为大便一事纠结不已，几乎不能像正常人一样生活，时至半年有余，苦闷不已。当地医生诊断为肠粘连。托人找我，诊为胃肠气滞，肝气抑郁，气血不足。经针灸中脘、下脘、腹结、腹哀、府舍、天枢、足三里、三阴交、太溪，地机等，每次使用其中3~5穴，十数次而基本正常。病虽与痢疾不同，但机理相同，以供参考。

十九、腹泻

傅某，男，成人。

2018年4月23日　初诊　腹泻已5~6年。

腹泻每天1~2次，大便渣样，不成型，无明显臭味，无明显腹痛。有长期食用冷品的经历。身体较瘦，食量尚可，但不能多食，食用油腻、烹炸之物，则腹泻次数增加。偶有咳嗽，但否认有肺结核病史。服用各种中西药物及针灸均无明显效果（有时服用四神丸可有症状减轻，但如服用时间较长之后则无效）。

苔白稍厚，舌质淡略暗，上有分散的小裂纹，边有齿印，脉弦，左尺弱，右关尺均弱。

选穴：命门加灸、肾俞、大肠俞、阳陵泉（右）、足三里、中脘。

每天针灸1次，周六、周日不针灸。

5月2日　复诊　前两天大便已成条状，但较软。今天早上大便呈稀状，苔白质稍红边有齿印，苔中心有细碎样裂纹，脉濡。

选穴：命门（加灸）、肾俞、大肠俞、关元俞、阴陵泉（左）、阳陵泉（左）、上巨虚（加灸）。

5月3日　复诊　今早2次大便均成型，较粗，短。

穴位同上。

5月4日　复诊　昨天吃了饺子，今早大便又不太好，和以前差不多。

中脘改气海（加灸），余同昨天。

5月7日　复诊　大便已呈细条状。

选穴：命门（加灸）、肾俞、胃俞、关元俞、足三里（加灸）、阴陵泉、水分。

5月8日　复诊　昨天吃了1根香蕉，今天大便较稀，另外肠鸣矢气较多。

选穴：腰阳关（加灸）、大肠俞、脾俞、胃俞、上巨虚、阴陵泉、关元（加灸）。

5月18日　复诊　近日未针灸，大便时好时坏，昨天吃了日本料理炒饭后，今天上午大便较稀。

选穴：命门（加灸）、肾俞、大肠俞、上巨虚（右，加灸）、阴陵泉、阳陵泉、中脘。

7月12日　复诊　大便已成形。

原方照用。

7月16日　复诊

选穴：膏肓、脾俞、肾俞、命门（加灸）、上巨虚（右）、上脘、大横、气海（加灸）。

8月3日　复诊

选穴：谚谵、肝俞、胃俞、足三里、中脘、天枢、气海（加灸）。

8月29日　复诊　大便已正常。

选穴：肩井（右）、天髎、膏肓、肝俞、脾俞、上巨虚（右）、太白、上脘、气海（加灸）。

8月30日　复诊　今天大便比昨天还好，比较粗和硬。但肩部还有不适感。

选穴：天髎（右）、阳陵泉、下巨虚、太白、膏肓、肝俞、脾俞、上脘、气海（加灸）。

按语

（1）患者由于工作原因，有时不能连续针灸治疗。所以前后共针灸30次。

（2）开始以补火生土法为主进行治疗，第一步以补脏腑元气为主，第二步直接培补元气，以壮脏腑之气。症状逐渐得到改善，但病情不稳定。一遇饮食不合适，或工作遇见困难，情绪发生变化时，就会出现大便稀软或成水样便，但继续针灸能很快控制。

（3）7月16日开始加用膏肓、谚谵，发现症状不仅明显改善，而且病情相对稳定，最后腹泻基本控制。以后偶遇饮食不调，大便会较软，但没有出现水样便或渣样便。刚好患者准备回家乡，所以结束治疗。

二十、慢性肾盂肾炎

（一）肾虚邪滞

张某，女，西医大夫，1974年诊治。

60年代末，我大学毕业后被分配到农村一所医院工作，和我们在一起的医生，大多数都是刚刚工作不久、从学校分配来的。其中有一位刚从医学院毕业的女西医，她患有慢性肾盂肾炎，由于时间较长、反复发作，病情日见加重。一年冬天，疾病再一次发作，除了尿急尿频尿痛，腰酸背痛，疲乏无力外，小便检查结果也非常不好。尿中除了红细胞、白细胞、脓球，尿蛋白、管型无所不有。她到省城大医院进行尿培养，查出了引起感染的细菌，又使用药物过敏试验，找出了对该细菌敏感的药物。可是服用该药物之后却没有效果。她于是找我，请我为她开几包中药。当时我们工作不久，又是很熟悉的人，有点不好意思独立做主开药，就询问她想吃一点什么药呢？她说开一点消炎药吃。当时的中药研究已经有按西医药分类的方法，有消炎作用的中药大多数是中药中的苦寒清热药。于是我就开了黄柏、黄连、蒲公英、知母、紫花地丁等药。服用3剂后，化验后发现，照样一点效果也没有。她十分悲观地给我说："看来我的病好不了啦，西药消不了炎，中药也消不了炎，该如何办才好呀。"我这时对她说："中医的治疗要点是辨证论治，我再按辨证论治的方法给你开点药吃如何？"她听了无可奈何地说："那就按你的意思办吧。"于是我又给她开了3剂药，服用后，进行尿检，发现除了尚有少量的白细胞和管型外，已经没有其他发现。她十分惊讶地找我说："你开的是什么药呀，消炎效果这么好？"我开的是六味地黄丸（改汤）合黄芪防己汤。我告诉她说，这些中药并没有很强的消炎作用，其治疗的机理也主要不在于直接消炎，而是通过其他方法达到消炎的作用。她觉得很奇怪，为什么消炎药消不了炎，不是消炎药反而消了炎。我说这就是中医与西医不同的地方。随之原方再服用3剂，病情基本控制。

因为我分析她这个病，长期使用消炎药治疗，西药消炎药从中医的角度上看，也多是属于苦寒清热的作用。而肾盂肾炎病虽然从西医的角度上是病灶在肾，但从中医的角度上看，其病发作，多与外邪侵犯有关，由于她年纪尚轻，体质尚好，其病尚未完全至"穷必及肾"的地步，而是伏邪在内，外邪引动内邪而致。伏邪在内，则耗津伤液，必有肾阴虚；外邪内侵，则必有表阳虚。若仅仅使用清热的办法，以解除在内的热邪，长期可致肾之阳气受伤而不足，抗邪之力反弱，故热邪并不能去，阳气反而虚。从人体的正气来说，其病处于在外阳虚，在内阴阳俱虚的状态；从内外之邪来说，人体外阳虚不能抗外邪；在内的肾虚不能清内热。所以用六味地黄丸补在内的肾精而清热，以养内而助外；用黄芪防己汤以驱外邪，以安外而养内，合而用之，故能发挥助正祛邪的作用。

（二）肾阳虚阴不足

1984年诊治。

80年代，经朋友介绍，南昌市经委的一位女领导干部带其女儿赵青来找我看病。其女儿16岁，去年患了急性肾盂肾炎，住院治疗一个多月，出院后尿仍中有管型和蛋白，有时还有白细胞。找了很多中医治疗，还找了不少草药医生治疗，但均没有明显效果。并说中草药起码吃了几箩筐，只要听说谁有治疗这方面的特长就找谁，最近听她的朋友介绍我，故而找来。其女正在中学念书，见其人身材高挑瘦弱，面色滞黄，有腰酸痛，有虚软感，食欲不强，怕冷，小便短，色青，略有尿急的感觉，容易疲倦，学习受影响。月经不能按时来潮，经量比较少。苔白边尖略红，质嫩有齿印和红点，脉略细见涩象。作为母亲看见女儿如此身体状况。心情十分焦急。我想想后对她说，今天就不要开药了，先回家停止服用一切药物，每天多喝牛奶，除了早上吃之外，中午和晚上也要吃，而且吃的量要比较大，每次不要少于500毫升，10天以后再来看，以后再开中药。她十分的奇怪，但又不好意思多问，很不情愿地带着女儿走了。10天后她带着女儿再次来找我，见面就神色飞扬，话语颇多，说："我真是相信您，不然的话我真不会按照您的意思去做。您想呐，我女儿天天吃药病情还那么重，不吃药还了得。按照您的方法天天喝牛奶，十天后化验结果，尿中除了有微量蛋白质之外，其他的指标全部正常，真是怪了。难道牛奶也能治病？"

我告诉她，她的女儿患慢性肾盂肾炎，已经病了半年多，所吃的中草药大多是清热利尿药，长期使用后，苦寒能伤阳，利尿能伤阴，所以这些中草药所起的作用，渐渐从治病变成了致病。这样一来，吃的中草药越多，病情反而越重。尤其是那些清热利尿作用很强的中草药，对身体的不利影响越大。而牛奶温润，既能养阳，又能养阴。大量饮用，是将营养品变成治疗品。所以才会有这么好的效果。她听了后恍然大悟，原来多喝牛奶的目的不仅仅是保养身体，而是已经在治疗疾病。看来上次好像没有开处方，实际上已经开了处方。

我给患者开六味地黄丸，嘱其首先服用汤剂，10天后改用丸剂，连服半年。患者及其母亲欣然接受，高兴而去。以后患者母亲经常来报告其女儿的病情，发现尿中蛋白逐渐减少，半年后基本痊愈。嘱其再服用六味地黄丸半年以巩固疗效。

肾炎病初期，越婢汤、五苓散等方多为首选，尔后亦可用清热通淋之方。然尿从水出，水由津成，长期服用则有伤津之虞。常见有人治疗此病，初时有效，多用则非但不效，且致病情缠绵难治。故停药、养阴、和液、强腰壮肾之法，往往能取得好的效果。长期服药，若药无功，反能致害，故停药不治即为治之法，为医者当思之。在当今中西医合诊合治之时，常听人叹曰，去尿中蛋白难，往往寄希望于某一二味特效药，吾亦曾试之，虽不能说无效，终很难全效。故辨证论治之法，讲求中医特点，仍值得我们重视。

二十一、偏头痛

某女，41岁，菲律宾籍。

2018年10月17日　初诊　偏头痛6年。

6年前生孩子后出现右侧偏头痛，有时有头巅顶痛，眉棱骨痛，没有明显发作时间，但与外界因素相关，与情绪变化相关，痛时有恶心，呕逆以干呕为主，有时痰涎，呕时有便意，但不会排便。服用中医药物只能短时间减轻疼痛。

甲状腺上有小瘤，甲状腺功能检查有变化。

苔白质淡边有齿印，脉沉滑。

选穴：阳陵泉（右）加灸、丰隆、太冲、期门、率谷、阳白。

10月18日　复诊　穴位同前。

10月19日　复诊　穴位同前。

10月22日　复诊

选穴：阳陵泉（右，加灸）、丰隆、角孙、期门（左）、气海、囟门。

10月23日　复诊　昨天针刺气海后今天发现局部有瘀斑，故停气海，余穴同前。

10月24日　复诊　穴位同前。

10月25日　复诊　身体穴位左右交换，头部穴位不变。患者说头痛好了90%，但还有背部不适，希望针灸背部。

10月29日　复诊　右骶髂关节附近疼痛，有错位感，手法按压复位。

选穴：局部阿是穴、腰阳关、肾俞、次髎（左）。

10月30日　复诊　昨天月经结束，下午开始左侧头痛，晚上疼痛加重，后逐渐减轻，转为右侧疼痛，今天为左侧疼痛。

选穴：腰阳关、肾俞、次髎、阿是、阳陵泉（右，加灸）、足三里、期门（左）、率谷（双）、百会。

10月31日　复诊　昨天回家后，头痛已经消失。

选穴：腰阳关、肾俞、次髎、阳陵泉（左）、足三里（加灸）、期门（右）、百会、角孙（双）、中脘。

患者自认为效果神奇，针灸后要求合影。

按语

（1）每天针灸1次，周六、周日不针。共治疗10次，在治疗6次后，偏头痛明显减轻。后4次主要是根据身体的自我感觉，如腰胯疼痛、颈部不适等，进行对症治疗。

（2）首诊为厥阴头痛，以调理肝气为主，同时局部对症选穴。

二十二、真头痛（髓母细胞瘤手术后遗症）

叶某，女，18岁。

2018年6月11日　初诊　头痛、头晕、恶心，伴行走不稳1月余。

近1个月无明显诱因头晕头痛、恶心、行走不稳，遂于5月22日前往中日友好医院行头颅CT检查，确诊为第四脑室颅内占位性病变，后行右侧脑室额角穿刺外引流术＋后正中入路后颅窝占位切除术，术后病理回报髓母细胞瘤。术后20天出现严重失眠，整晚不能入睡，头痛难忍（以后头疼痛为主），时有昏晕，常致不明原因呕吐，呕吐物多为痰涎。患者精神不振，情绪低落，面无表情，声音低微，动作迟缓，行走蹒跚，需要有人扶持；食欲全无，即使勉强进食，也不能多食；大便干结，数日不能1次，多需要开塞露帮助才能大便；面色㿠白，皮肤粗糙干涩。苔白质暗，边有瘀斑和齿印，脉弱而涩。

西医诊断：髓母细胞瘤。

中医诊断：真头痛（气滞血瘀型）。

第1次针刺使用程氏（程莘农院士）失眠方：内关、大陵、神门（均为左侧），调理睡眠，下巨虚、太冲、内庭（均为右侧）和上脘以调理脾胃功能。每天针刺1次，每次30分钟，经过2次治疗睡眠开始好转，5次后已经能自主睡眠。此病目前是脾胃功能虚衰，胃不和则卧不安，故选用程氏安眠方以内关为主穴，又因虚火上扰，故配用清热和胃之法。（该患者睡眠监测结果显示6月16日比6月12日睡眠总时间提高了1.8小时，熟睡时间提高了1.4小时，觉醒时间减少了2.2小时，睡眠效率提高了25%，说明针刺效果显著。）

继续针刺10天后患者行走能力增强，基本不需要别人扶持，能主动与他人打招呼。

6月20日　复诊　突然出现低烧，手心发热，足部可触感到温度稍高。

选穴：曲池、八邪（均为右侧）、八风、足三里、悬钟、太溪（均为左侧）、气海（加灸）。

针刺后自行解大便1次，睡眠较好。这一阶段首先应解决睡眠问题，同时宜增强脾胃功能，并开始考虑穷必及肾而选用髓会——悬钟穴，又加气海穴。

6月21日　复诊　上午患者前额头部手术破洞处流出水液并出现头痛，服用止痛片后仍将午餐前后所食均呕吐掉，晚餐后又出现哑吐。患者苔白有黏液、质平但有淡红小点，稍有齿印，精神状态较好，行走自如，反应正常。

选穴：右侧后溪、内关，左侧申脉、公孙，足三里（加灸），中脘。

6月25日　复诊　饭后吃水果时有恶心感，头已不痛，但蹲着站起时有头晕。月经量少，色黑有血块，时间在7天左右。

选穴：内关（左侧），公孙、足三里（均为右侧），悬钟（右侧、加灸），气海。

此时距离患者术后已有1个月，因去北京做进一步检查与治疗，故停止针灸。通过这一阶段的针灸治疗，患者睡眠明显好转，头痛基本消失，活动能力明显增强。

10月8日　复诊　患者结束在北京3个月的放射治疗（共放疗27次）回家继续接受针灸治疗。此时，由于放疗的毒副作用导致患者大便秘结，需用开塞露（有时需用2支）才能排便；食量减少，吞咽不畅，稍一多食即发生呕吐；精神比较疲乏，神志清楚，行走尚可，但欠稳健。头部凿孔变小，然而一旦睡觉时间稍长便会有轻度鼓起，白天消失，无明显头痛，睡眠尚好。苔薄白，质稍红，脉革。

选穴：左侧上巨虚、太溪、公孙，右侧上脘、内关，治疗1周后加灸气海穴。

10月21日　复诊　患者出现2次食后呕吐，自述喝热水进入胃中时仍感觉水冷。

选穴：右侧足三里（加灸）、阳陵泉、阴陵泉、太溪、上脘、气海。

针刺10天后患者食欲渐长，食量增多，开始有饥饿感。放疗后进行针灸治疗的1个月以来患者皮肤粗糙感明显减退，开始出现光泽，色泽由暗变白，面色出现红润，面部笑容增加，主动和医生、护士打招呼，行走自如。此时开始使用背俞穴，以温补脏腑，达到补火生土的目的。

选穴：腰阳关，肾俞（加灸），胃俞，足三里、丰隆、太溪（均为左侧），大横，关元。

11月14日　复诊　开始针刺后针下出现红晕，可见得气感明显，说明患者气血恢复较好。

选穴：腰阳关、肾俞（加灸）、脾俞、大肠俞、上巨虚（加灸）、丰隆、太溪（均为右侧），天枢。此时其血象检查结果已经基本恢复正常。

11月27日　复诊　早餐后有呕吐。

选穴：膈俞（加灸）、胃俞、肾俞、足三里、太溪、悬钟、公孙（均为左侧）、内关（右侧）、大横、关元（加灸）。这段时间针刺后针下红晕较明显。

12月5日开始隔日1次瑞白皮下注射，针灸治疗继续进行（每周5次，周末休息）。（2018年10月、11月、12月该患者的血液检查结果，可以看到经过针灸治疗后患者的白细胞、红细胞、血红蛋白、血小板均由原来的异常恢复至正常水平。）2018年12月30日，该患者共计4个月的针灸治疗结束。患者精神状态基本恢复正常，动作自如，皮肤从干燥艰涩变得柔润，原有的各种术后及放疗的不良反应没有再次出现，也没有出现有关针刺的不良反应，至此，针灸治疗全部结束，其体检包括血液检查在内的各项报告指标均为正常。随访半年至2019年6月25日无异常。

按语

髓母细胞瘤（medulloblastoma，MB）是中枢神经系统恶性程度最高的神经上皮性肿瘤之一，常见的临床症状为头痛、呕吐、步态不稳、共济失调及视力减退等，公认的治疗方法是尽可能地手术全切及术后放疗或放化疗。

本病的中医诊断为真头痛，术后气滞血瘀，后天衰败。针灸治疗包括术后1个月及放疗后3个月这两个阶段，整个治疗共分三步进行：第一步补养元气，扶正清虚火（以胃、大、小肠下合穴为主）；第二步调动原气（先用悬钟，后加气海、关元），以补火生土；第三步补益脏腑（以脾、胃、肝、肾俞募穴为主），调养气血（以膈俞、血海为主），以治病之本。

腧穴具有时间性，同一穴位连续针刺5~7天后即应停针休息以去敏；

十二经左右同名腧穴具有认同效应，所以一般情况下不需要双侧同名穴同时针刺就可以取得预期的效果。基于此，在本案长达4个月的治疗期间患者四肢部的选穴均是选用单侧上肢的穴位配合其对侧下肢的穴位，平均针刺7天即左右调换原上下肢穴位的方向。所有穴位的选取均随病情变化而加减，并按时停针去敏以保证良好治疗效果的持续。灸法的使用在本病的治疗中十分重要，尤其在减轻患者放疗的不良反应方面。放疗的全身损伤有消化系统副反应和骨髓抑制，消化道反应即放疗初期常出现口干、大便异常，中后期可发生食欲减退、恶心、呕吐等；骨髓抑制多发生在放疗后期，表现为全身乏力，血液学检查发现白细胞总数下降。有研究表明艾灸对改善肿瘤病人的临床症状、减轻放、化疗的不良反应以及提高机体的免疫力有显著的疗效。艾灸能诱导肿瘤细胞凋亡、抑制肿瘤细胞的增殖、抑制肿瘤转移。针刺可以提高因放疗、化疗引起的白细胞下降，针刺结合艾灸还可使机体的免疫功能增强、减轻疼痛、缓解症状、延长存活期。

本病治疗的初期考虑到患者身体虚弱耐受不了，因此并未艾灸，而是在治疗1周后患者可以独立行走时开始加灸。放疗4个月后，经过针灸治疗毒副作用基本消失，此时开始艾灸背俞穴以补益脏腑、治病之本。针灸治疗后患者精神状态基本恢复正常，动作自如，皮肤从干燥艰涩已经变得柔润，各种原有症状没有再次出现，也没有出现不良反应。

二十三、下肢隐痛

姜某，男，60岁，公司主管。

2018年10月22日　初诊　右下肢隐痛5年多。

5年前右腿部患带状疱疹，后出现隐痛不舒，天气变化时疼痛明显，主要是环跳点疼痛明显，沿足少阳胆经往下，腿外侧疼痛，并出现腿外侧（沿足少阳经，尤其是大腿部）密集型、破损性小疮，呈黑红色，约黄豆大小，稍有疼痛，开车后疼痛加重，行走时明显，足腿部活动不利索。服止痛药有所减轻，但不能止痛。疼痛重的时候会影响睡眠。

有肩颈病，以左肩为重，颈4、5、6椎间盘脱出，有时会出现头脑发蒙，甚至找不到方向。

苔白质稍红，中有裂纹，边有齿印，脉左濡右弦。

坐位选穴：大椎（加灸）、颈5夹脊、风池、肩髃、养老（右）。

伏卧位选穴：腰阳关、肾俞、次髎、委中、环跳、风市、阳陵泉、悬钟。

10月26日　复诊　右腿外侧小疮呈白灰色、散在、不规则状，腿外侧疼痛明显减轻。

选穴：去风市，余穴同前，大腿外侧沿足少阳胆经梅花针扣刺。

11月7日　复诊　右侧大腿外侧皮肤恢复正常（原有弥散性小疮点）。

选穴：腰阳关、肾俞、次髎、委中（右）。梅花针敲击足少阳胆经：环跳至悬钟之间。

足外侧疼痛基本消失（疼痛不明显，现在主要是环跳部有时会有不适或轻度疼痛）。（补记：此后外侧小白疮也没有再出现。）

11月12日　复诊　左肩颈部疼痛，自贴膏药。从此后以治疗肩颈病为主、足少阳胆经沿经痛为辅。

选穴：大杼（加灸）、颈5夹脊、七星台（左）、肩井、天髎、肩井（右）、听宫。

11月16日　复诊　最近睡眠不好，常做噩梦。

选穴：原方加魂门、神门（左）、大陵、内关、公孙（右）。

11月26日　复诊　症状明显改善。

选穴：大杼、肺俞、巨骨、谚谯（加灸）、肝俞、肾俞、腰阳关、次髎、阳陵泉（加灸）、外丘。

12月30日　复诊　结束治疗。

按语

（1）每天针灸1次，周六、周日停针。患者由于出差、开会、处理公司有关问题事务等，中途有时会暂停3～5次，故总计前后共治疗30次。

（2）患者右下肢隐痛，原因主要是当初患带状疱疹的后遗疼痛。而且来治疗的时候沿足少阳经还有小的疱疮。首次治疗因有小疱疹原因，只是沿足少阳胆经选穴针刺，以避开小疱疹，小疱疹基本消除后，则用梅花针沿经敲击刺为主，很快得到改善，并基本恢复正常。但在环跳穴处会因疲倦、劳累、受寒而出现疼痛，但经环跳穴针刺后疼痛能较明显减轻，最终消失。

（3）患者肩颈部疼痛主要与颈椎椎间盘脱出有关，在治疗后得到较明显改善，但未能消除。

二十四、腰痛

案1

70年代末，我随导师程莘农主任在中国中医研究院针灸研究所看门诊，一天担架抬来一位腰痛的病人，自述家中比较低矮、潮湿，这几天比较寒冷，睡眠后出现腰痛，症状逐渐加重，以致现在不能翻身转侧。患者40岁左右，身体比较瘦弱，从担架下来的时候，身体活动能力很差，腰部不能俯仰，不能侧弯，在被人搀扶下勉强能行走，腰部疼痛呈黏滞状，持续不减，但无明显压痛点，苔白厚，脉沉。X线检查，无重大骨骼、椎间盘变化。

程老请病人先反坐在靠背椅上（即面向靠背椅），双手伏在椅背上，将背部露出，先在背部使用推、滚等按摩手法，随即针刺肾俞（双）、腰阳关，针完后请病人慢慢站起来，又慢慢坐下去共3次，然后留针15分钟。出针前又请病人再次慢慢站立坐下3次。出针后请病人平卧在诊疗床上，面朝下，继续针刺次髎、委中（双），留针30分钟。出针后请病人缓缓活动腰部，逐渐加大活动范围，病人感到腰部疼痛明显减轻，口中啧啧不已，休息一会儿，竟在家人陪同下自己走路回家，旁观者无不惊讶。

在腰部穴位留针，做带针活动，对疼痛的减轻或消失有极大的作用。但要注意的是进针深度，针体应该停留在肌肉之间，不要过度刺入腹腔，以免伤害内脏。若是在骨骼附近，则一定要注意骨骼运动的方向，以免弯针。在活动的时候动作不要太大，动作的频率不要太快。

应该说"带针活动"对很多痛症的治疗都能取得很好的效果。因为不通则痛，针刺虽然能够行气散气，若加上身体本身的活动，则行气散气的能力则会更强，因此能更快地解除疼痛。

案2

90年代中期的一个暑假，我到厦门讲学，上午给学生上课，下午带学生诊疗。由于是带教性质，每天的病人均是预约而来的，病人愈觉得机会难得，多争相转告，其中一位女记者也闻讯而来，年约30岁，看来身体较为结实，稍胖，但面色憔悴，却有虚胖的感觉，话语不多，声音低沉，行动迟缓，活动不便。自述腰痛已有5年多，渐进性加重，持续性滞痛，休息后疼痛稍有减轻。每晚不能自如转侧，早起时活动不便，稍微活动后减轻，但活动过多则加重，每天下午最重。疼痛与天气的变化不太明显。经照片检查有腰椎间盘脱出，西医诊为腰肌劳损，腰间盘脱出。经较长时间的各种治疗，自认为没有明显好转。这几天因忙于采访，活动较多，腰痛加重。听说我从北京来，故特意来就诊。腰部检查，腰2、3、4椎及其附近有压痛，但没有明显的痛点，腰2、3之间略向右侧膨隆，腰部肌肉有紧张感。腰活动不利，不能做左右侧弯腰的动作，向前弯腰约90度，不能向后仰。舌苔白厚稍腻，舌后根部稍黄，舌质淡边有齿印，左侧舌边有淤血斑。脉迟稍滑紧。

病人俯伏位，躺下后，请学生进行人工牵拉，两位学生拉住患者的两手，两位学生拉住腿部，相反的方向用力，缓慢牵拉。然后我轻柔患者的腰部，找准膨隆点，突然使力向腰椎推动，前后约5～6分钟。然后学生将牵拉慢慢放松至正常体位。针肾俞、腰阳关、次髎、委中、腰2、3华佗夹脊，另加左侧丰隆和右侧地机。留针30分钟。出针后请患者做腰部的轻微活动，患者说针刺前，不仅疼痛，而且疲乏，有精力憔悴和精神恍惚的感觉，故不愿说话。针刺后感觉有了精神，腰部疼痛明显减轻，说话声音高亢，且笑声不断。嘱其找时间继续请人针灸治疗，并且不要做腰部的较大活动，最好能束腰一段时间。患者兴奋之余不愿离去，学生惊讶不已。

案3

胡某，女，40岁，江西拖拉机厂工人。

患者腰腿痛十余年，多次发作，经服中西药物减轻。此次因受风寒而致腰腿疼痛加剧，活动受限，住某按摩医院治疗。生活勉强自理。因自认为治疗月余无进展，求治心切，经人介绍，瞒着医院来我处求医。

其夫搀扶而至，虽然其住院的医院离我处只有里许路程，但已力不胜任。述自觉行走困难，腰脊强直，疼痛行走后有所加剧。问其疼痛，呈持续性，入睡后亦不能缓解，每天清晨尚有加重的感觉，活动后略有减轻。现住院每天推拿1次，并服中西药物，治疗一段时间后，经治医生颇感棘手，曾多次对病人说，最好另请高明。疼痛与天气无关，饮食二便正常，月经经量较少，色暗，行经时间未见异常，苔白质淡脉沉。望其身材较为高大，但自述体力日减，体重减轻，右腿疼痛为甚，且肌肉消减，现比左腿略小。曾诊为坐骨神经痛。

此病原起于生育后受寒，但当时年轻气壮，虽有发作，均易治易愈。而此次久治不愈，不由心急如焚。

证为虚实夹杂，经络阻滞而气血不和。虽经推拿，经络仍未能通达。观其身体还算壮实，知其非不治之症，乃笑曰，此乃经络一时未得通畅，请试针灸12日如何？用百会、肾俞、中髎、腰阳关、委中、足三里，留针30分钟，平补平泻法。第5日起疼痛减轻，乃随证加用昆仑、绝骨、阳陵泉、秩边、大椎（一天取1~2个穴位）合原方一起针刺，至第10日基本痊愈。患者来我处后笑曰，该住院的经治医生，不知其已用针灸治疗，怪其病情好转太速，还说要总结经验，以待推广云云。再针2日而去。后月余患者专程来我处说，痊愈后该住院医院留住她不让出院，说要请高明医生会诊，以求总结，稽留一星期后，不了了之，方出院回家。

针刺腰腿疼痛的穴位，并无特殊。但其中次髎穴有举足轻重的作用，要予以重视。该穴进针要深，约2寸，即要穿过骶椎孔进入盆腔内，此穴属足太阳膀胱经，且进入下焦位置，有较强的启迪肾元，通达经气的作用。另外，先用坐位针刺腰部穴位，然后做起立坐下运动3~5次，这种带针活动，能加强经气的疏通，对止痛有明显的效果，约10分钟后出针，再平卧针其他穴位。但做带针活动的时候，要注意针刺的部位和深度，以免弯针。不少病人这样针刺1次即能住痛，有些病人甚至能抬着来，走着回去。可见这是针刺时的一个关键。

案4

张某，女，21岁，某县房地产开发公司。

1991年3月18日　初诊　腰痛已一年多。

早起疼痛减轻，下午加重。疼痛以骶髀部为主，腰部以酸痛为主。月经推迟，经前两乳抽胀，白带多，脾气急躁，胃中时有不和感，爱吃肉，腰骶部疼痛重的时候有反胃的感觉。苔白质淡，脉弱稍见弦象。

此为寒湿下阻，虚火上炎，故在下则腰髀疼痛，在上则胃中不和，虚火引动肝气，故急躁难忍。应上养胃津，下去寒湿。但养阴则易助寒湿，温阳则易助火，当小心从事为要。

选穴：肾俞（双）、眼阳关（加温和灸15分钟）、腰眼（苍龟探穴）。

留针30分钟。

同时服用中药处方：正黄芪15g、生地黄15g、玄参15g、麦冬15g、当归12g、白芍10g、怀牛膝10g、秦艽10g、地骨皮10g、甘草8g。3剂，每日服1剂，1剂2煎。

3月20日　复诊　自述疼痛减轻。选穴加次髎。中药暂时停用。

3月26日　复诊　昨日晚上开始来月经，有腰酸，小腹坠痛。每天晚上胃痛的时候自觉整个腹部有气胀感觉，拒按。一般在下午5点左右开始胃痛，上床睡着以后疼痛减轻。睡梦中多与人生气，翻身时觉右边无力而有疼痛感。第二天早上缓解。大便干结。

选穴：肾俞（双）、腰阳关（加温和灸15分钟）、腰眼（苍龟探穴）、次髎、秩边、夹脊（腰部）、命门（针上加灸，灸条约1寸长）。

加服中药逍遥散2剂。

3月28日　复诊　自述症状减轻。原方照用。

4月2日　复诊　自述腰痛减轻，但胃中仍有嘈杂的感觉，脉左细右沉弱。选穴同前。中药方改用小建中汤：桂枝尖5g、生白芍10g、生姜片5g、全当归12g、生黄芪15g、茯苓15g、大红枣5枚自备、炙甘草6g、饴糖1两自备。

此后连续用此种方法治疗6次。在4月23日自觉那几天内腰痛已经基本消失，仅因阴天而在膝关节处有点酸痛。

4月25日　复诊　症状基本消失。本次巩固后停针。

选穴：中脘（补）、气海、丹田（灸）、足三里（左，补）、阳陵泉（左，平）、三阴交（右，补）。

处方：当归15g、熟地黄12g、赤白芍各10g、怀牛膝10g、正川芎8g、丹参15g、益母草8g。服3剂。

按语

腰痛无论新旧，多与肾虚有关，确有一定的道理。故多用温阳行气、补肾强腰的方法。但若有新发血瘀腰痛一症，称之为"失力腰闪，或跌扑"的腰痛，则还与外伤有关，治疗时在补肾的同时还需活血化瘀。一是说明病程较长，体质已有虚弱；二是说明已经使用定痛等药，气滞血瘀状况得到控制。所以接下来只要使用补肾、补脾胃之药，较长期服用即可。急性瘀血腰痛，还可使用针挑龈交结的方法，往往有立竿见影的效果。

二十五、肩凝症(肩关节周围炎)

20世纪90年代初,我应大学一位同学之邀,到美国犹他州游玩,该同学在当地开有一家中医诊所,闲着无事,也帮着看看病人。当时正是暑假期间,当地天气很热,该同学想起当地一位退休工人在国家森林公园有一幢别墅,想到那里去度周末,就打电话与他联系,刚好这位美国人最近患了肩关节周围炎,想来看病,听说我们想去他的别墅玩,也很高兴。立即驱车来诊所,一边商量游玩之事,一边述说症状。这位美国人身体看来很结实,较胖,虽然60多岁,但精神很好。现在唯一的就是左肩关节疼痛,不能上举,可以勉强做一些前后摆动,外展不能,活动受限,影响开车。当即使用大椎、肩髃、七星台(肩贞、臑俞、天宗、秉风、曲垣、肩中俞、肩外俞)、养老、条口进行治疗。其中肩髃使用合谷刺,七星台以苍龟探穴的手法点刺,其余穴位在针刺的时候适当进行肩关节的前后、外展活动。短时间留针,在七星台点刺结束后即全部出针。治疗前后大约不到20分钟。整个治疗结束后,这位美国人先驱车去别墅,我们随后到达。当晚大家在一起玩多米诺骨牌到晚上2点多钟方才睡去。第二天早上起来后,这位美国人非常兴奋,告诉我们,他的肩关节现在已经完全不痛了,觉得非常神奇,并挥动手臂让我们观看。大家看了也很兴奋,决定再为他针灸一次以巩固疗效。这时候我的那位大学同学也十分关注整个治疗方法和过程,并表示她以后也要用这种方法治疗此病。

二十六、肩关节疼痛

王某,女,51岁,北京北太平庄牤牛桥表盘厂宿舍。

1990年6月12日　初诊　右关节疼痛近半年。

半年前因受凉突然引发肩部疼痛,活动不利索,早起疼痛加剧,上臂近有放散性疼痛,活动后稍有好转。肩部特别怕冷。

十年前患右肩周炎,两年前拍片,发现颈4、5、6、7椎关节骨质增生。原患肺结核病,现已痊愈。

苔白稍厚,质红边有齿印,脉滑。

此为寒滞经脉,气虚络阻,当疏通经络,壮阳行气。

选穴:大椎(加灸15分钟)、夹脊(颈椎)、肩髃(右,合谷刺)、养老、后溪。

2天针灸1次，留针30分钟，养老用补法，其余平补平泻法。

肩髃穴先向肩关节内进行合谷刺，然后将针提起，沿上臂三角肌刺，留针在肌肉内，进行带针活动数次。出针的时候，将养老穴最后出，在养老穴处再一次实施补法后，并牵动患者手臂作左右摆动数次，然后出针。并嘱回家后自买艾条熏灸肩关节部，每天1次。

6月14日及16日　复诊　各针灸1次。后溪穴换肩髎穴，余同。治法相同。

6月19日　复诊　昨晚自用艾条灸肩关节约40分钟，后自觉肩后部疼痛较重。

选穴：大椎（加灸15分钟）、夹脊（颈椎）、肩髃（右，合谷刺）、肩髎、曲池、丰隆（泻法）。刺法同前。

嘱其自我熏灸的时间为每穴15分钟左右，现再加灸颈椎部15分钟。

6月23日　复诊　因我不在，请雷医生针灸。雷医生用八卦灸加颈4～6椎（右）透析法1次。

6月26日　复诊　自述肩颈部位疼痛（长时间坐姿后出现）。

6月28日及30日　复诊　再请雷医生针灸2次。方法同6月23日。

7月3日　复诊　颈部今天有点硬。

选穴：大椎（加灸15分钟），右侧七星台、大杼、养老。

肩关节疼痛基本缓解，嘱其暂停治疗，回家后自我使用艾条熏灸。

按语

对于风寒湿邪引起的疼痛症，有时较长时间治疗后，某些症状恢复仍然不太理想，可以考虑使用灸法，往往能提高疗效。

二十七、关节游走性疼痛

曲某，男，成人，某市副市长。

4月16日初诊　关节游走性疼痛已2年。

关节疼痛以右侧为重，右肩活动受限，右肩背部肌纤维瘤开刀后（背部右侧约第7肋骨至第10肋骨间有开刀后的刀口瘢痕），经多次放疗，疼痛加重。

269

现白天及活动后有所减轻，晚上加重，手指、手背浮肿，以右侧较重，活动受限，指关节游走疼痛明显。下肢膝关节疼痛明显，以右侧为重。左侧有网状肘。行走蹒跚，动作缓慢，需要有人扶持，生活能力受限，如穿衣、脱衣、上治疗床、起卧等需要有人帮助。语言迟缓，但表达没有问题。苔白，中间较厚，质稍暗，脉涩。

选穴：肩髃（右，合谷刺）、巨骨（苍龟探穴）、曲池、八邪、足三里（左）、三阴交、悬钟加灸。

处方：熟地黄15g、当归15g、赤芍10g、制川乌5g、白术10g、秦艽10g、牛膝10g、生黄芪15g、生甘草10g，5剂。

每天针灸1次，周六、周日不针。

4月23日　复诊　昨天针灸结束回家，晚上开始出现症状加重，两手浮肿明显，全身疼痛，尤以肩关节明显。

选穴：大杼（左）、七星台（苍龟探穴）、肩髃（合谷刺）加灸15分钟，曲池、八邪、阴陵泉、阳陵泉、足三里、悬钟加灸15分钟。

4月28日　复诊　两腿感觉轻松，但右肩前后运动的幅度不大，还有疼痛。

治法同上。

5月2日　复诊　疼痛减轻，关节活动能力增强，行走更利索。

选穴：大椎、七星台（左，苍龟探穴）、肩髃（合谷刺）、曲池、阿是、八邪、膝阳关（左）、膝关、悬钟（加灸）。

5月3日　复诊　手掌浮肿明显减退，但指关节仍然较肿大，疼痛，活动不利。

选穴：大椎、七星台（左，苍龟探穴）、曲池、手指部阿是、阴陵泉、阳陵泉、悬钟（加灸）。

5月11日　复诊　苔白中心稍厚，细小裂纹，舌质平。脉左关濡，寸略滑，右滑但寸弱。

选穴：大杼（左）、七星台（苍龟探穴）、曲池、八邪（双）、膝阴关（右）、地机、阳陵泉、悬钟加灸。

5月14日　复诊　自觉肩膀有点紧。右手腕关节还有一些肿。左手浮肿基本消退，活动能力增强。

选穴：大椎（左）、七星台（苍龟探穴）、肩井、肩髃（合谷刺）、曲池、合谷（右）、阳池、腕骨、膝阴关、阳陵泉加灸、悬钟加灸。

5月15日　复诊　自述症状好转了50%。

选穴同上。

加用中药：彷消阴来复汤。

附子3g、枸杞5g、菟丝子10g、当归12g、益智仁10g、小茴香5g、狗脊10g、木香5g、独活10g、牛膝10g、桂枝3g、配猪脊髓1条、红枣5个、生姜3片。

服5剂，然后每周吃2～3次猪脊髓，连续2周。

5月17日　复诊　自述晚上睡觉一种姿势时间长了，会感觉不舒服，要活动一下才好转。针刺背部七星台时双手也感觉轻松一些。

选穴同上。

5月21日　复诊　选穴：肺俞、譩譆、肩井（点刺）、巨骨（点刺）、大椎加灸、足三里（右）、三阴交、气海（加灸）、曲池（左）、养老、合谷、阳池、腕骨。

5月22日　复诊　昨天自己喝了一点鹿血酒，自觉睡眠较前要好，故询问是否可以喝，我建议每周可以喝2～3次。

选穴：大椎改大杼（双），各灸5分钟。其余穴位同上。

5月24日　复诊　自述活动轻松得多。

选穴：足三里改阳陵泉（左），余同上。

5月28日　复诊　昨晚感觉尚好，但今天早上起来感觉双肩沉重，右手指稍肿

选穴：大杼（左），七星台（苍龟探穴）、肩髃（合谷刺）、曲池、养老、血海（右）、阳陵泉（加灸）、地机。

6月4日　复诊　星期六感觉疼痛有所增加，服了一片止痛药，现在疼痛明显减轻，来诊室后做双手前后持续摆动，比较自如。

选穴：大椎（加灸）、心俞（左）、膏肓（双）、肩髃（左，合谷刺）、曲池、养老、阳溪、阳谷、腕骨、膝阴关（右）、阳陵泉、地机、悬钟。

6月8日　复诊　自述经其他医院检查，风湿因子已从105IU/mL下降到53IU/mL。

选穴：天柱、大椎（加灸）、肺俞、膏肓、肾俞、养老（右）、阳池、阳溪、腕骨、八邪、指关节阿是、血海（左）、阳陵泉（加灸）、悬钟、条口。

6月20日　复诊　患者精神状态明显好转，活动能力，行走能力明显好转，现双手腕关节肿胀明显减轻，自认为明显好转。疼痛感不明显，有时有胀滞感，觉得不舒服，所以自行服用疼痛缓释胶囊，能24小时感觉十分舒服。

选穴：风池、大椎（加灸）、肾俞、命门（加灸）、肩髃（左，合谷刺）、曲池、养老、阳溪、右手指关节阿是、膝阳关、阴关、地机、悬钟（加灸）。

6月21日　复诊　手腕关节肿胀基本消退，但右手指关节稍有肿大，疼痛感不明显。肩背部稍见紧张，自行摆动上臂则感觉轻松。

选穴：大杼（加灸）、膏肓、肾俞、命门、肩髃（右）、曲池、阳溪、八邪、血海（左）、地机、阳陵泉（加灸）、悬钟。

6月29日　复诊　自述今天已经可以勉强伸胳膊穿衣服了。

穴位同前。

7月4日　复诊　已能自己解衬衣扣子。

选穴：大杼（加灸）、膈俞、肾俞、命门、肩髃（右，合谷刺）、曲池、养老、阳溪、血海、阳陵泉、悬钟（加灸）、申脉、照海。

7月6日　复诊　穴位同前，症状好转，疼痛消失，但有时还感觉肢体肌肉有点紧张，需要经常做一些肢体活动才能舒服，肢体活动能力增强，能快步行走，手部浮肿基本消失，手指功能增强，故结束这一阶段治疗。共治疗50次。

按语

此为风湿阻滞经络，而手术后多次放疗，而致肝肾受损，精血虚弱。属于正虚邪滞，病情相对较重。

所以治疗先以通经活络，培补正气为主。症状明显缓解后（疼痛减轻、浮肿基本消退）后开始调补正气为主：一是补益肝肾，二是调理脏腑气机。

二十八、手麻木

王某，女，49岁，北京朝阳门外大街南营房。

1990年8月1日　初诊　左手麻木两个多月。

因情绪变化而致左手麻木，从指尖开始逐渐向上发展，现已发展到肘关节处。麻木感以晚上为重，情绪愉快时好转，一般情况下麻木且知觉缺失

（如手拿碗掉地下而不知），单有触觉。家属认为其说话颠三倒四。去年三月停经后出现心烦，情绪常处于内向压抑状态。左头痛，从风池穴开始发展到百会穴处，痛甚时用手捶至患部有麻木感，方才觉得轻松一些。两肋胀满。

长期服用利眠宁，现服安定。

有胃肠神经官能症。血压高，158/98mmHg。

苔薄白质暗，脉稍滑。

此为脾胃不足，龙雷之火上炎，经曰：壮火之气衰，少火之气壮。壮火食气，气食少火。壮火散气，少火生气。亦犹如东垣所说，元气与火不两立，一胜则一负。故仍当辅佐脾胃，补正气以降龙雷之火。

选穴：百会（补法，加温和灸8分钟）、率谷（左，平）、十二井穴（大接经疗法）、合谷（补）、足三里（补法，加灸15分钟）。针灸1周2次，留针30分钟。

拟益胃汤加减：玉竹15g、竹叶柴胡5g、玄参10g、麦冬10g、怀山药15g、白扁豆15g、西洋参3g（先煎）、丝瓜络10g、川贝母6g。

5剂，每日1剂，每剂2煎。

8月5日　复诊　因我不在，请雷医生针灸。血压135/90mmHg，余症同前。

用八卦灸毕，头痛显著减轻，左关节至腕关节部位的麻木感消失。仅腕以下仍然麻木，血压降至120/75mmHg。嘱下周二再来诊治。

8月9日　复诊　自述服用中药的前3剂时，睡眠较好，早上甚至不愿起床。最近因心情高兴而致兴奋，睡眠又稍差。血压128/88mmHg。

选穴：百会（补，加灸8分钟）、率谷（平）、十二井穴（大接经疗法，从涌泉穴开始）、阳陵泉（针上加灸，灸条约1寸长）、足三里（补）。

留针30分钟。

停中药。

8月11日　复诊　血压125/75mmHg。

因我不在，请雷医生针灸，继续使用八卦灸治疗。

8月14日　复诊

选穴：百会（补，加灸8分钟）、率谷（平）、十二井穴（大接经疗法，从阳引阴）、支沟（泻）、足三里（补）、悬钟（加灸15分钟）。

留针30分钟，3天针灸1次，再针灸6次后，手麻木基本消失，头昏消失，血压基本正常，精神愉快，自认为基本痊愈，于8月30日停止治疗。

按语

一般来说手指麻木多与阴阳经交接不畅有关，也就是人体大周天运行受阻，若此时又有血压高，很可能就是脑部疾病引起。西医一般认为此时脑内血液运行不畅，微循环受阻，所以治疗的时候，不仅需要局部针灸，还需要注重对脑部的治疗。中医此时强调补气，所以在使用大接经疗法的时候，多加用百会、悬钟等穴位，加灸之后效果更加明显。

二十九、湿痹

20世纪80年代，我在某健康公司出诊。当时某阿拉伯国驻中国的大使夫人患湿痹，全身黏滞性疼痛，疲软无力，饮食减少，大便溏滞，经一些医院的治疗效果不明显，故由原中国驻该国大使陪同到该公司找我治疗。

患者身体较胖，怕风，当时天气较热，但患者是阿拉伯妇女，全身衣服紧裹，情绪低落。除有湿痹之外，患者还说曾患有糖尿病、胆结石等疾病。舌苔白腻，舌质边缘较红，脉濡。

我选用阿是穴为主（主要是关节部位），每次选1～2个关节，每关节1～3穴，配用丰隆、阴阳陵泉、足三里、三阴交，每次选3～5个穴位进行治疗。开始配穴加灸，每穴灸5分钟左右。5次以后主穴也加灸，每关节部位灸10分钟左右，经治疗1个疗程（10次），症状明显减轻。2个疗程之后，我认为湿痹已经好转80％左右（患者从整个身体的各种病证出发，包括糖尿病、胆结石等，认为好转50％左右）。当时，该公司恰巧引进一位北京市著名针灸专家，故我主动请公司让该专家治疗。该专家治疗1个疗程后，患者认为效果不明显，向该公司强烈要求改请我治疗。我发现该专家在针刺治疗时，辨证不够准确，治疗方法不全面，也没有使用灸法，故效果不理想。由于当时我还比较年轻，该专家年纪比较大，名气也比较大。我此时接手治疗，担心外界对他印象不好，所以不便再一次接手治疗，只好婉言推辞，后还受到原驻该国大使的批评，深感遗憾。

外科

一、胆道蛔虫症

大学毕业后我在农村当医生，当时曾有打破医护界限，提倡中西医结合的大趋势，因而中西医之间、医护之间的界限很模糊，在医院里中西医经常互相学习，中西药物互相使用。我们由于在校学习西医的时间较长，所以当时使用西药和西医的治疗方法的时候也很多。尤其是出诊的时候大多背一个出诊箱，里面主要就是西药。当时的农村，小孩的胆道蛔虫症比较多见，发病时疼痛异常、痛苦万分。但当时的西医诊疗常规，在胆道蛔虫发作的时候，是不能使用打虫药的，即使是酸性很强的盐酸哌吡嗪也不能用。（当时打虫药有水液和糖粒，一般外卖者称为宝塔糖，老百姓都知道，1岁吃1粒。在我工作的地方曾经出现过一件很有趣味的事。一天我们药房的药工告诉我，这次赶集的时候，看见一位老人，正坐在街边吃糖果，一边吃一边身体在打抖，别人问他在吃什么，这么难过就不要吃了。他说人家都说1岁吃1粒，他60多岁要吃60多粒，他现在还只吃到四十多粒就这么难过，怎么办呐？大家才明白他是在说吃宝塔糖打虫的事，身旁的人笑得一塌糊涂，赶快劝他别吃了。原来老者听别人说小孩子打蛔虫吃宝塔糖，以为是吃糖果可以打蛔虫，他也想打蛔虫就胡乱吃起来。）中医在治疗蛔虫病的时候，很有名的处方是乌梅丸，其中主药就是乌梅，乌梅的主要特点就是酸。中医认为，虫见酸则伏。也就是说蛔虫在酸性环境中不会躁动。从这一认识出发，我在治疗胆道蛔虫的时候很注意酸性药的使用。在西药中阿司匹林在出诊箱中是必备的药品。他就是酸性的，但属于解热镇痛药。从中医的角度理解，解热药一般具有辛味，因为只有辛才能发散，发散才具有解表的能力。为了消除阿司匹林中可能的辛味，我用镊子夹着在酒精灯上烧片刻，烧后的药片成松脆状，很容易研成粉末。在出诊遇见胆道蛔虫症的时候，让患儿食用粉末状的阿司匹林，一般每次半片或者1片，蛔虫很快就能安定下来，疼痛很快消失，然后使用打虫药打虫，效果很好。现代西医在治疗胆道蛔虫的时候也和以前不一样，就是在疼痛比较明显的时候也可以使用盐酸哌吡嗪打虫，我想其主要原因也不外乎与酸性有关。看来中西医之间还真有认识相同的地方。

针灸治疗胆道蛔虫症效果也很好。一般取用足三里或阳陵泉就可以。记得在农村工作的时候，我们医院一位医生的孩子患胆道蛔虫症来医院治疗，我用足三里一个穴位针刺，在10分钟左右疼痛就基本停止。但是在留针30分钟后把针取出，不到20分钟患儿又开始疼痛，再一次针刺足三里，留针一个上午后取针则疼痛没有再现。所以我们觉得留针时间的长短在这里是关键，一般需要留针在2个小时以上才行。因为针刺后蛔虫虽然不动了，但还没有从胆道中退出，只有等到蛔虫完全从胆道中退出后取针，才能达到治疗的目的。

二、经络阻滞（静脉曲张）

郭男，35岁，北京某出口公司人事干部，1992年12月2日初诊。

右下肢静脉曲张十余年。

20多岁参军，随部队作战，由于较长时间睡在潮湿的地下，自觉右腿活动不利索。后渐渐觉得右腿有沉重感，行走吃力，右下肢静脉逐渐凸起，但尚未在意。退伍后在北京工作时，发现右下肢静脉曲张明显，在膝关节内下方和胫骨上方有长约5寸凸起，行走活动不便，尤其是上下班挤公共汽车时，觉腿部无力，上下车困难，身体疲乏，回家后即觉全身无力，需要躺较长时间才能恢复。身体稍见虚胖，皮肤色较滞（光泽少），时有头昏，食欲较差，大便时秘时泻，静脉曲张部位疼痛明显，越痛凸起越明显，腰痛，疲倦时加重。工作时容易疲倦，恢复不易。舌白稍腻，质淡，脉濡缓。

选穴：地机、阴陵泉、阳陵泉、血海、大敦、丰隆。留针30分钟，平补平泻法。梅花针叩击肝、胃经（顺经叩击，但以曲张部位叩击为主，环绕叩击约3圈），以局部叩红为主。同时热熨（使用灸筒）脾经。每周3次。

梅花针叩击每次换用一条经脉，前后叩击的经脉还有脾经、肾经。因为叩击经脉后，皮肤出现红色斑点，需要大约1周才能恢复正常，至恢复正常之前，不要再次叩击该部位。

治疗7次左右即自觉症状缓解，腿部力量增强，10次以后不仅症状进一步缓解，而且曲张的静脉凸起明显减轻，几乎和皮肤相平（肉眼看起来高下差异不明显），颜色从青色明显，变为淡淡青色，但手摸时仍有凸起感。

症状缓解一般在预料之中，但曲张的静脉恢复接近正常则出乎意料，值得我们重视与研究。

该患者前后治疗1个多月（针灸14次），由于症状明显缓解和工作太忙，诊疗时间很难保证而停止针灸。

三、湿毒缠胸（带状疱疹）

案1

某男，北京人，1998诊治。

20世纪90年代末的一个夏天，我在京北一所医院义诊，当天举行义诊仪式，来看病的人很多。将近中午时分，一位中年人，披着一件衣服来找我，坐下来一看，原来是患的带状疱疹病。疱疹在右侧肋骨，沿第七至第九肋骨发生，从前胸骨到后脊椎边皮肤呈红色，出现无数个脓疱，色绿而膨膨然，呈其势汹汹之状。虽经前一段时间治疗，并没有什么明显效果，至今约1个星期。现在除了局部疼痛之外，呼吸及胸部活动受限制，右手臂活动不便，睡眠不便，时有恶心感，大便秘结，小便黄赤。患者痛苦万分，万般无奈，求助之心，溢于言表。急切间，诊室里并没有梅花针，只有先用毫针刺的方法。沿着病变部位四周扎了8针，将病变部位围起来。并告诉患者，明天我会带梅花针来给他治疗，梅花针的效果会更好。第2天，患者应约来诊，再看带状疱疹，与昨天已经完全不一样了。皮肤红色明显减退，脓疱变小，呈萎缩状，疼痛也有所减轻。仅仅1天就能取得如此效果，我也感到很惊奇。过去一般是使用梅花针治疗，效果虽然很稳定和满意，但也没有这么快捷。毫针刺竟然和梅花针刺效果一样，是经过这一次治疗后才体会到的。随后使用梅花针敲击，连续治疗3天带状疱疹结疤脱落，基本获得痊愈。

回想起在世界针灸联合会成立大会上，郭效宗老先生表演针刺治疗甲状腺肿病，就是采用的围刺的办法。据郭老先生介绍，这种治疗方法效果很好。后来我在治疗一例腕关节腱鞘囊肿的小儿患者，也是采用的这种方法，效果都十分满意。结合针灸的各种治疗方法来看，我感觉到，围刺是针灸最重要的刺法。针灸医生治疗病人就好像下围棋一样，正气和疾病角逐，实际上就是白子和黑子互相围，当代表疾病的黑子占优势的时候，就需要医生（高明的棋手）介入，执白与之战斗。胜负与否决定执白之医生水平的高低。"围"，看起来很简单，实际上方法很复杂，针灸理论最终都是落实在一个"围"字上。其中详细阐述，见本人"围棋与针灸"一文。

案2

2018年，我受大连维特奥国际医院邀请，在该医院出门诊。刚到医院的第2天，来了一位加拿大的男患者，患带状疱疹。西医医生认为没有什么特效方法，故转请我会诊。疱疹沿11肋上下密集出现，腹部、背部也有较多散在疱疹，疱疹多数呈脓点状，底部较红，患者身体虽然较健壮，但疼痛难忍。当时我身边有3位长春中医药大学的研究生随诊，他们看后也觉得不知所措。我看后说这种带状疱疹，用针灸的办法会有特效，所有会诊医生都大吃一惊，但都沉默不语。我随即给患者进行梅花针沿患部周围敲击，一连3圈。第2天患者来院，几乎所有医生都来观看结果，当患者脱掉衣服的时候，发现疱疹明显减轻，疱疹开始扁缩，不仅脓疱消失，而且根部红色也明显减轻，所有医生都不由窃窃私语，兴奋不已。我随即让随诊研究生进行梅花针敲击。第3天除了个别地方之外，疱疹基本消失，又请另一位研究生进行梅花针敲击。第4天，患者已经痊愈，故没有再来医院。第3位研究生还没有来得及使用梅花针给患者进行操作，一直觉得十分遗憾。

使用梅花针敲击的时候，主要是沿着患部外围进行，不要敲击患部，尤其是脓点部。梅花针敲击的轻重，可以根据病情而定，一般情况之下，敲击后皮肤发红即可，若脓点较多的患者或病情较重的患者，可以有部分敲击点出血。敲击过程中，随时注意消毒是很重要的事情，除了梅花针随时需要用酒精擦拭之外，敲击部位在敲击一圈后也需要用酒精擦拭一遍，敲击结束后也要用酒精消毒一次，以免二次感染。

四、湿阻经络（腱鞘囊肿）

20世纪90年代中，北京一位老干部的孙子患腱鞘囊肿，左手腕关节稍向外侧出现一个钱币大小的肿大物，柔软有弹性，找有关部门医生治疗，有关部门医生认为需要开刀，这位老干部认为开刀会使孙子吃苦，有点舍不得，因而找到我，问有什么办法没有？过去我自己的孩子也曾经患过这个病，也是在手腕处，找中医外科大夫看，这位中医外科大夫用手压住囊肿，将手腕上下摆动，囊肿破碎，几天后囊肿即消失了。这种方法有的大夫并不赞同，但是开刀又感到有点小题大做。这次我使用针刺的方法，因为小孩怕痛，爷爷又心疼孙子，不便多扎针，仅在囊肿中心部位扎了1针，留针约5分钟。针后囊肿逐日缩小，最后几乎与正常皮肤持平。但1个星期后，囊肿又开始增大。老干部又打电话找我，这次我又照样在囊肿中心部位扎了一针，但是进针后使用了苍龟探穴的方法。囊肿又开始消退，大约2个星期后囊肿再一次增大。这次再针灸的时候，我顾不得爷爷的心疼了，采用了围刺的办法，在囊肿周围一个方向扎一针，囊肿中心针1针，共计5针。并留针约30分钟。自此以后囊肿逐渐消退直至完全消失，以后没有再复发。

五、痰湿阻滞经络（三叉神经痛）

1979年秋季，纪大夫和我均为程老的第一届研究生，同随程老临床，工作中互相比较协调和信任，在治疗上经常互相协商和帮助，治疗的病人也经常互相转诊。当时有一位三叉神经痛的患者来找我治疗，女性，40岁左右，身体较胖，主要为左面Ⅱ、Ⅲ枝神经痛，主要痛点在耳屏前，疼痛放散到下牙齿部分，持续性疼痛，间歇性加重，每年夏秋季节疼痛明显，天气潮湿时疼痛明显。止痛药可以减轻疼痛，但不能终止疼痛。因不敢长期服用止痛药，故来针灸治疗。舌苔白厚腻，舌质淡，边有齿印，脉稍弦滑，尺脉弱。选用听会（左）、下关、大迎、丰隆、阳陵泉，颊车（右）、合谷、足三里。原以为辨证较为准确，效果应该比较好。谁知，患者第2天来后，告诉我，昨天晚上疼痛更加明显，甚至影响睡眠，直至今天早上方才有所减轻。百思不得其解，觉得大概是昨天针刺手法太轻，或者是针刺次数太少而致，乃照昨天处方再针一次。连续3天，患者感觉与第1天针刺一样，回家后的当晚疼痛加重，第2天早上开始疼痛减轻，白天疼痛缓解。患者虽然对我没有排斥心理，但治疗无效却对我有所打击。进退维谷间，为了对患者负责，我转请纪大夫为患者针刺1次，纪大夫针灸时选穴与我没有明显差别。患者第2天来后高兴地告诉我，昨天晚上不痛了。以后我就将此患者转请纪大夫继续针刺治疗，一直到症状基本消除为止。

为此，我反复思考许久，纪大夫大学毕业年资与我相同，年纪与我一样，工作经历与我相似，当时从医疗水平上说，我们之间应该没有实质上的区别，为什么会出现如此差距呢？我想我是南方人，身体比较瘦弱，纪大夫是蒙古族人，身体比较强壮。在体质上我的阳气不如纪大夫充实，而这位患者阳气不足，痰湿停滞，经络不通，疼痛必至。头面本为阳气充足之地，但阳明不足，首先影响到头面部，故有面痛之证。通经虽然重要，但壮阳更是通经的要点，故阳气充实则症状缓解。针刺之时，纪大夫运用本身的阳气，灌输到患者穴位中，因此获得比较好的效果。以后类似患者我均转请纪大夫，而纪大夫也同意我的看法，将他治疗的一些效果不理想的患者转让我治疗，效果果然提高。为此，我们的治疗能力很得患者的赞扬和信任。

针刺时，由于针灸针一般为铁质，属于导体，人体具有生物电，在持针捻转的过程中，医生与患者应该有物质的交流（至少应该有生物电交流），这种交流若是能起到相互协调的作用，则对治疗效果有良性作用，若不能协调，则会影响治疗效果。一位好的针灸医生，若体质与患者不能自然协调，则应该在针刺手法或针法上想办法进行协调，这样才有利于提高治疗效果。按照中医的观点，就是每个人的阴阳都有所偏盛偏衰（即使是正常人也一样），人际间互相若能互相阴阳协调交流，则有利于本身阴平阳秘的形成，故有助于健康。

六、痈疽

痈疽是气血为毒邪所阻滞，发于肌肉筋骨间的疮肿，创面浅而大者为痈，创面深而恶者为疽。痈疽最后多以化脓，脓溃出而逐渐痊愈。治疗的过程，只要病症不是十分凶险，转化成毒血症者，多在于促使其早日化脓为主要治疗方法。

一般初期用艾灸，用的是隔蒜灸，既可以杀毒，又可以促使生脓，是一种很好的治法。在成脓后用竹筒吸毒法，用的是拔罐加杀毒法，也是一种很好的治疗方法。都值得我们学习运用。

下面介绍我处理的一例痈疽病例。

1972年，当地一位上海知识青年来我处看病，男性，身体高大健壮，健康状况一直很好，这次主要是足部红肿，据称是因为下田劳作时不小心被尖物划破后引起，已经到医院注射青霉素5天，不仅没有效果，肿痛更加明显，故来找中医治疗。足部红肿以足跟部为主，大半个足都有红肿，行走十分困难，西药效果不好，中药是否有效心中没有底，暂处五味消毒饮加其他一些清热解毒药，每天1剂，连续服用2天，足部红肿仍未见丝毫好转，但仍未见化脓迹象。心想，明天再不见有进展的话，得让他到县医院去治疗了。第2天，患者来后，我一看，足部红肿完全消失，几乎看不出曾经有红肿病变。我大吃一惊，几乎不敢相信自己的眼睛。连忙问他，什么时候红肿开始消退的？还用了什么药？他笑着说，昨天晚上看到六神丸的说明上写，可以治疗肿毒，无奈之下，就想试试看，就服用了它。晚上睡觉时感到足部痒痛，第2天早上起来，发现肿大部分已经消失。我问他吃了多少粒六神丸？他说一瓶，30粒左右。我再看他神情正常，喜笑颜开，丝毫没有什么服药后副作用的表现，很是奇怪。除了觉得不可思议之外，一时也说不出什么来。只好嘱咐他，以后再服六神丸，一次不能服用那么多，还是要按说明上的要求服用。该知识青年和我关系尚好，以后也经常见面，没有发现有什么不妥之处。

身体外部的红肿，中医称之为痈疽，应该是炎症引起。当时的条件下，使用青霉素应该是最佳选择，但不仅无效，还有加重趋势。使用中药清热解毒也应该是对症的治疗，仍然无效。其他类似病证，即使有效，其红肿的消失也是逐渐减退的，少则三五天，多则1个星期左右。而服用六神丸虽然可以治疗一些肿毒，但疗效之快，却出乎意料。而且一次服用那么多，超乎常规，不仅未见毒副作用，而且也未见有什么遗留损害，真值得我们认真思考。

七、臁疮（下肢溃疡）

生于小腿的溃疡，又名裙边疮，烂腿，多由于湿热下注，瘀血凝滞经络，局部常有破损或湿疹等病史。病变多发生于小腿臁骨（胫骨）部位，初期痒痛红肿，破流脂水，甚至溃烂，皮肤晦暗，久不收口。与西医所说的下肢慢性溃疡相近似。本病情绪因素的影响很大，所以在治疗的同时，一定要注重患者情绪的调整，否则容易反复发作。

除内服药物外，多使用敷贴的方法，针对性更强。

下面介绍一例我处理的病例。

在农村当医生的时候，和当地的老百姓关系十分地融洽，说话也十分随便，各家有什么事情也能知道一个大概。其中有一位妇女，自己在农村从事农业劳动，生活比较艰苦，她的丈夫在县城工作，有一定的工资收入，有时拿回家来解决一些燃眉之急。但是夫妻关系不融洽，妇人甚至耳闻其有外遇，所以心情十分不痛快。每当有所不当耳闻之时，妇人就会在下肢发作臁疮，治疗效果往往不好。有一次我突发奇想，告诉她，我治疗这个病不是特长，但我知道现在有一位新来的医生，治疗这种病效果非常好，我介绍她去找他，一定能治好她的病。她听了很高兴，要求马上就去。于是我写了一封信给这位医生，介绍这位病人的情况。并让病人带一盒针剂给那位医生。十几天后妇人十分高兴地找到我，说我介绍的医生治疗真是十分有效，才一个星期她的臁疮就好了。我问她怎么治疗的，她说，那位医生主要也是给她打针，而且是我让她带的那盒针，另外也吃了一些药片，不知道是什么药。

我介绍的那位医生原来在县医院工作，在当地颇有名气，一般老百姓都知道他。而我刚刚大学毕业不久，年纪轻，工作时间不长，又多次更换工作地点，名气有限。而臁疮这种病往往和情绪变化有关，如何调整和控制情绪显得很重要。我想试用名人效应，看治疗效果如何？我让病人带的针剂是蒸馏水，并没有什么特殊的治疗作用。主要是想通过那位医生的名气和影响力对病人起到心理治疗作用。那位医生很有工作经验，和我的关系也很好，看到我的介绍信后，就知道该如何做，给病人服用了维生素C，果真取得这样好的效果。

八、湿癣

某女，30余岁，英格兰人，护士，2003年诊治。

我退休后接受有关方面的邀请到阿联酋迪拜工作，由于该医院是迪拜酋长所办，除中国医生外，还邀请了印度和阿拉伯医生。迪拜近在海边，纬度较低，夏天十分炎热，而且十分潮湿，患皮肤病的人很多。其中有一位英格兰籍的护士，足部患湿癣多年，多方医治没有明显效果，和我关系熟悉以后即找我诊疗。由于患湿癣时间较长，病情发展较严重。其足部湿癣不是在足趾间，而是在足底部。足底部五分之四均为湿癣所犯，中心部位皮肤呈红色，皮下有白色小水疱点，湿癣周围长满了小脓疱，有不断向外发展趋势。部分皮肤有糜烂，既痒且痛，行走会加重疼痛，晚上睡眠受影响。除此之外未见其他病症。得到医院特批以后，我开始为她治疗。使用梅花针沿湿癣周围敲击，每次敲击3圈，约20分钟，敲击部位呈红色（偶有出血点）即止。敲击1次即见明显效果，糜烂和有脓疱处开始流水减少，皮肤红色有所减弱，见者均惊讶不已。以后每天用梅花针敲击1次，效果与日俱进，到第7次，除了足弓处尚有一些脓疱外，其余皮肤的湿癣基本消失。但再敲击7次后效果不太明显，遂暂时停止治疗。1个月后，湿癣没有继续发展（和治疗后的表现一样），再进行第2次治疗，继续使用梅花针，再10次湿癣基本痊愈。但患者仍然感到足底部时有瘙痒，一直到我9个多月离开该医院时病情没有再现反复。

以后到香港浸会大学工作，我给学生讲解皮肤病治疗的时候，介绍此段经历和这个病历，学生很感兴趣，有些学生照方抓药，用我介绍的方法为湿癣病人进行治疗，效果也十分理想。高兴之余，反馈给我，为之同庆。

用梅花针敲击的时候，一定要注意消毒。一是敲击部位消毒，每敲击一圈，需要用酒精擦拭1次。有出血点时，要及时擦拭干净。二是梅花针消毒，在敲击前要消毒，敲击过程中，敲击一段就要用酒精擦拭数遍，再进行下一段敲击。尤其是在有脓疱的附近敲击后，一定要再擦拭。

九、牛皮癣

大学毕业后分配到一山区小县城的中医诊所工作。一日一中年男子来看病。我一边诊脉，一边问他有什么不舒服，他茫然不见。初，以为其耳朵背，乃用较大声音再问，他摇头，说"您看脉再说。"在当地农村过去就有这么个习惯，就是先诊脉，再向病人讲解病情。我跟他说我们中医讲的是四诊八纲，问诊在四诊中为首，所以要先问，看他不为所动，也只有一边为其诊脉一边为其考虑病情。见其身材魁梧，毫无病态。按农村的条件，一般病情不重的时候是很少来看病的。若是病重，像他这样身强力壮的人多是感受风寒，而当地人感受风寒后，因为有发热恶寒头痛等症状，所以一般都要用长毛巾将头裹住，而他没有这样。若是胃痛或腹痛，则要么身体比较单薄，要么用手压住胃、腹部，他也不像。诊其脉弦滑，看其苔白厚。既然病人不肯自己述说病情，只好按当地的规矩给病人说病情。我说脉象是弦滑，弦按中医的理论应该是主痛。病人说："您是说我头痛？"我说不是，是身上痛。他沉默片刻后问，还有什么？我说滑脉说明身体中有痰湿。他说："您说我咳嗽。"我说不是，是身体有水阻滞。他听后一拍大腿，大声说道："您说对了。"随后将右边的裤腿卷起，在他膝关节内侧长有手掌大小一块牛皮癣，皮厚而颜色黑，边缘有少量水液渗出。我也非常出乎意料，想不到中医的脉象有这么灵，能这么反应病情。我马上开了一些解毒燥湿的药给他，先吃后洗。病人信任而致虔诚，5包中药后，牛皮癣竟然康复。

以后病人所在村庄附近的老百姓都知道此事，看病吃中药非找我不行。有一次一位病人来看病时对我说："我昨天就来了，一看值班牌子上没有您的名字，就没有进来。等到今天看到了您的名字才进。"实际上值班牌子是说的当天值班（比如中午、晚上10点钟以前，其他同事休息，而值班者不能离开岗位）的安排，不是其他医生不上班的意思。实际上我昨天也在诊所上班，为此误会，竟耽误了病人一天的看病时间。我对这件事感慨很深，至今不忘，笔记在此，常以自勉。

妇、儿科

一、痛经

我大学毕业实习时跟随江西省铁路医院的中医——何活水老大夫实习，每天主要在门诊看中医病人。何老先生一边看病，一边指导我看病。一天，来了一位年纪约16岁的女孩，她母亲扶着她，她一手压着小腹部，一边痛苦地叫唤着，弯腰曲背，一步一挨走过来。何老先生问完病情，只说了一句："痛经，针灸吧！"转身到针灸科拿来针具，在诊断床上给女孩扎针。当时因为我年纪轻，不好意思站在病人身旁看，也不知道何老先生用了什么穴位，使用了什么手法。我一边看病，一边听着她痛苦的叫唤声，心里感慨纷纭。我在继续看病的过程中忽然感到叫唤声停止了，心里一惊，以为是女孩出了什么问题，是否痛得晕厥过去了？我马上将我正在看的病人安置了一下，赶快跑过去看望。结果发现她眼睛在滴溜溜地转，表情非常平静，不像出事的情况。我赶紧问她："怎么样？"她笑着回答："没什么事了。"原来不到5分钟，那种叫唤着的剧烈疼痛居然停止了。我一看何老先生所扎的穴位是三阴交、地机、关元。觉得很神奇，也觉得很奇怪，因为何老先生平时并不使用针灸治疗疾病，怎么突然想到使用针灸了呢？事后，我向何老先生请教此事，何老先生笑着说，为医者虽各有所长，但岂不闻，不知脏腑经络，开口动手便错。为中医者岂有只懂用药而不知用针的道理。一病当前，该用何种方法就应该使用何种方法，切不可固执。再问其扎针的方法，他说，肠胃等内脏疼痛者，当先从远端用穴，故应该先针三阴交，后针地机，再针关元。若是肌肉筋骨疼痛者，当先在局部针灸，这就是"以痛为腧"的方法。

大学毕业后，我和很多应届毕业生分配到一个小县城工作，报到时，其中有一位从卫生学校毕业的小女孩，突然出现痛经，我们陪她到当地县医院看病，吃了止痛药仍然没有效果。正在惶惶不可终日的时候，我想起上述的病历，就给她说："既然如此，我给你针灸，你看如何？"她表示只有如此了。于是我依葫画瓢，照方抓药，不到十分钟痛经居然停止。一位像我这样初出茅庐的所谓大夫，能取得这样好的治疗效果，让我至今不忘。

二、崩漏

1969年诊治。

在公社医院（相当于现在的乡医院）当医生的时候，一天下午，一位农村老表（江西人常用的称呼，即指同乡）来医院要求我出诊，说他老婆下身出血不止，已经几天了，而且越来越厉害。他家离医院不远，大约20分钟的路程。我们到他家后，发现他老婆因为出血不止，坐在房间的马桶上不能起身。问起原因，妇人说就是月经来了后一直不得干净，而且出的血越来越多，有时还有血块下来。小肚子痛，一阵一阵的。房间内光线很暗，面色及舌苔看不清楚，诊其脉除稍弱之外并没有什么特殊表现。她平时身体较为健壮，没有什么病史。

血崩固当健脾，但我想急则不疏肝，徒补脾无益；缓者不培土，竟疏肝愈剧，乃处疏肝活血，补血止血之剂，轻用柴胡、香附、郁金，重用四物汤，助蒲黄、荆芥炭合而成方。让她丈夫去抓3包药。临走的时候我突然想起毕业实习的时候，何活水老大夫曾经介绍过一例治疗崩漏的经验，就是用四两新鲜黄花菜根（合现代计量250g，农村一般家庭都会在菜园里种植这种植物）切片，另用鲜鸡1只，去毛去内脏，洗净后将黄花菜根放入鸡腹腔内炖烂，加少许盐，然后分1～2次将汤喝完即可。我将这个方法告诉她，让她下午吃中药汤剂，晚上吃黄花菜根汤。

第二天正值我们集镇当墟，病人较多。我正在看病的时候，其丈夫急急忙忙跑来，说："大夫您赶快去看看吧，我老婆血出得越来越多了。"我一时抽身不开，就告诉他，等我将这几位病人看完后就去。但是当天病人一直不断，等我将病人看完后已经是中午时分，我顾不得吃中午饭，赶紧到她家中看望。心里也十分着急，怕万一出了问题就麻烦了。抱着不安的心情走到她家门口，就听见屋子里面人声嘈杂，再向内走，则听见女人的声音不断，再向里走，则闻笑声朗朗。进屋一看，堂屋中坐满了妇女，病人也在其中，大家嘻嘻哈哈，谈笑风生。我不由得说："您丈夫说您病得很厉害，现在怎么回事？"她说："昨天按照您说的吃了药，又吃了黄花菜根。今天早上突然血量增多，所以有点紧张，后来出了一些大的血块后，出血就突然停止了，现在已经没有出血了。精神也觉得好转。周围的熟人来看我，于是大家坐在堂屋里说话。"我心中一块石头才方才落地。

这次妇人的崩漏，仔细分析起来应该是月经时，子宫内膜因某种原因剥落不全，子宫迟迟不能收紧，因而出血不能停止。服用了中药汤剂及黄花菜根后，促使子宫内膜完全剥落，故有大血块出现，而后则出血停止。黄花菜又名萱草，中医有"萱草解忧"之说，能疏肝理气。在情绪压抑的时候适当地吃一点黄花有助于情绪的调整。黄花菜根的活血止血能力很强，与鸡、与中药汤剂同用，祛瘀而能生新血，祛邪而不伤正，故能出现这样的好结果。

三、缺乳

大学毕业后，分到一所农村中医诊所工作，到岗不久，听说附近垦殖场医院有我们上一班的一位女同学在，就去拜访她。她已经被内定，不久就将到垦殖分场卫生所工作。由于她刚生孩子不久，正在哺乳期，心情一紧张，乳汁明显减少。她开始以为是自己身体比较瘦弱，故从加强营养入手，吃了不少鲫鱼等发乳的食品，乳汁没见增加，自己倒长胖了。见我来看她，一边聊天，一边为此事发愁，并问我有什么办法没有？处于当时的环境，我感觉到她主要是因为即将工作的地方，生活条件比较差，离集镇比较远，购物不方便，担心孩子不好带，心理负担比较重，从而引起乳汁减少。我想起在大学学习的时候，我曾经做过缺乳的笔记，上面记载有3种缺乳情况：一是营养缺乏，二是脾胃虚弱，三是情绪紧张。若是属于心情不佳，或情绪紧张，中药可以使用逍遥散，针灸可以使用少泽穴。由于仅仅是理论上的小结，也不知效果如何，建议她试用一下。半个月后，她即将启程去垦殖分场卫生所，我知道后去为她送行，见面后，我问她最近缺乳情况是否有了好转。她高兴地说，自从按我的想法针灸少泽穴后（1天1次），乳汁逐渐增多，现在孩子基本上够吃了。我问她，是否服用了逍遥散，她说没有，因为担心吃中药会影响孩子，故只是进行了针灸。看来书中之说不诬。

四、百日咳

案1

赵某，女，9个月，家住江西省宜丰县澄塘。

顿咳已旬余。咳声高亢，频频不止，突睛伸颈，气急欲脱，面红唇青，水鸡声长而尖，汗出呕吐。日发近十次，每次半分钟左右。诊时眼泡浮肿，目赤，眼屎糊睛，烦躁疲乏，便秘溺黄，苔黄脉数。

此属燥邪犯肺，复气为火。故治以润肺下气，降火逐痰。

处方：杏仁泥1.5g、郁金1.5g、牛蒡子3g、贝母1.5g、海蛤粉5g、玄明粉2g、百部3g。

礞石滚痰丸2粒，化研冲服。连服3日，基本痊愈。嘱其家长自购款冬花蒸猪肺内服，以巩固疗效。

案2

李孔明，男，2岁，家住江西省宜丰县澄塘。

顿咳已近2月，时增时减。近日不慎风寒，顿咳又剧，已发作2次。呛咳有力，但不急迫，涕泣皆出，痰多色白，二便正常，苔白质淡，脉浮。

此属燥邪久恋，脾肺已虚，外寒犯表，气失宣降，故诸症烽起。治以温寒散邪，宣润化痰。

处方：荆芥2g、牛蒡子3g、紫菀3g、款冬花3g、海蛤粉6g、法半夏3g、百部5.5g、杏仁3g、旋覆花3g、甘草1.5g。

连服2日，咳嗽减轻，原方去荆芥、法半夏，入川贝母3g，连服3日，好转。故嘱其家长常用花椒末少许，蒸川贝母3g、茯苓（研粉）30g，内服，又一星期后基本痊愈。

按语

百日咳中医称之为顿咳，从唐代起对此病就有所认识，曾称之为"鸬鹚咳""天哮呛""鸡咳""疫咳""顿呛""肾咳"等。宋代名医钱仲阳在《小儿药证直诀》中更形象描述为："咳嗽哽气，时时出长气，喉中有声。"诊断并不十分困难。

此病是由于燥邪引起，根据吴鞠通所说："燥金之病……其由于冬夏之伏气为病者多，其由于本气自病者少，其病由于伏其为病者重，本气自病者轻耳。"可以分为伏气为病与本气自病两型。伏气为病者多见化火，多在肺与肝，多见实热；本气自病者多见肺虚，多在肺与脾，多见虚寒。故伏气为咳者虽证重，但能数清而解（参见病例1），本气为病咳者。虽证轻却反复难愈（见病例2）。

伏气为咳,加用礞石滚痰丸后疗效能明显提高(改用汤剂效差)。另外玄明粉的加入对燥象的解除颇有速效,气重用之能泻腑,轻用之能润脏。本气为咳者,在治疗中应时时顾及肺脾之气,润而不能太腻,补而不能过温。总之在治疗中要注意。

(1)慎用发散药与温热药。因燥邪为患,易伤及肝,过温过散容易引动肝火,加剧病情。

(2)因燥邪犯人,治疗比较困难,故要坚持服药,中途不要停顿,以免影响疗效。

(3)服药应每日4次,以维持药效,以免杯水车薪,贻误病情。

案3

20世纪70年代诊治。

刘姓儿,家住宜丰县天宝公社(现为乡),2岁,患百日咳,咳则仓促,便结呕吐,至诊时已半月矣。前医屡用荆芥、防风、桔梗、贝母,不效。

观世医处此病,多混入外感咳嗽,并有报道曰治愈者。吾信此言,屡治不灵。

细思此病,面红气急,无寒无热,虽咳甚,仍不为风寒;痰虽多,而咳时不能出,咳止方出,痰白牵丝,此不属寒湿。

湿痰在脾,燥痰在肺,肺本无火,而性最惧火,其痰其咳,参合诸症,标在肺,本在肝。今若妄用辛温燥烈,助肝火,更动肺火,火燥灼津,其咳必甚,其痰必浓,则便秘可知,甚而鼻血亦常见。

故用宽胸利气,清火润燥法,处牛蒡子、杏仁、郁金、百部、陈皮、竹茹、海蛤粉、玄明粉。嘱1日2剂,1剂2煎。并进礞石滚痰丸少量。四剂后复诊,症减多半,患者母亲云,患儿便下黑漆如胶,狗都不吃。原方加减,去礞石滚痰丸,另进百日咳丸(猪胆制)四剂而愈。

🌿 五官科 🌿

一、牙痛

1988年的一天,我正在办公室备课,生化实验室的裴姓实验员来找当时的系主任,知道系主任不在以后,就对我说:"这几天牙痛得不得了,晚上睡不了觉，已经请你们系主任针灸了几天，吃了止痛药，还是不行，今天他又没有来，您是否可以帮我针灸一次？"患者面色憔悴，神情痛苦，口中不断吸气而啧啧有声，见其痛苦异常，乃责无旁贷为其针刺治疗。

患者左下臼齿部分疼痛，不敢咀嚼，饮食稍受影响，不敢吃酸、冷食物，持续性疼痛，间断性加重，晚上也没有减轻，望其疼痛部位，表面看不出有什么特别不同，舌苔白，舌质稍红，脉弦。选合谷穴进针，患者见此，就说合谷穴这几天已经针刺过了，一点效也没有。我笑着对她说，那就再针一次看看。我用左手握住患者左手指部分，右手进针，慢慢捻转1分钟左右，然后留针30分钟左右出针。患者自觉疼痛有所减轻，乃离去。第二天差不多时间裴实验员又来了，一见面高兴地说："昨天晚上牙齿不痛了，睡了一个好觉，请您今天再为我针灸一次。"于是按昨天的方法再针合谷。留针期间，裴实验员问我："同样针合谷穴，为什么您的效果这么好？"我说："您看，我给您针刺的时候，用针的方法有什么不同？"她说："好像捻转的时间比较长。"看来她还看出了一点门道。我说："针刺的过程中我用手握住您的手指部分，目的就是让经络传导集中向牙齿方向，得气后捻转针体，使经络感传不停止地向牙齿方向进行，直达牙齿部分，这样的效果比仅仅针刺合谷穴，而不用押手帮助效果要好得多。"她听了后，不觉大吃一惊，原来针灸还有这么多诀窍！不觉心服口服，向其友人介绍我的针灸能力，后来其友人在德国办医疗点，竟请用我的资料为其注册，并力邀我去工作。虽然由于国内工作原因没有能够去成，但该医疗点以后成为我院不少中医大夫的出国工作地点。

经络传导具有传导的方向性，所以握住患者手指部分，就阻断了手阳明经向指端传导，而集中向手臂、面部方向传导。虽然手阳明经的经络循行是从手走头，但是传导仍然是双向进行的，阻断一方之后，则能全力传向另一方，这样就加强了经络、气血的治病能力。另外经络传导有回流性的特点，所以需要持续性捻转，以保持经络传导向一个方向不间断地进行。那么捻转多长时间为好呢？就要按照经络循行速度进行计算，经络传导速度大约是每秒3.2厘米，从合谷穴到牙齿部分约80厘米，得气后最少需要捻转25秒钟，才能气至病所。所以可以捻转25秒钟以上时间，以使效果满意。

二、咽痛

康某，男，成人。

2013年5月13日　初诊　咽喉疼痛，影响说话，说话声音大，1分钟左右就不容易发出声，高频耳鸣。

选穴：左侧鱼际、中渚、听宫、天鼎，右侧太溪、太冲、足临泣、丰隆，承浆、廉泉，气海灸15分钟。

留针30分钟。

5月14日　复诊　患者认为昨天针灸左侧穴位后，左侧咽喉疼痛减轻，右侧咽喉则表现疼痛。

选穴同上，左右交换。留针30分钟。

5月15日　复诊　今天右侧咽喉疼痛也减轻，以前咽喉部有热感，下腹部凉，现在感觉下腹部有热感。

选穴左右交换，去丰隆，太冲换内庭（泻），廉泉点刺（合谷刺）。

5月16日　复诊　今天右侧咽喉部沙盘见疼痛明显，呈左右交叉逐渐减轻状。选穴改右侧为主，去内庭，气海灸25分钟。

处方：黑玄参12g、麦冬6g、生地黄10g、生甘草6g、桔梗5g

一天量煎水当茶喝。

5月17日　复诊　患者自觉从昨天开始，咽喉舒服，说话能力增强，今天上午说了不少话，没有不适的感觉。

选穴：左侧中渚、耳门、天鼎、天容、外关，右侧足临泣、行间，廉泉（合谷刺），气海针加灸25分钟

留针30分钟。

三、化脓性咽炎

1992年，我儿子在某大学工作，突发咽喉急症，校医用青霉素加激素点滴，三天后仍然高烧41℃左右不退，咽喉出现脓肿，口腔内逐渐出现脓点。为此我去该校想将孩子接回家中。但孩子高烧几日，身体非常疲惫，不能坐立，无法乘车回家。我即在孩子的两少商穴处放血，约十分钟后，体温下降到37.8℃，精神好转。我即打车带孩子回家，在我校校医室继续西医

原处方点滴，但再现41℃左右高烧。又三天，前后西药点滴共6天，仍然高烧41.3℃不退。当晚不少本校教师来我家看望，一致提议改用中药治疗。于是请伤寒教研室老师开方，他建议辛寒、苦寒、咸寒同用，以香苏饮为主方加味。晚8点左右服药，一个小时左右，出汗，体温下降至37.8℃。原以为第二天停用西药，改用中药后下午温度还会继续上升，但体温一直在缓慢下降。第三天体温恢复正常，但口腔糜烂，咽喉脓肿，满口脓点，进食困难，只有吃流质，故加用喷药。用中药一星期后痊愈。

四、耳鸣

因耳为宗筋所聚，五脏六腑之精均上注于耳。五脏六腑之火皆可上炎至耳，此时多为实热证。而肾开窍于耳，肾气不足则耳窍不灵，此时多为虚寒证。以上情况均会出现耳鸣的症状。《医贯》说："耳鸣以手按之而不鸣，或减轻者，虚也；手按之而愈鸣者，实也。"

耳鸣往往出现在很多虚证中，这时主要治疗该虚证则耳鸣自然会减轻或痊愈。若耳鸣成为主症的时候，则需针对耳鸣进行治疗。这种情况多见于实证，需要分辨火、痰、湿，进行针对性治疗。火邪偏重的时候，又多为肝、胃之火。一般情况之下，如薛己所说用小柴胡汤加清热药即可。若火气较旺，可用当归六黄汤。若肝火太旺，则用龙胆泻肝汤，火减少之后，改用知柏地黄丸善后；若胃火较旺，则用清胃散和泻黄汤；若痰阻可用小柴胡汤合温胆汤；若湿较重，可用小柴胡汤和三仁汤。这时针灸效果也很好，可选中渚、耳门作为主穴，若火重，加太冲、神庭；若痰重，加丰隆、中脘；若湿重，加太白、阴陵泉；若有瘀血阻滞，加地机、中都。

20世纪80年代末，内蒙古一位省级领导，因工作繁忙，在北京期间突患耳鸣，而且耳鸣十分强烈，以左侧耳鸣为甚，影响工作和睡眠。烦躁，头痛、头晕、头昏，眼目红赤，脾气很大，苔黄白相间，厚腻，舌质红，脉弦。自述服西医无效，所以请我针灸。选中渚、耳门、角孙、太冲，用泻法，留针30分钟。第二天症状明显减轻，因工作原因，不能在北京停留，故再针1次，并处龙胆泻肝汤3剂。后邀我有机会去内蒙古，多有联系，据说服药后症状减轻。

五、眼结膜发炎

20世纪60年代末，刚刚到公社中医院工作不久，正值8月三伏天，农村正在开展双抢工作（即抢收抢种）。一天，来了一位眼结膜发炎的病人，左眼红肿热痛，流泪不止。来时其母搀扶而至。眼疾甚而头痛剧，夜卧不能。望其眼，眼泡肿大，结膜、巩膜均暴赤，泪热不断，白翳障睛，食减便结，切其脉洪实，望其苔黄燥，由于相信原先为他治疗的医生所使用的方法，乃认为此病属于一般的眼结膜发炎，而疏于详细检查。观前医所处之方，均未用及生石膏、大黄，乃大剂量使用，并佐以泄热凉肝法。

但3天后仍不见好转，眼泡肿胀丝毫不见消退，很觉奇怪。按一般的眼结膜发炎来说，这种治疗虽然不能痊愈，但总能明显减轻症状。思之良久，加重生石膏至二两，加用中药黄连八分，自己回家擂后煎水洗眼，每天4次，以图泄热收功。

又过了2天，患者再来就诊时，眼球肿胀已完全消退，仅有一些眼部血管充血。问起原因，患者说，回家用黄连水洗眼的时候，冲出一小片稻叶，以后疼痛就基本消失了。此时我才恍然大悟。原来农忙季节，稻米脱粒的时候，稻把挥上挥下，满场灰尘飞舞，其中稻叶破碎，一不小心，进入眼中，引起发炎。而仅仅使用清热解毒药，虽然可以消炎，但是不能去掉稻叶，稻叶对眼球的刺激不能消除，所以红肿不能根本解除。乃再用清热解毒药二剂后痊愈。

看来较为简单明了的病，有时也会有特殊情况。本病要不是使用了洗眼的办法（这在中医过去是很少使用的），恐怕治疗不仅不能生效，而且还可能会让治疗陷入困境，这些情况需要我们从事医疗工作的人仔细体会。

六、重影斜视（眼肌痉挛）

林某，女，香港居民，2005年诊治。

因鼻咽癌进行放疗，引起右眼活动障碍，双眼出现重影而来求诊。鼻咽癌经放疗后已经消失，但出现口干，但并不大量饮水，欲呕，咽痒欲咳，大便燥结，进食尚属正常，右眼的视力减退，眼球向内眦倾斜（黑眼珠不能完全回到正中位），因而出现重影。头项肩颈肌肉紧张疼痛，头颈活动受限。舌苔满布，色白厚腐，舌质淡，口中有较重的黏液，脉沉。

考虑本病经放疗，热邪灼津，伤精耗气。目在鼻旁，治鼻病虽愈，但气伤热凌则伤及目，而肝主目，目伤必肝损，肝损则气机紊乱，肝不养目故出现视力减退，眼球活动异常而见重影，需养肝明目，行气调津进行治疗。针刺瞳子髎、攒竹、光明、阳陵泉、太冲、太溪等穴后，症状很快改善，重影消失，视力清楚。但不久出现左眼球向内眦倾斜，再一次出现重影，而且症状发展很快，左眼黑珠在内眦几乎固定，左边缘几乎在正中位，眼球不能正常活动，同样方法治疗竟几乎没有任何效果，加服中药也没有进展。因为诊疗时间所限，每周只能针刺2次，开始以为是针刺次数太少，效果不好。后来考虑病人肩颈强硬疼痛不舒，可能会对眼球活动产生影响，于是使用大椎、风池、七星台等穴治疗，眼球活动能力开始增强，目内斜视开始好转，黑眼珠逐渐向外侧移动，但进展仍然很慢。

多次针刺后，突然感悟到一个很少见、很奇怪现象（以前虽然也是这样，但没有引起注意），就是病人的肌肉十分紧张坚硬，尤其在肌肉多的地方更是如此。在扎针的时候，一般情况之下，进针十分困难，用快速加力进针法，针也往往只能扎入很浅的皮肤中，向肌肉内捻针时进展很慢、很困难，需要使用很大的力气才能进入。病人也觉得十分的疼痛。这一现象不正是《内经》所说的："因于湿，首如裹，大筋緛短，小筋弛长，緛短为拘，弛长为痿。"回想以前，有用三仁汤治疗阳痿病人（水湿引起小筋弛长的阳痿）的例子，那么现在病人的肌肉坚硬紧张不就是大筋緛短的痉挛吗，可见病人虽然经放疗伤津，更重要的是水液运化系统——三焦气化功能受损，造成水湿泛滥。向外则肌肉水湿停留；向内则肠道水湿停留。时间一长，皮里膜外水湿停留则顽固不化。根据这一思路，从养津液改为去水湿，上方去太冲、太溪，阳陵泉，加足临泣、外关、丰隆、足三里。并且继续使用风池、大椎等治疗肩颈强硬疼痛，为了防止针刺次数太少（因为一周只针刺2次）影响疗效，另加用中药，服用川芎茶调散七剂后，头颈肩部肌肉开始松弛，效果果然很好，左眼球的位置不断向左侧移动，肌肉的坚硬度不断减轻，进针相对容易起来，逐渐出现在早上起床一段时间内已不出现重影。头面部穴位改用攒竹、头维，偶尔加用球后，再用实脾饮七剂，眼球位置已经逐渐接近正常，看近处已无重影。舌苔明显变薄，已经可以看见舌质部分，发现舌质边缘虽然色淡，但整体上却稍呈淡蓝色，有如疟之瘟所见，湿温是也。可见湿邪深入皮里膜外，气虚且滞，阴虚夹湿，顽固之极。继续针刺配合中药治疗一个月后，不仅双眼的重影消失，而且身体其他症状也基本消失。可见辨证不可凭想象，需从实际出发；治疗需配合，不可孤军奋战，诚可诚也。